巻頭言

臨床医にとって，診察時に患者の皮膚を切開することなく体内の情報を見たいという願望は永遠のテーマである。それらの情報を被検者にとって非侵襲的な手法で，しかもリアルタイムに視覚化する超音波検査の有用性の高さは言うまでもない。

しかし，使用する超音波診断装置の多様性や表示方法の特殊性，さらには超音波検査の自由度から客観性の低さが原因となり，過去の超音波画像が有効な医療資源として活用されていないケースも多いように思われる。

IT化とともに医療を取り巻く環境が目まぐるしく変化する中，超音波検査も同様に常に進歩しているのが現状といえよう。このような環境においても，超音波検査の長所と短所を把握しつつ，ちょっとした方式や技術的なコツを習得することで今までとは違う付き合い方ができると考えている。

本誌では，超音波検査が読者の日常臨床において強い**"味方"**になるよう，スクリーニング検査の意義や根拠，さらには撮影手法について説明し，超音波画像の**"見かた"**そして臨床的な側面から患者を診察する際の**"診かた"**を随所に交えながら，日常臨床で触れる頻度の高い消化器領域の肝臓，胆嚢，膵臓における腹部超音波検査を用いた総合的な**"みかた"**を解説していく。

本誌の内容が，少しでも今後の診療のお役に立てば幸いである。

2019年12月

日本大学病院消化器内科／超音波室長
小川眞広

CONTENTS

“見かた”と“診かた”のコツを伝授
腹部エコーの“みかた”

jmedmook 65
2019年12月

1章 1

手の届く所に超音波診断装置のある安心感

これだけは押さえよう！

- 自分の診療スタイルに合わせて検査環境を整えよう！
- 自ら有益な“所見”を取りにいく能動的な検査法であることを自覚する！
- 目的意識を持って施行することが大切！

1 自分の診療スタイルに合わせた検査環境を考える

■一言で超音波検査といっても，多様な超音波診断装置がいくつも誕生してきており，同じ保険点数に対して定価の幅は広く，1～150倍するものまで販売され，いわゆる“ピンキリ”の状態である。現状では，ポケットに入る小型の診断装置から高分解能の高性能診断装置まで幅広く存在し，使用者にとっては選択肢が増えて喜ばしい反面，装置によって使用方法が異なる点が欠点となっている。

■このような背景から，近年では一般外来・救急外来以外に病棟や往診でも患者の傍らで自ら超音波検査を行うpoint-of-care ultrasound（POCUS）の概念が広がりつつある（☞1章4）。特に実臨床の現場では，予約検査のみでなく身体検査の延長としてすぐに施行できる環境が望ましいとされている。したがって，自分達が診察を行う場合には「だれが？」「どこで？」「どの臓器を対象に？」施行するのかを想定し，診療スタイルに合わせて適材適所の装置を配置することがまずは重要となる。

■臨床医が診療の場で「この腫れは何か？」と思ったとき，すぐに超音波検査を施行し問題解決の道筋を立てられるような，“手の届く所に超音波診断装置のある安心感”を得られる環境づくりが重要である。そのためには，ただ超音波診断装置を置くだけでなく，適材適所のスタイル・機能を考え，対費用効果までふまえて配置しなければならない。

■オールマイティーの超音波診断装置は存在しないため，使用目的・場所により使いわける感覚が大切となる（**表1**）。

表1 使用場所ごとに適する超音波診断装置

使用場所	適する超音波診断装置
往診，在宅診療，病棟回診	携帯型超音波診断装置
超音波検査室	精密検査が可能な高性能診断装置
外来診療（救急外来）	小型，立ち上がりの速い装置
手術室および治療室	限られたスペースに設置できる，高精細なモニターを採用した装置

標榜科目ごとに，使用する探触子を適材適所で選択する

2 超能動的な検査法であることの自覚が必要！

- 超音波検査の弱点として客観性の欠如がよく挙げられ，時として検者依存性の高さも指摘される。しかし，上手く活用すれば超音波検査の高い時間・空間分解能は他の画像診断を凌駕する情報量をもたらす。
- 超音波検査は，CT・MRI検査のように得られた画像を検査後に読影する受動的な検査ではなく，目的意識を持って自らが被検者の状態に合わせながら，有益な情報となる“所見”を取りにいく能動的な検査である。
- たとえば腹部膨満感で来院した患者に対し，その原因が腹水貯留によるものなのか，鼓腸や腹部腫瘤によるものなのかを決定づける所見を，自ら適切な部位に撮りにいく必要がある。
- 超音波検査で診るべきポイントは，①臓器の形態把握（腫大・萎縮など），②炎症の有無，③閉塞の有無，④随伴所見の把握（間接所見も含む），⑤腫瘤性病変の有無（質的診断・分化度診断），の５項目となる。
- 外来診療において超音波検査を施行する場合は，以下の３通りが主となる。

> **①症状・検査結果に対する原因検索目的の検査（肝障害に対して行うなど）**
> **②自分が診察したい臓器の検査（肝臓・胆嚢の形態把握など）**
> **③臨床的スクリーニングなどで行う検査**

- 無症状に対して行う意義は以下の２通りがあり，超音波画像も大切な医療資源として活用可能な保存が大切である。

> **①疾患の早期発見（無症状のうちの早期発見・早期治療）**
> **②個人の健常時の形態把握（有症状の際の対照画像）**

- 超音波検査を施行するにあたっては，無症状に対して行うスクリーニング検査なのか，有症状に対して行う臨床的スクリーニング検査なのか，目的意識を明確に持つことが重要であり，超音波検査は検者の考え方により探触子の選択や条件設定がされるため，その検査効果が大きく変わるのが特徴である。

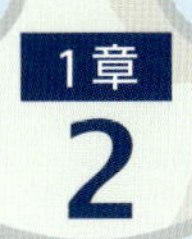

1章 2

画像保存の重要性 ――異常なしは保存なし？

これだけは押さえよう！

- ▶ 画像保存がなければ画像診断にはなりえない。
- ▶ 適切な画像保存が過去画像との比較を可能にする。
- ▶ 超音波画像も大切な医療資源として用いる。

1 適切な画像保存を行おう！　経時的な変化が臨床では有用

- まずはじめに，超音波検査を施行するにあたっての検査環境について確認する。画像保存は適切に行っているだろうか？　現在，画像については明確な保存義務はない（生理機能に属しているため心電図と同等の保存義務）。しかし，画像診断である以上，臨床の場では再読影や過去画像との比較が重要となることも多く，適切な画像保存は重要である。
- 「異常所見なしは画像保存はなし」としている施設もあるが，これでは「本当に検査を施行したのか？」「どこを観察したのか？」など検査内容の担保がないことになる。異常所見がない場合でも，経時的な画像の変化により「病態変化がいつから起こっていたのか？」などを推測する補助にもなるため，適切な画像保存を行うべきと考えている。

2 画像保存方法について――各方法の長所と短所

- 画像保存は過去画像の検索・比較などが簡便にできる方法で行うことが重要なポイントである。それらが簡便でなければ検査中に施行することができず，意義が半減してしまうからである。
- 現在用いられている画像保存方法とそれぞれの長所・短所を**表1**に示すので，各施設の状況と比較して頂きたい。
- それぞれの長所・短所，そして費用面から考えることが必要だが，これからの時代は超音波画像の再評価・検証・過去画像との比較が簡便にできるシステムが理想である。
- 特に臨床検査技師や放射線技師が単独で撮影した画像の場合，最終的には医師（専門医）による二重読影が必要となる。これからは，このようなことを念頭に置いた超音波検査のシステムづくりが必要な時代といえる。

表1　各画像保存方法の長所・短所

	【長所】	【短所】
サーマルプリンター	●ほとんどの装置についているので手軽に記録保存が可能 ●設置費用が安価	●保存画像の劣化 ●ランニングコスト，保存場所の問題 ●こまめな画質調整が必要 ●微細な画質調整はできない
装置内のハードディスク	●検査中に簡便に保存可能 ●装置上で静止画以外に動画再生が可能	●動画保存に時間がかかる ●検査中に画像を参照できない ●装置内の保存画像の容量が限られている
装置外のPACS	●大量データの統合的な画像保存が可能 ●ビュアーでいつでも再評価可能	●諸経費の上昇 ●装置間の差 ●動画保存ができない機器もある
ビデオ・DVD	●画質劣化が少ない ●保存方法が簡便	●再確認の際，検査とほぼ同等の時間を要する ●DVDの保存場所が必要 ●検索が困難
Raw data保存 （生の画像を保存する方法）	●再出力時に各種パラメータの再設定が可能 ●保存時間が短い	●装置依存性が高い ●保存場所の問題

PACS：picture archiving and communication system

■日本大学病院超音波室および健診センターの腹部超音波検査は，一部の緊急の場合を除き，すべて**1章5**に呈示する25断面の静止画保存を必須としている。また，動画保存も原則，縦走査は左⇒右，横走査は上⇒下の1方向の保存として，検査終了後には装置内から中央サーバーへの保存を行っている。各装置がオンラインで中央サーバーと連結しており，他の画像診断も含めた過去画像が適時参照できる。

■日本超音波医学会認定の専門医による二重読影も行っており，基準断面の遵守は読影時の客観性の向上，過去画像との比較による確実性，時間短縮，そして教育・指導に有用となっている。

■最近は基準断面の遵守を後押ししてくれる装置内のソフトを使用することで，さらに確実性の向上や時間短縮が図られるようになった。

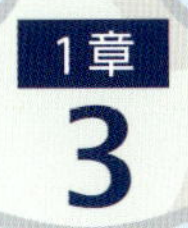

1章 3

画質調整のポイント —綺麗な画像を出すには何を調整するのか？

これだけは押さえよう！

- ゲインやSTC（sensitivity time control），ダイナミックレンジのほかにも様々な機能があり，これらを用いて自分の観察しやすい画像へ調節する。
- カラードプラ法は関心領域（ROI）を絞り，流速を調整しながら用いることで診断に有用な情報が得られる。

1 超音波診断装置の進化

- 最近は，既に画質調整が組み込まれた装置が多い傾向にある。普及型の装置でもメーカーが定めた手法で画質調整は組み込まれている。
- 超音波検査はモニター診断であるが，ブラウン管から液晶へ，そして有機ELパネルへと進化したことで，検査時の画質も向上している。
- ほとんどの装置で調整可能な項目に絞り，その原理と調整のコツを以下に解説する。

2 調整可能な機能——その原理とコツ

周波数の確認

- 近年の装置では広帯域の探触子が用いられているため，2.5～6MHzの帯域が主に使用されている。 ほとんどの装置でティッシュハーモニックイメージング（tissue harmonic imaging；THI）が用いられているが（☞p6），THIの使用の有無によっても周波数は異なる。
- 周波数は使用する探触子により決まるが，その中でも周波数を選択できる装置が多く，周波数を変更することでその画質も変わってくる。
- 周波数が高いほど分解能は上昇するが，深部方向の観察は不良となる。
- 深い病変や脂肪などで減衰が強い場合には，周波数を低く設定する。
- プローブ直下など浅い部分を中心に観察したい場合は拡大し，周波数を高く設定する。

フォーカス（focus）の位置の確認

■人や風景の写真を撮るときと同じイメージで，自分が最も見たい部分にフォーカスを合わせる。超音波を目的に合わせて集束させるため，フォーカスの位置より深部は描出力が落ちる傾向にあり，逆に最深部に合わせると，浅部の描出力が悪くなる。

■装置の種類により異なるが，標的となるものがない場合には表示画面の中心よりやや深部に合わせ，標的がある場合にはその標的の最深部付近に合わせる。近年，信号処理の高速化が進み，フォーカスを合わせる必要のない超音波診断装置も出現してきている。

ティッシュハーモニックイメージング（THI）の確認

■超音波のアーチファクトを軽減する目的で，高調波成分を利用する手法。フィルタ法や位相反転法など様々な手法があり，最近の装置ではほとんど標準装備されている。

■ on/offがある場合には，その差をみることでアーチファクトの確認が可能である。また，深部方向への減衰は強くなるため，肝臓の脂肪化が強い場合にはoffとする場合がある。

ゲイン（gain）の調節

■画面全体のエコーの強さを調節する機能。ゲインが低いと暗く（黒く），高いと明るく（白く）なる。画面全体の白さの調節ともいえる。自分が観察しやすい白さ・黒さに調節するが，モニターの設定にもよることが多いので注意する。

■モニターとのバランスが悪い場合には，検査画面ではちょうど良いのに保存画像が悪いということになるので，検査する装置のモニターと保存画像を比較して確認することも重要となる。特にモニターもブラウン管から液晶へ，さらに近年では有機ELパネルへと進化してきており，モニターによる変化も大きくなっている。

■ゲインの上げすぎにより「脂肪肝」などの診断を下さないよう，調節の際は注意が必要。

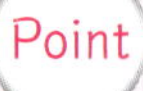

【ゲイン自動最適化調整（Quick Scan, Auto Optimization）】

- 1pushで自動的に最適ゲインに近い状態に調整できる機能。この機能を用いてから，各自の好みに微調整を行うことで時間短縮が図れる。

STC（sensitivity time control）・TGC（time gain compensation）の調節

■距離による減衰などを補正調節する機能。具体的には，ゲイン調節を行った後に，モニター上の各深さの部分的なエコーの強弱を調節する機能となる。

■装置の端に左右に調節する複数本のバーがあり，これで画面全体が均質になるよう調節する。

ダイナミックレンジ（dynamic range）の調節

■エコーなどがノイズに埋もれず，かつ飽和しないでモニターに表示できる範囲を決める機能で，通常dBで表す。ダイナミックレンジを低くすると粗く，高くすると滑らかな印象となるが，高すぎると逆にややボケた印象となる。

■腫瘤性病変の描出にはダイナミックレンジをやや下げ，びまん性疾患ではやや高めに設定することが多い。

コンパウンドスキャン（compound scan）の確認

■超音波ビームを角度を変えていくつかの方向に出力し，受信後に差分してアーチファクトを軽減する手法。これにより腫瘤性病変などの輪郭がはっきりとする。

■通常の手法と比較して，画像を表示するのに時間がかかりフレームレート（1秒間に表示される枚数）がやや遅くなるため，計算処理速度が速い装置でのみ可能となる。

■この手法では，特に近距離でのアーチファクトが軽減され，コントラスト分解能が上がるので，すっきりとした印象の画像が表示されることが多い。しかし，多方向に超音波ビームを出すため，超音波のアーチファクトの出現パターンが従来と異なる可能性があることに注意する。

画像処理の確認

■超音波画像の黒い粒々はスペックルパターン（speckle pattern）といわれ，超音波の波長に比べて小さな散乱体群によって生じる散乱波の干渉による，いわゆるアーチファクトである。

■実際には存在しないものであるため，近年，画像処理技術の進化により構造物は消さずにこれらの情報を減少させる手法が増えている。これらの画像処理をon/offにすることで画像の印象が変わることも多い。いくつかの段階に選択可能な装置も多く，好みにより調節する。近年の装置では，既に画像処理されたもののみを表示する場合もある。

カラードプラの調節

■超音波検査のB-modeに加えて，カラードプラ法で非侵襲的に生理的な血流情報を知ることは診断上有用である。また，近年は高感度ドプラといって，これまでには表示できなかったような低流速の微細な血流表示も可能となっている。

■カラードプラ法は，ある程度調節しないと上手く評価できない検査の代表であるといっても過言ではない。そこで，以下では簡単な調節方法について解説する。

■まず，この検査の施行により可能となることを**表1**にまとめる。

表1 カラードプラ検査により可能となること

①生理的な血行動態をリアルタイムに把握
②血流の有無，血流の方向および流速の計測
流速や波形解析により動脈・門脈・静脈の鑑別が可能 （CT・MRI検査にはない超音波検査の特徴といえる機能である）
③脈管の走行異常，動・静脈瘤，シャントなどの血管性病変の把握
④腫瘤性病変の血流診断
腫瘤内血流の有無，血管の種類・血管構築の把握，血管侵襲の有無，治療効果判定などが可能

■一言でカラードプラ法といってもいくつかの手法があり，スペクトル表示，速度表示（velocity mode），パワードプラ（power doppler imaging；PDI），拍動流表示（pulsatile flow detection；PFD）， 高感度ドプラ（B-Flow, superb micro-vascular imaging；SMI）などが挙げられる。

■これらをそれぞれの特性に合わせて使いわけることが重要である。

■基本的な調整方法は同じであり，そのポイントは以下の2点となる。

①目的を絞る⇒表示範囲・解析範囲の関心領域（region of interest：ROI）を絞る。
ROIが不必要に広いと解析範囲が広くなるため，フレームレートが遅くなる。さらに心臓・太い脈管・呼吸などのアーチファクトが入りやすくなるため，必要最低限のROIを設定することが重要。

②流速の調節⇒流速を下げれば感度は上昇するが，アーチファクトも増加する。遅い設定のまま早い血流を観察すると，折り返し現象により逆の色が表示されてしまう。観察したい血管が動脈か静脈かにより流速設定を高め/低めにすることで解決可能となる。

■推奨されるカラードプラ調節方法を下記に示す。

【カラードプラ調節方法】

①腫瘍・脈管など目的とする標的を決める。
B-modeで目的の部位を画面の中央に描出できるようにする。
多方向から描出可能な場合には浅部に描出できる断面とする。

②標的部分より少し広めのROIを設定する。
周囲の脈管も含めてROIを設定するが，広すぎないようにするのがポイント。

③評価したい脈管に合った流速に設定する。
動脈系であれば高めに，門脈・静脈系であれば低めに設定する。
流速を下げると感度は上昇するが，アーチファクトも増加する。

④カラーゲインを少し高めでアーチファクトが出現する所から始め，徐々に下げてアーチファクトが気にならなくなる所で観察する。
アーチファクトが気にならなくなった時点が最高感度である。

⑤波形解析を含め，呼吸停止下で測定する。

⑥B-modeが評価しにくい場合には，2画面表示を使用する。

画質調整を究めよう(B-mode)

ゲイン，TGC(time gain compensation)，ダイナミックレンジの調整の程度に応じたそれぞれの画像を紹介する。

①ゲイン

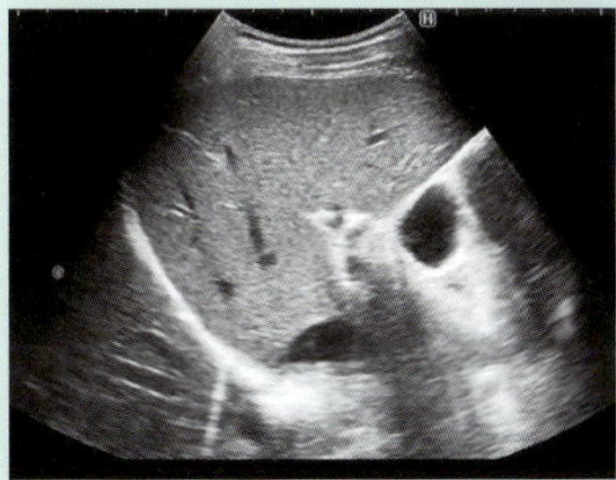

図1 高い

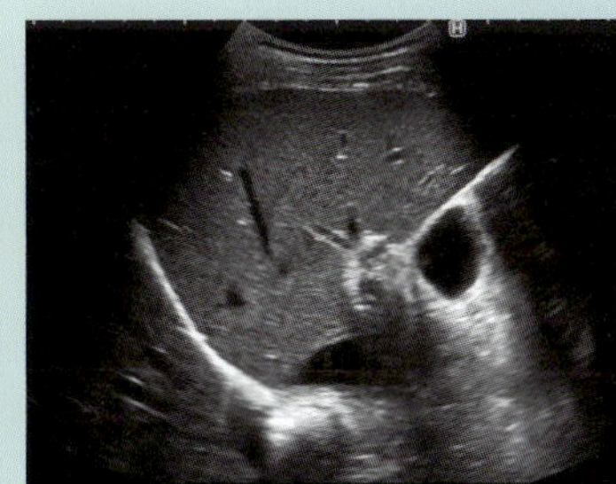

図2 適正

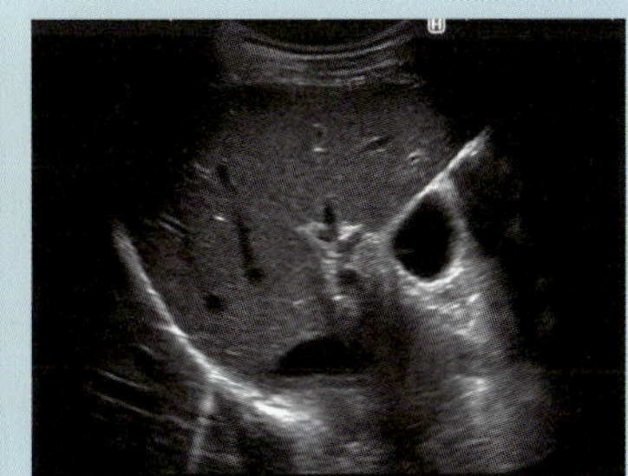

図3 低い

②TGC

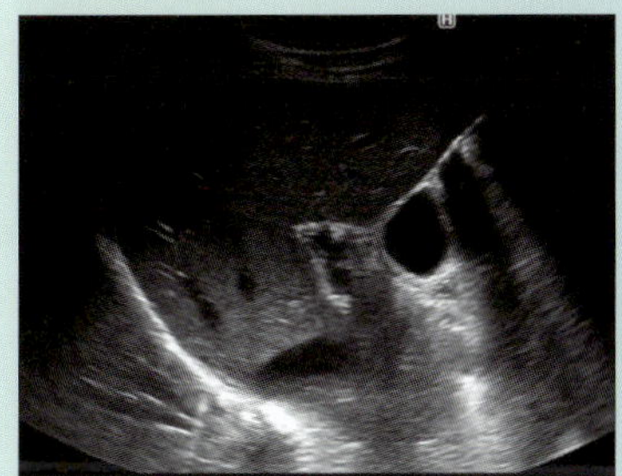

図4 上が低く，下が高い

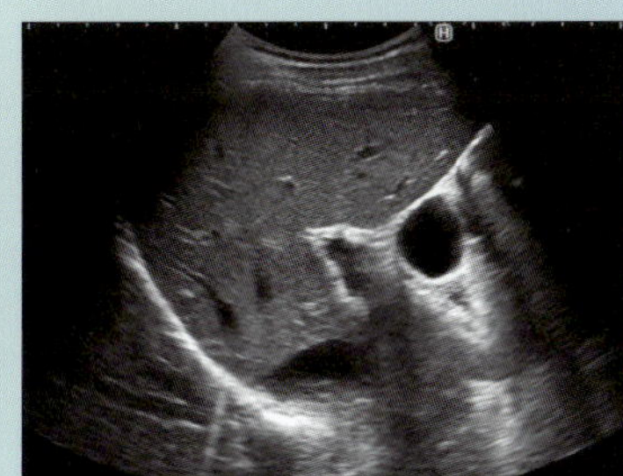

図5 適正

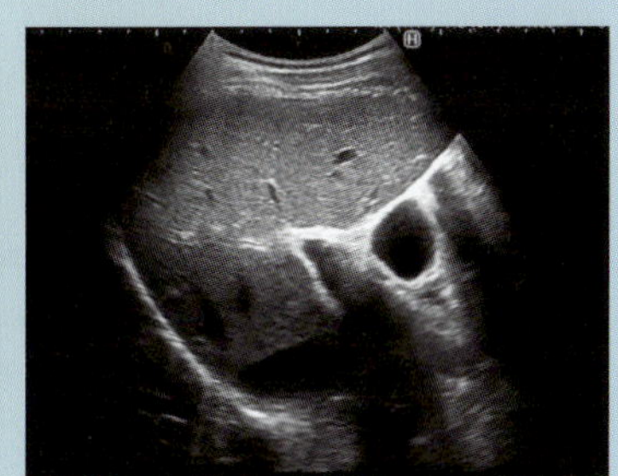

図6 上が高く，下が低い

③ダイナミックレンジ

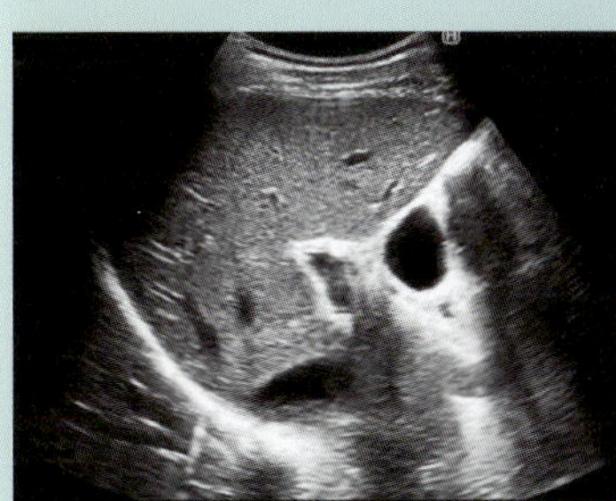

図7 狭い(値が小さい)

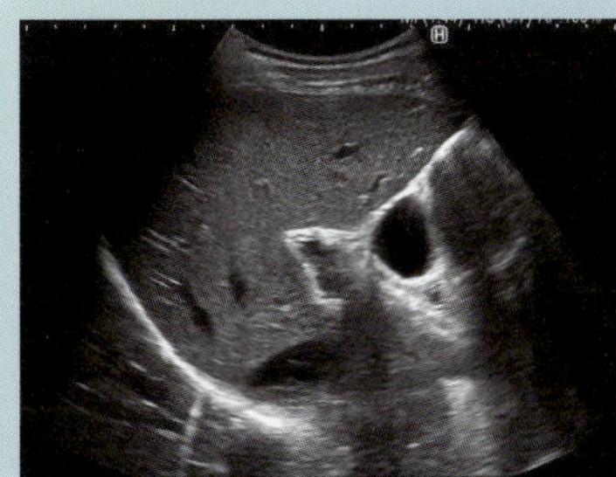

図8 適正

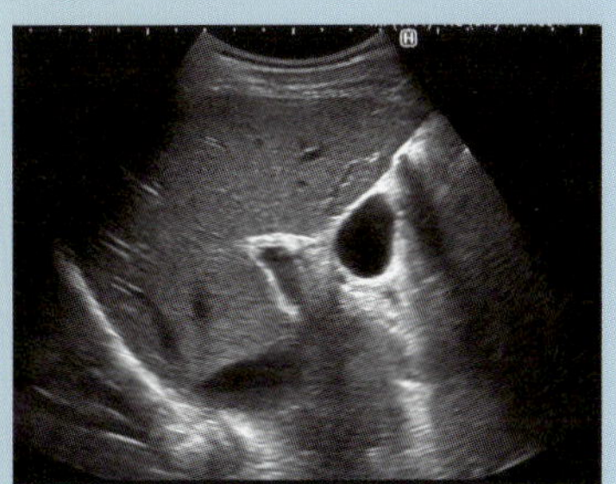

図9 広い(値が大きい)

画質調整を究めよう（カラードプラ）

ROI，流速，カラーゲインの調整の程度に応じたそれぞれの画像と，動脈・門脈・静脈のFFT（fast fourier transform）の画像を紹介する。

①ROI

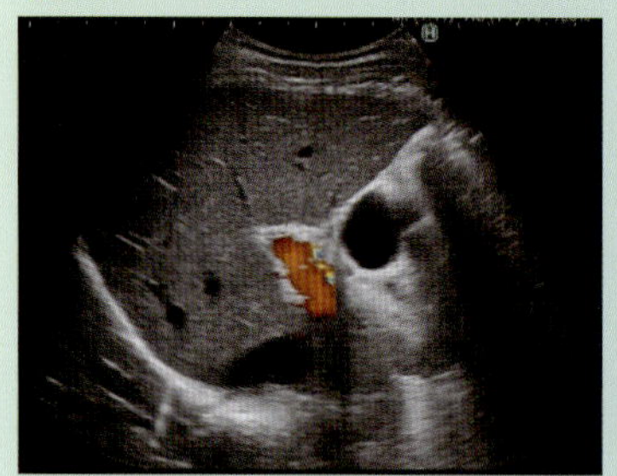

図10　狭い

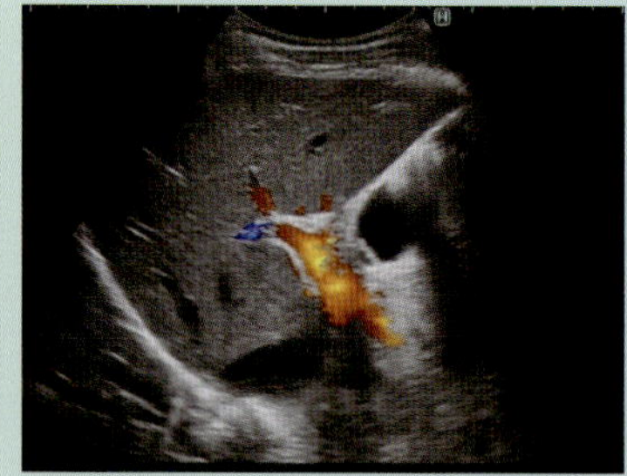

図11　適正

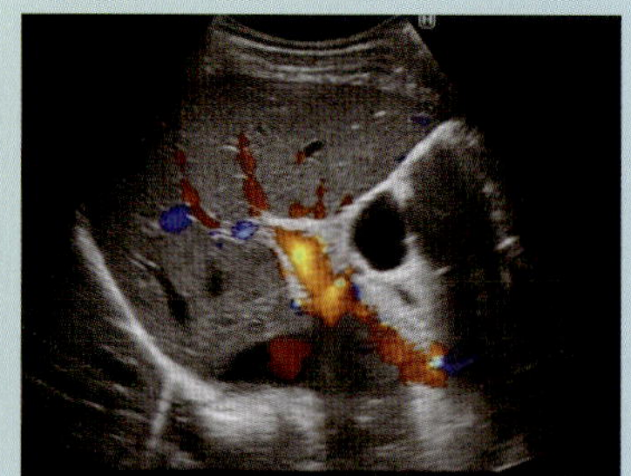

図12　広い

②流速

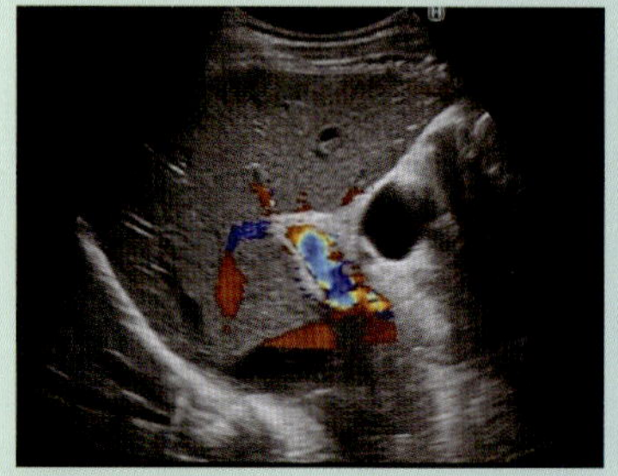

図13　遅い

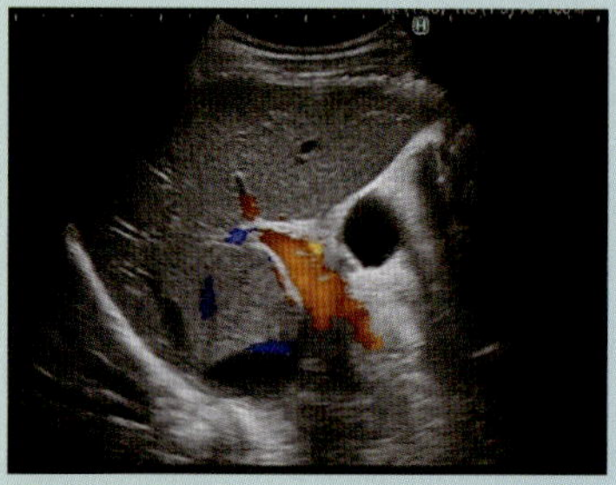

図14　適正

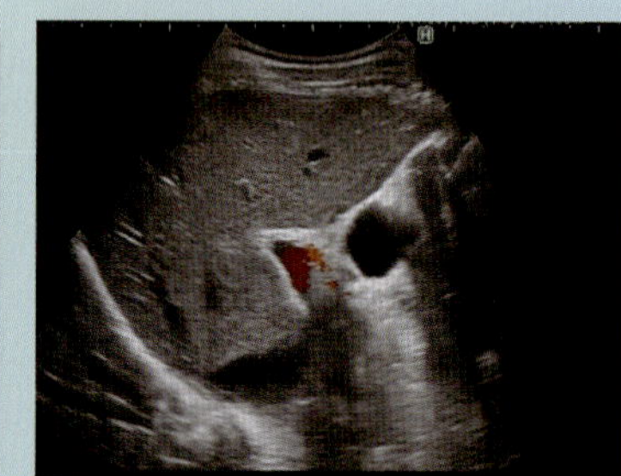

図15　速い

③カラーゲイン

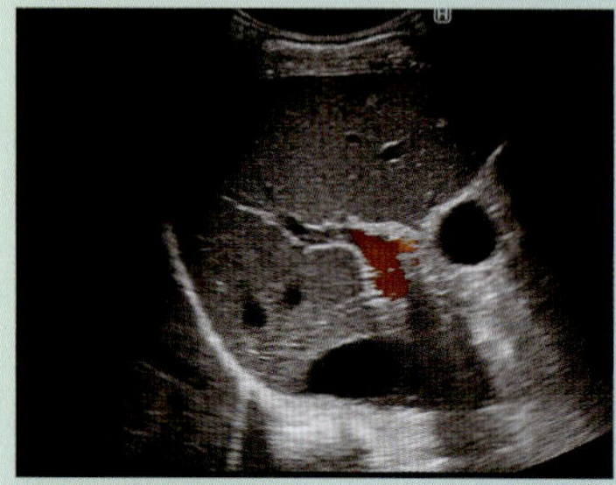

図16　低い

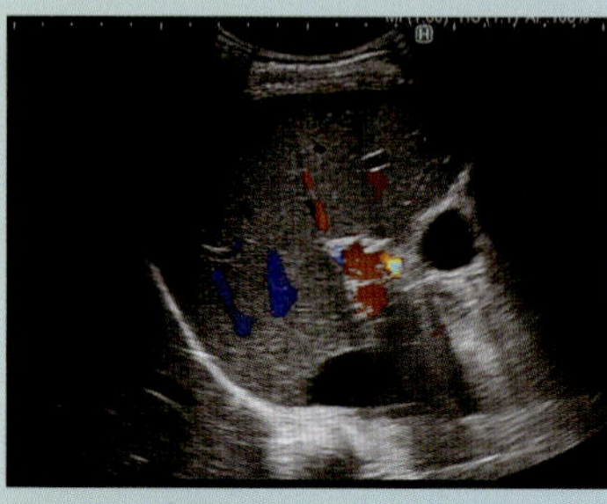

図17　適正

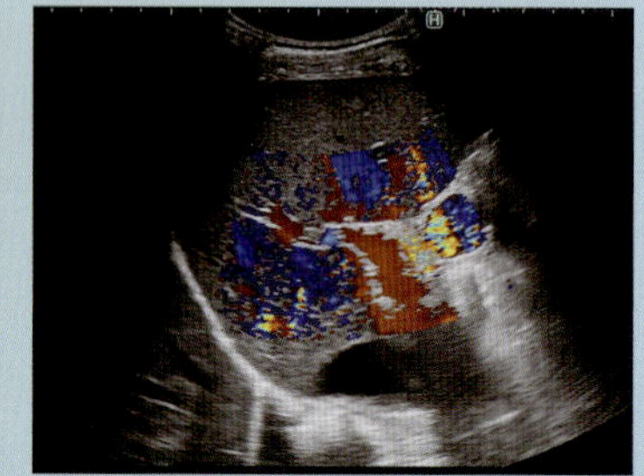

図18　高い

④FFT

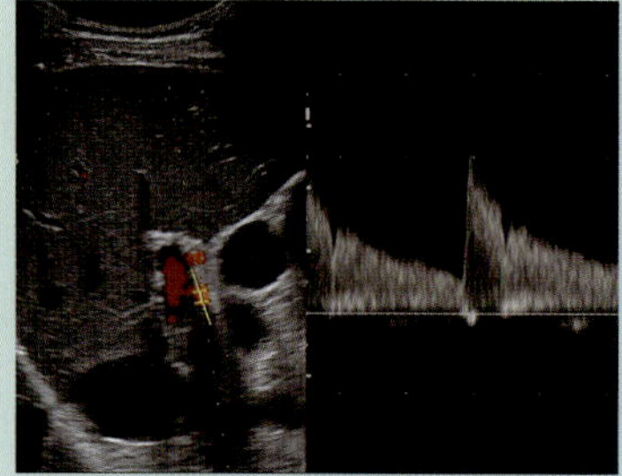

図19　動脈

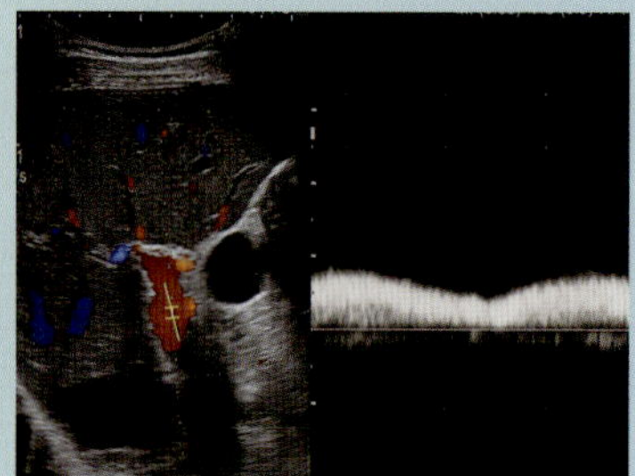

図20　門脈

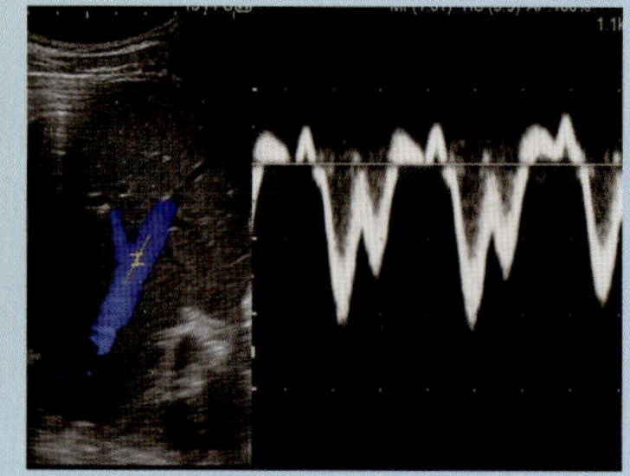

図21　静脈

1章 4

救急外来での“みかた”

これだけは押さえよう！

- 身体診察の延長として，患者がいるその場で施行する超音波検査をPOCUSという。非専門医や技師も施行する超音波検査として，広く受け入れられてきている。
- 見落としを少なくするための操作手順が重要である。

1 広がってきたPOCUSの概念──非専門医でもさっと観察！

- 本項では，二次・三次の救急医療における超音波検査のみかたというより，一般の外来でも応用可能な“有症状”例を対象とした超音波検査のみかたを解説する。つまり，一般外来でも“痛み”を訴えて来院した患者に適応できると考えてほしい。
- この分野の超音波検査の話題として，近年，学会などでpoint-of-care ultrasound (POCUS) の概念が盛んにいわれるようになっている。point-of-care testing（臨床現場即時検査）といって，ベッドサイドや診察室，救急外来や時に病院外など，患者のいるその場で行う検査があるが，これの超音波検査版といえる。
- つまり，「身体診察の延長」としてベッドサイドを含めた患者の所へ行ってその場で施行する超音波検査であり，特に非専門である医師・技師も施行する超音波検査として，世界中で広く受け入れられるようになっている。特に近年，超音波診断装置の発展により携帯型超音波診断装置などが出現し，あらゆる場所でPOCUSが可能となったことがその一因といえる。
- “痛み”を訴えて来院する患者では，内臓痛，体性痛，関連痛など原因が多岐にわたり，非専門医がどこまで，時間の限られる救急疾患の診断にせまることが可能か？ という不安要素を多分に含んでいる。このような場面では短時間に広範囲を観察することが重要となるため，施行に際しては以下の5点を注意事項としている。

①救急の現場で施行できる超音波検査の活用法を知る。
②短時間での幅広い観察で詳細な診断は無理であることを理解する。
──精査のための超音波検査との違いを理解する。
③比較的頻度の高い疾患を想定する─必要最低限の疾患を押さえる。
④装置性能にさほど依存しない所見を確実に拾い上げる─腹水，臓器の形態変化，太い脈管の状態など。
⑤短時間にルーティン操作を終了させる─約5分以内を目標とする。

2 POCUSの対象疾患と走査部位

- 超音波検査の特徴として，体腔液の描出には優れているため，救急の現場で施行されているfocused assessment with sonography for trauma（FAST）を踏襲し，検査範囲を広げている。
- 現状では対象疾患を，腹部外傷におけるFAST，肝硬変，肝不全，肝膿瘍，肝癌破裂，急性胆嚢炎，急性膵炎（重症），尿管結石，腸閉塞，腹部大動脈瘤，消化管穿孔，卵巣嚢腫茎捻転として考えている。
- 当院では原則として，見落としがないようルーティンの走査部位の順番を決めており，８箇所を中心に観察することを推奨している（**図1**）。
- 正中の心窩部走査から始め，**図1**の順番に反時計回りに観察する。①では大動脈や肝臓，そして心嚢液などを中心に観察し，⑨では消化管（小腸中心）や腹壁などを意識しながら，時間の許す範囲で広範囲の観察を心がける。

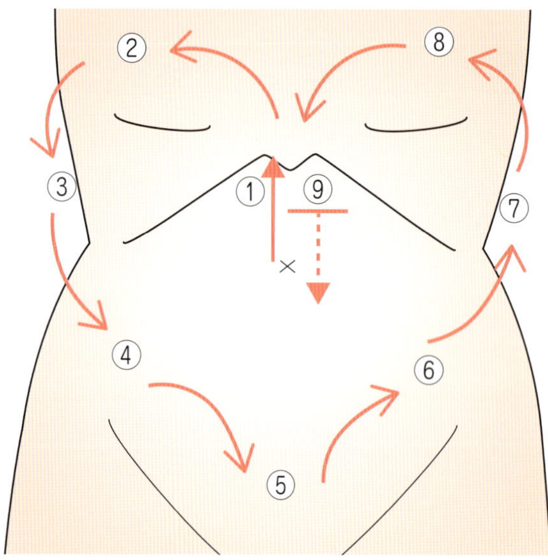

図1　POCUSの走査部位

3 救急外来の診察では必須！　消化管疾患の“みかた”

- 消化管は食道から始まり肛門に至るまでの管腔臓器である（**図2**）。実質臓器と異なり，毎回同じ場所・同じ形でないことが多く，管腔内に空気を含む場合には描出不良となることなどにより，超音波検査には馴染みにくい臓器と思われがちであった。
- しかし，小腸内には健常者では空気がないこと，胃・大腸内のガスはその背部にある臓器の描出の妨げとはなるものの，腹壁に近い部位に位置するため腸管の前壁は空気の影響を受けずに観察できることなどにより，十分に評価対象となる臓器といえる。

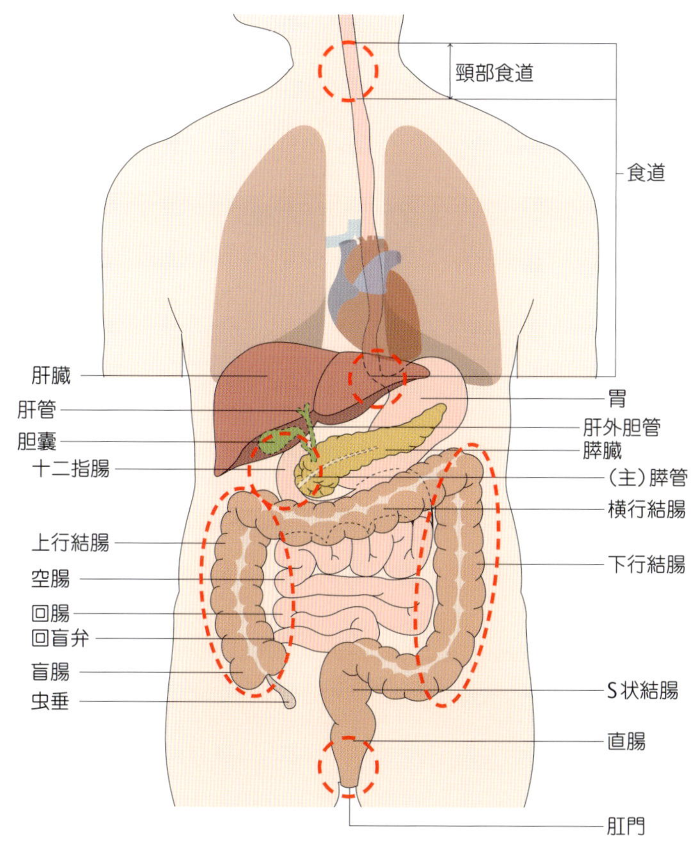

図2 消化管（食道～肛門）の解剖図

■消化管ガスの影響により描出不可の部分も存在することから，無症状である健常者に“異常なし”と言い切ることができないため，健診などのスクリーニング検査としては馴染まないが，日常診療における有症状例に対しては超音波検査で様々な変化がとらえられ，臨床スクリーニング検査として救急外来の現場ではきわめて有用な検査法となる。

■消化管疾患は救急外来の診察では必須ともいえる領域であるため，ここでは消化管の観察方法について解説する。

消化管の観察時のポイント

■超音波検査において消化管を観察する際には，他臓器同様，解剖を理解することに尽きる。以下に観察時のポイントとして8項目を挙げる。

①異常所見の範囲：異常部位と分布状態（必ずしも連続性病変ではない）
②エコーレベルとエコーパターン
③壁肥厚の有無と状態（層構造の状態）
④壁の変形の程度
⑤拡張・狭小の有無および内腔の状態
⑥壁外の変化（周囲の変化）
⑦蠕動の状態
⑧血流の状態

観察条件のポイント─推奨条件設定

■実質臓器の観察と異なり，内部のガスと周囲の脂肪組織を意識しながら観察することが必要となるため，観察条件を若干変更したほうが評価しやすい。推奨条件設定を以下に挙げる。

> ①ティッシュハーモニックイメージング（THI）を使用する。
> ②積極的に高周波リニアプローブ（7～10MHz程度）を使用する。
> ③拡大撮影を使用する。
> ④ゲインを低めに設定する。
> ⑤ダイナミックレンジを狭めに設定する。
> ⑥関心領域の近傍にフォーカスを再設定する。

■最近では乳腺や頸動脈の観察用に高周波リニアプローブを有している施設も多いため，それを併用してもよい。ない場合には拡大撮影を行うが，**図3**に両者の違いを示す。また，拡大撮影はzoomではなく，深度を上げることが重要となる。

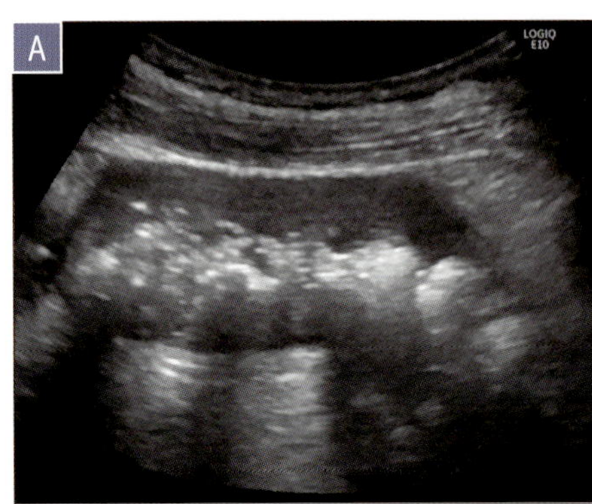

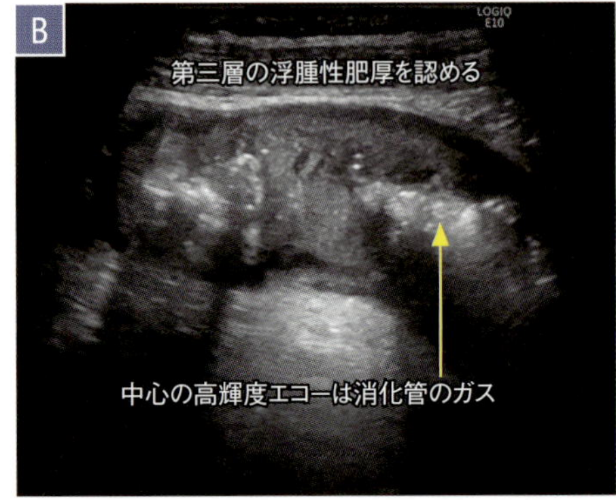

図3　コンベックス拡大と高周波リニアプローブでの見え方の違い（虚血性腸炎症例）
A：コンベックスプローブで拡大したもの　B：高周波リニアプローブで観察したもの

消化管は超音波検査で十分評価可能

■消化管は蠕動により常に動きがあるため評価しがたい感覚がある。しかし，いつでもほぼ同じ場所で観察可能なポイントがあり，それが頸部食道，胃の噴門部，十二指腸，上行結腸，下行結腸，直腸である（**図2**赤丸部）。これらを理解し，各ポイントを消化管の走行をイメージして連続的に観察することで評価可能となる。特に上行結腸・下行結腸は腹腔内の最外側・最背側に頭尾側方向に走行しているため評価しやすい。

■消化管の急性炎症においては，第三層の高エコー層となる粘膜下層の肥厚が特徴となる。

■悪性疾患の場合，浸潤により層構造が破壊され低エコー化する特徴がある。進行癌では癌の浸潤がほぼ全周性に及んで肥厚し低エコー化した壁と，内腔は出血・壊死や通過障害などにより内容物と空気が混在して高エコーとなり，腎臓のエコーと似ることでシュードキドニーサインと呼ばれる所見がある（最近の装置では腎臓も皮質や髄質まで描出可能で，消化管も層構造まで描出できるため少し古い概念ではある）。

■このように，消化管も超音波検査で十分評価可能な臓器といえる。

消化管各臓器の正常像と異常像の比較①

食道，胃，十二指腸の正常像と異常像を示す。それぞれ比較して，診断の参考にして頂きたい。

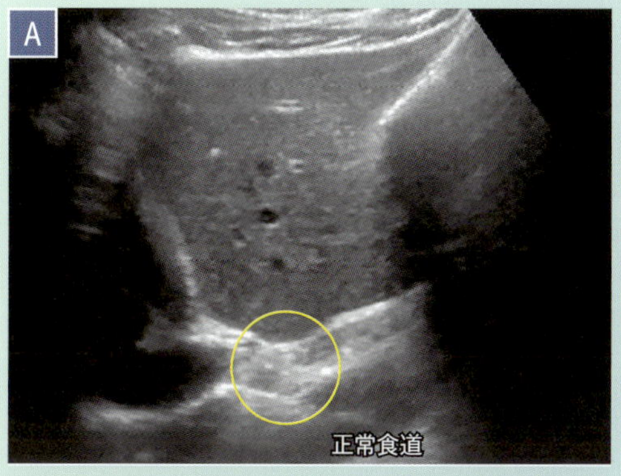

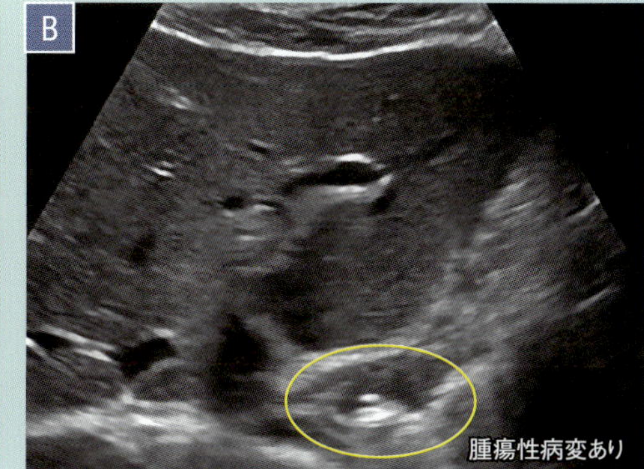

図4　食道の正常像 (A) と食道癌の画像 (B)

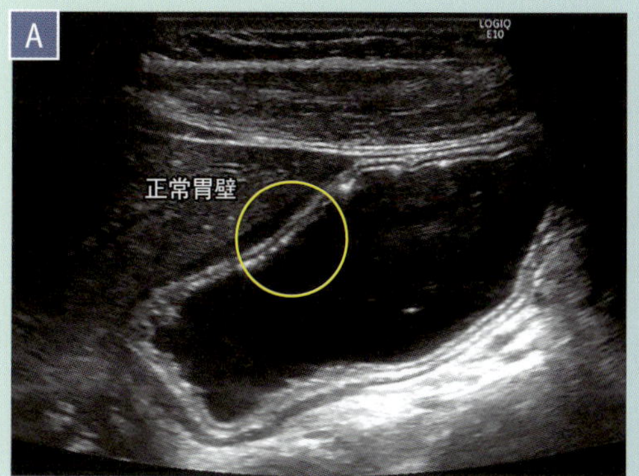

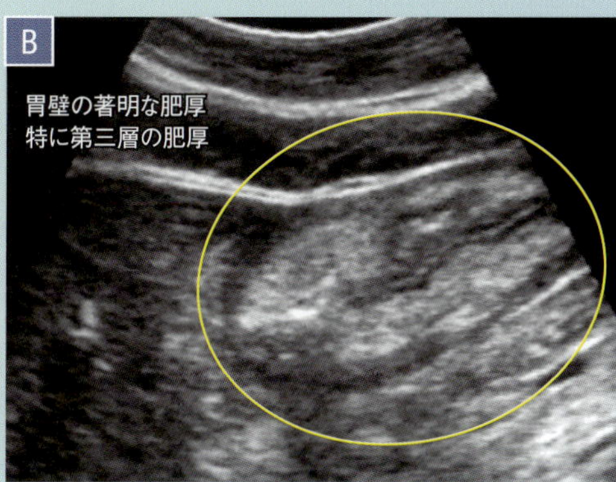

図5　胃の正常像 (A) と急性胃粘膜病変 (AGML) の画像 (B)

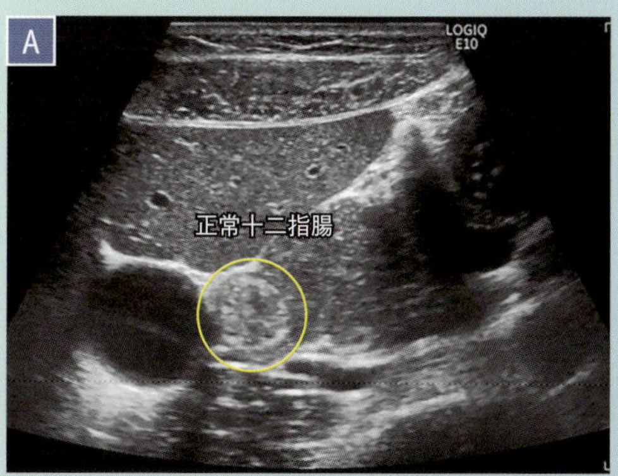

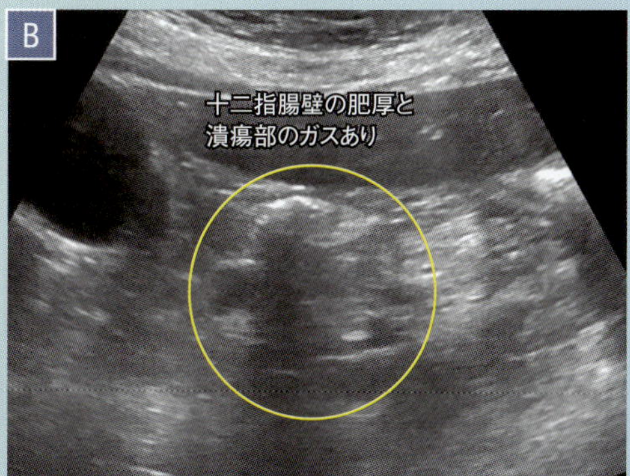

図6　十二指腸の正常像 (A) と十二指腸潰瘍の画像 (B)

消化管各臓器の正常像と異常像の比較②

小腸，虫垂，大腸の正常像と異常像を示す。それぞれ比較して診断の参考にして頂きたい。

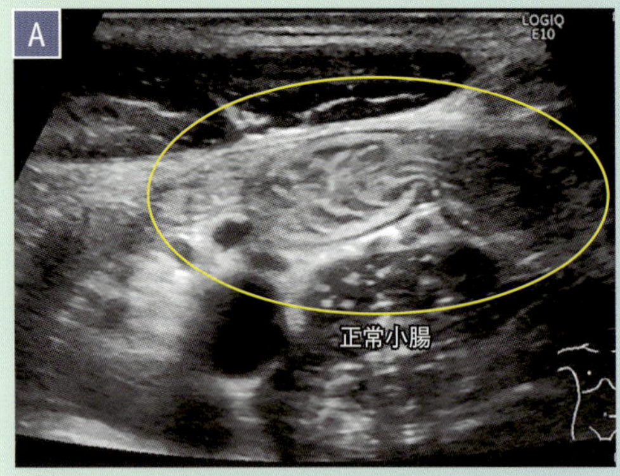

図7　小腸の正常像 (A) とイレウスの画像 (B)

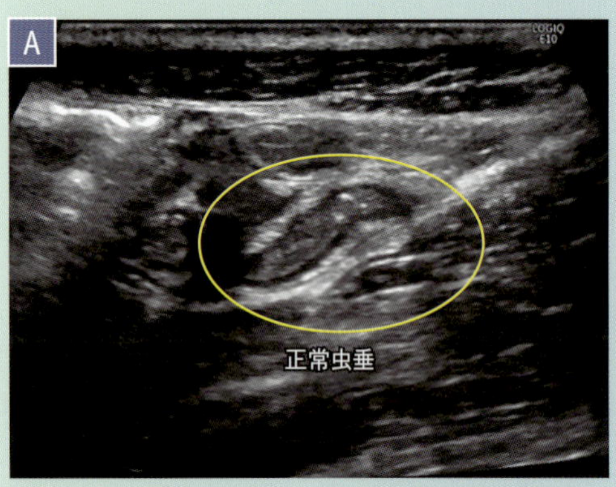

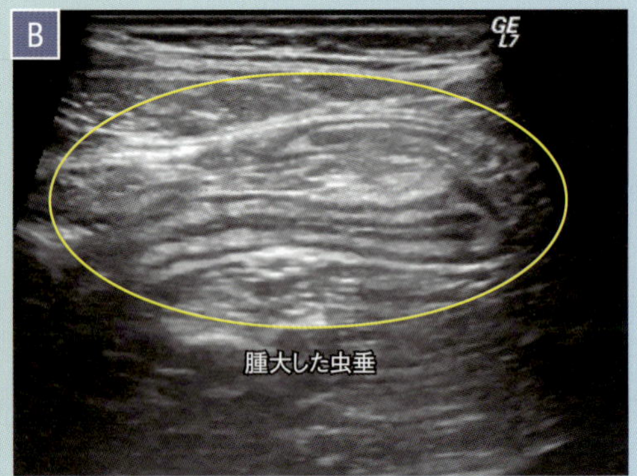

図8　虫垂の正常像 (A) と虫垂炎の画像 (B)

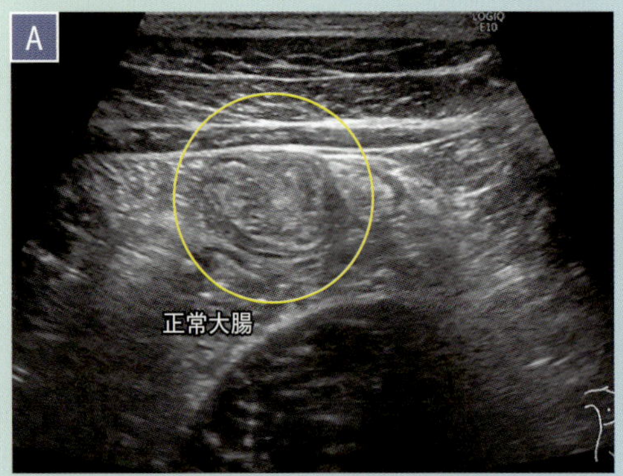

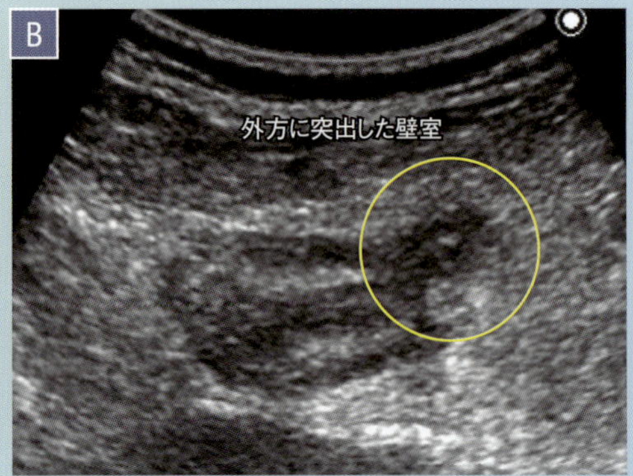

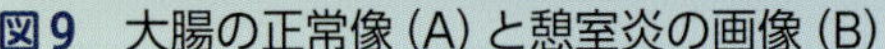

図9　大腸の正常像 (A) と憩室炎の画像 (B)

消化管疾患の超音波画像と内視鏡画像の比較

胃潰瘍，胃癌，大腸癌の超音波画像と内視鏡画像を呈示する。それぞれ診断の参考にして頂きたい。

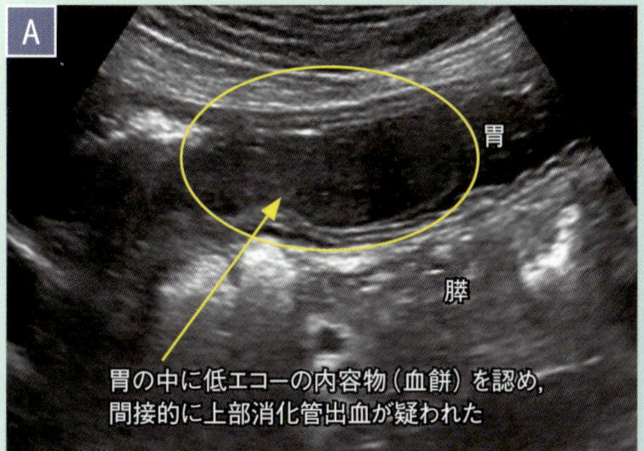

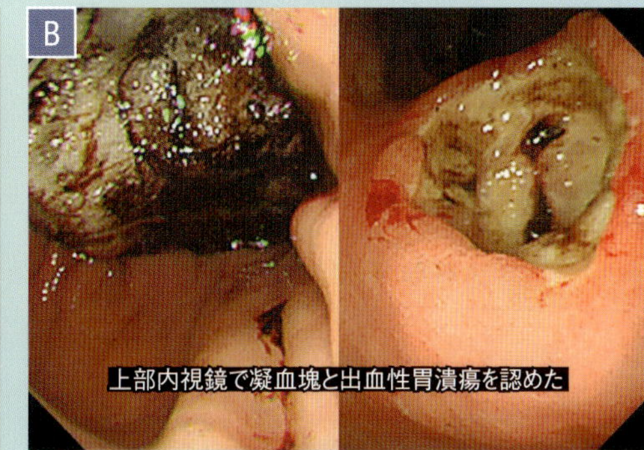

胃の中に低エコーの内容物（血餅）を認め，
間接的に上部消化管出血が疑われた

B
上部内視鏡で凝血塊と出血性胃潰瘍を認めた

図10 胃潰瘍の超音波画像（A）と内視鏡画像（B）

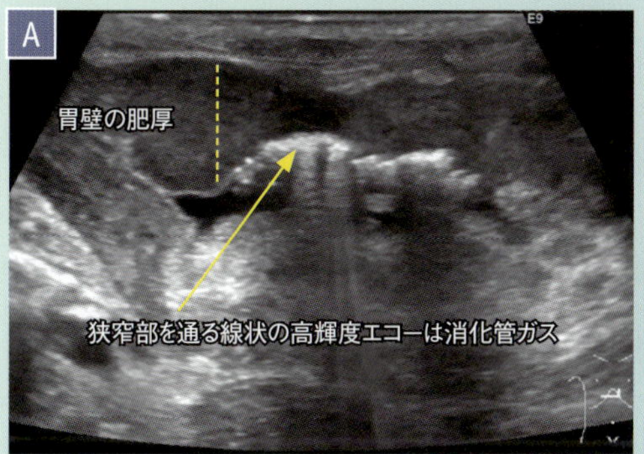

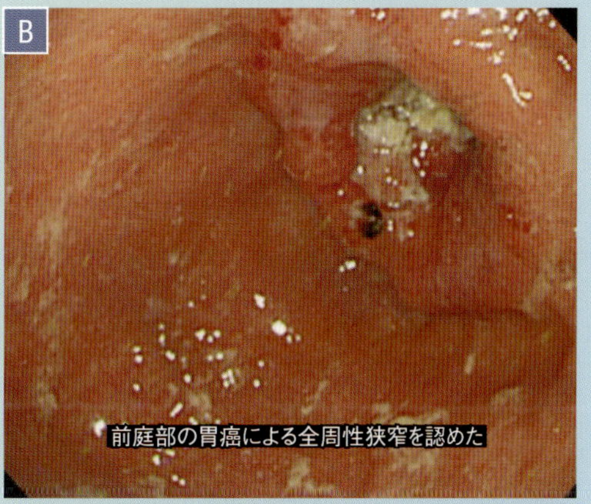

胃壁の肥厚
狭窄部を通る線状の高輝度エコーは消化管ガス

B
前庭部の胃癌による全周性狭窄を認めた

図11 胃癌の超音波画像（A）と内視鏡画像（B）

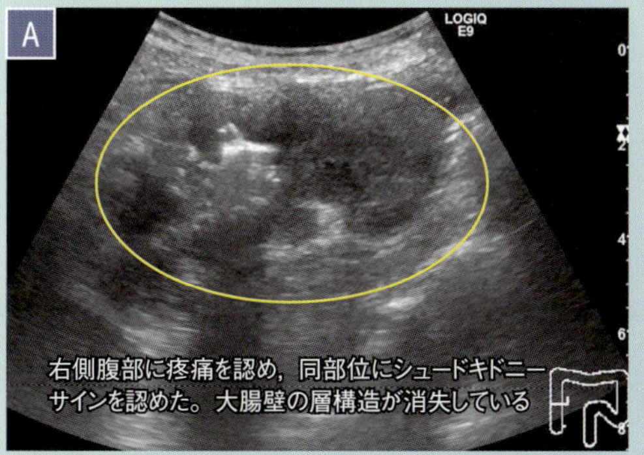

A
LOGIQ
E9
右側腹部に疼痛を認め，同部位にシュードキドニー
サインを認めた。大腸壁の層構造が消失している

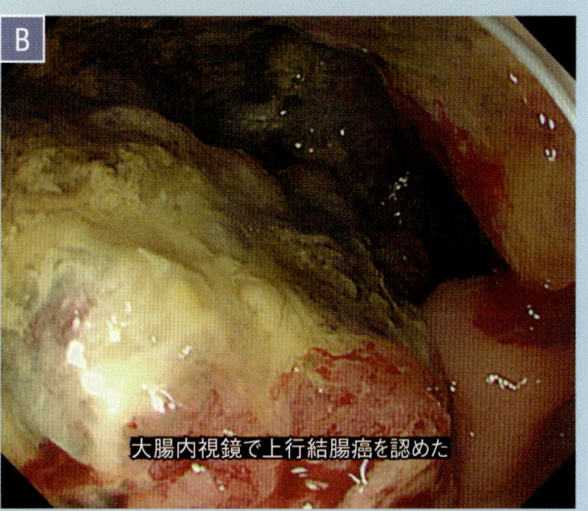

B
大腸内視鏡で上行結腸癌を認めた

図12 大腸癌の超音波画像（A）と内視鏡画像（B）

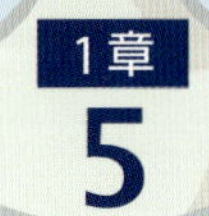

1章 5

腹部超音波スクリーニング検査の“とりかた”

これだけは押さえよう！

- 超音波スクリーニング検査は「健診スクリーニング」「検診スクリーニング」「臨床スクリーニング」の3つに大別される。
- 基準断面の導入により，腹部超音波スクリーニング検査にはかつてない客観性が生まれた。

【本項における臓器ごとの色分け】
●肝臓 ●胆嚢 ●膵臓 ●脾臓 ●腎臓 ●大動脈

1 超音波スクリーニング検査の分類と意義

- 「超音波スクリーニング検査はどこまでを対象とするか？」この問いの答えはない。なぜなら，人間ドックをはじめとする健診施設では，そもそも被検者側となる依頼者との契約により検査対象が成立するからである。
- 現状でも甲状腺，乳腺，膀胱，前立腺，子宮・卵巣，消化管なども含めた広い範囲の検査を同時期に施行する施設があり，非侵襲的な検査法である超音波検査は被検者に負担をかけないことを条件に，オプション検査として観察範囲を広げることが許容されている。しかし，精度管理をすることなく，広範囲のscanを“サービス”として施行している業者には問題があると考える。
- スクリーニングの意味は，辞書的に言えば「ふるいわけ」「適格審査」となる。医学的には「健康な人も含めた集団から，目的とする疾患や疾患の発症者，発症が予測される人を医学的な手法で選別すること」を指す。
- 超音波スクリーニング検査は“けんしん”スクリーニングと“臨床スクリーニング”に大きくわけることができる。“けんしん”スクリーニングはさらに「健診」と「検診」にわけられるため，以下の3つに大きく分類できる（**表1**）。

表1 超音波スクリーニング検査の分類

種類	目的	例
健診スクリーニング	健康の確認および程度を知る 疾病の可能性・危険性の予知	人間ドック（健診）の検査
検診スクリーニング	対象の中から癌などの指定された特定疾患を拾い上げ，死亡率を低下させる	5大がん検診（胃癌，肺癌，大腸癌，乳癌，子宮頸癌），肝癌検診など
臨床スクリーニング	愁訴や症状のある受診者に対して行う（緊急時，臨床の場における経過観察も含む）	一般外来や救急外来で有症状者に行う超音波検査

2 腹部超音波スクリーニング検査の"とりかた"

■超音波検査によるがん検診に対する精度評価ならびに有効性評価を目的として，2014年に日本消化器がん検診学会，日本超音波医学会，日本人間ドック学会の3学会合同で「腹部超音波検診判定マニュアル」を発表した。そこでは，対象臓器を肝臓，胆嚢，膵臓，脾臓，腎臓，腹部大動脈としている。ここではこれらの対象臓器における撮影方法を提示するので，"とりかた"の参考にして頂ければ幸いである。

■超音波検査の弱点は客観性の欠如である。二重読影を考慮した場合，保存画像の客観性を上げることを重視すると，順序を決めて撮影を施行することが望まれる。

■筆者らの施設では，肝臓，胆嚢，膵臓，脾臓，腎臓，腹部大動脈を対象とした当院付属の健診エコー検査と病院で施行する臨床スクリーニング検査に対し，開始後の25枚を基準断面とし，順序も統一して撮影を施行している。この25断面撮影法の一連の流れについての動画は，右のQRコードよりアクセスできる。ぜひ撮影の参考にして頂きたい。

全体動画

■具体的には，①左肋間走査 左腎，②左肋間走査 脾臓，③左肋間走査 脾臓越し膵尾部，④正中縦走査 腹部大動脈，⑤正中縦走査 肝臓大動脈面，⑥正中縦走査 肝臓下大静脈面，⑦正中縦走査 膵頭部(鉤部)，⑧正中横走査 膵体部，⑨正中横走査拡大像 膵管計測，⑩正中斜走査 膵体尾部，⑪正中斜走査 膵頭部，⑫右肋骨弓下斜走査 胆嚢，⑬右肋骨弓下縦走査 胆嚢，⑭右肋骨弓下斜走査 肝外胆管，⑮右肋間走査 胆嚢，⑯正中横～左肋骨弓下走査 肝S1，2，3，⑰正中横走査 肝S4・門脈第一次分岐，⑱右肋骨弓下走査 肝S5，⑲右肋骨弓下走査 肝S6，7，⑳右肋骨弓下走査 肝S8，㉑右肋骨弓下走査 肝IVC面，㉒右肋間走査 肝S8，㉓右肋間走査 肝S5，㉔右肋間走査 肝S7，㉕右肋間走査 肝S6・右腎および肝腎コントラストの順番で静止画保存とし，26枚目以降は条件をつけず，拡大画像やカラードプラなどいかなる撮影も可能としている。

■当院では検者の出入りが多いことから遵守率が悪く，メーカーと共同で撮影の順番をナビゲートするソフトを改良して負担を軽減し，基準断面の統一を徹底した。最近の改良では，pause機能を搭載したことで，途中の同断面での計測やカラードプラ，プローブ切り替えなどによる追加画像も可能としている。近年の装置の進歩は，基準断面の統一化の徹底を後押ししてくれている。

■体位変換については原則，右側臥位→背臥位とし，他の坐位・左側臥位などはオプションとして追加している。高齢化が進み，必ずしも動ける被検者ばかりではないことから必須とはせず，電動ベッドを利用することで負担を軽減している。

■現在は静止画保存としているが，検査では各箇所でプローブを大きく振り，そのvolume dataの一部の静止画を保存する感覚が大切となる。将来，周辺機器の改良・整備が全国レベルで整えば，volume dataでの保存となることが予想される。

■基準断面の導入により，超音波検査にはこれまでにない客観性が生まれている。今後は，統一した基準断面の全国的な導入を学会などで話し合うべきだと考える。

3 腹部超音波スクリーニング25断面撮影法

実施する際のポイント

- 客観性向上のためには撮影順序通りの25枚の撮影・記録が必須。
- 標的臓器が描出できなくても（臓器摘出後を含む）患者因子の情報が伝わるため，必ず記録（静止画撮影）をする。
- 計測も経過観察の際に重要になるので，同じ手法で実施する。
- 25枚撮影終了後の検査（カラードプラ，シアウェーブエラストグラフィ，造影など）の撮影方法，枚数制限は設けない。
- 動画保存を行う場合，原則として患者の頭側→尾側 or 左側→右側にゆっくりとI方向の動画を保存する。
- スクリーニング検査以外の部位や拡大撮影を使用する場合には，原則ボディーマークを入れる。

❶ 左腎（右側臥位：左側腹部～肋骨弓下走査）

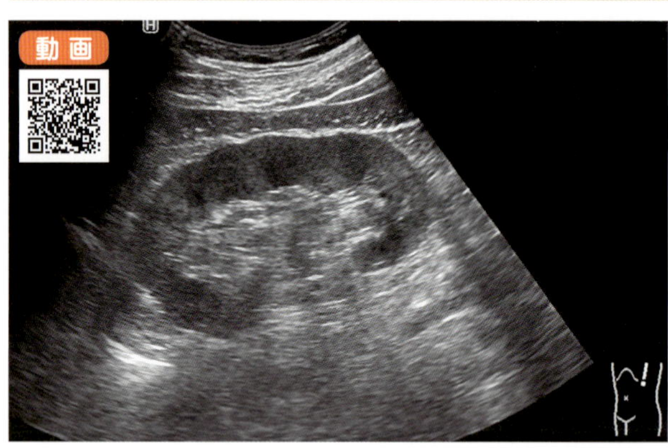

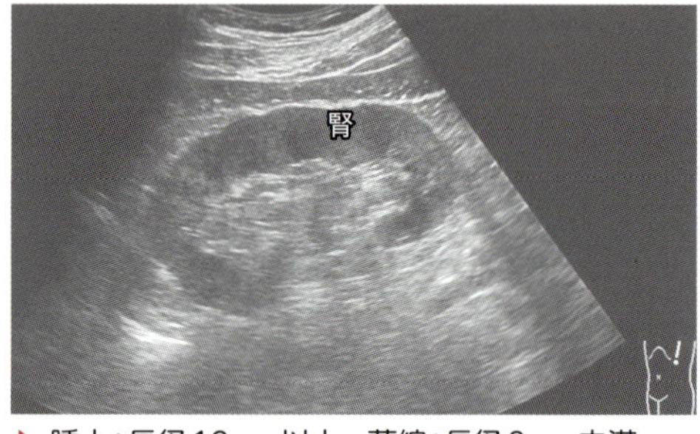

- 腫大：長径12cm以上，萎縮：長径8cm未満
- 横走査で腎の短軸像を観察した後に長軸像を観察し，異常がない場合に最大割面を保存画面とする

❷ 脾臓（右側臥位：左側腹部～肋骨弓下走査）

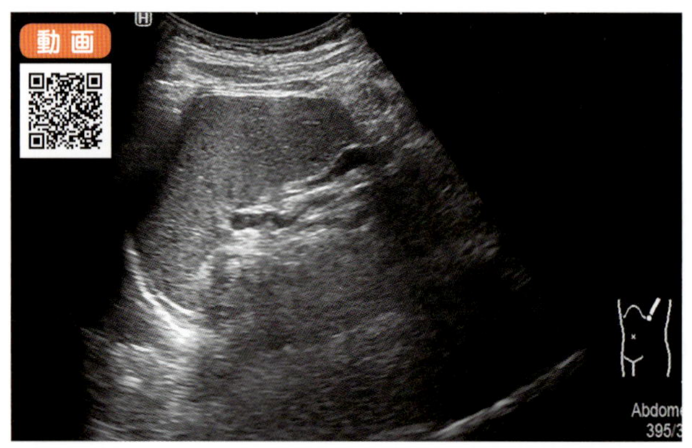

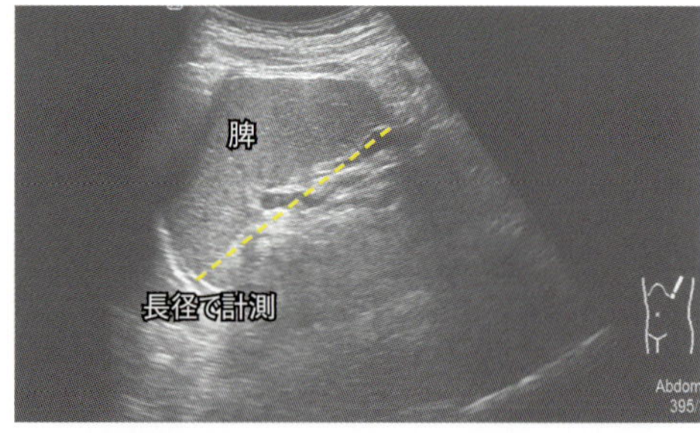

- 最大長径を計測し，10cm以上で腫大，15cm以上で要精査とする
- 左の肋間もしくは肋骨弓下より吸気時に観察を行う。spleen index（2種類）も用いられてきたが，客観性の観点から1方向の最大値としている

❸ 脾臓越し膵尾部（背臥位：左側腹部〜肋骨弓下走査）

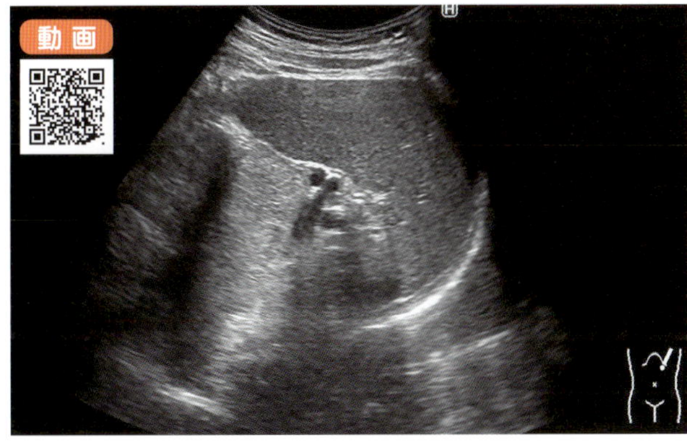

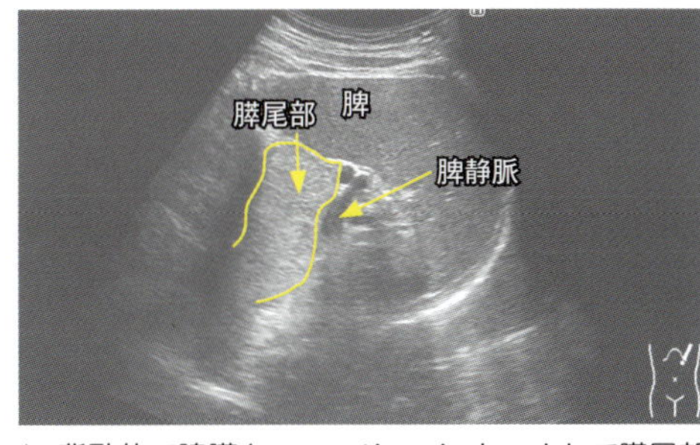

- 背臥位で脾臓をacoustic windowとして膵尾部の観察を行う。側臥位とは描出力が異なるので注意が必要
- 斜走査であり，⑩との連続性を保つ意味から，画面の右を頭側としている

❹ 腹部大動脈（背臥位：正中縦走査）

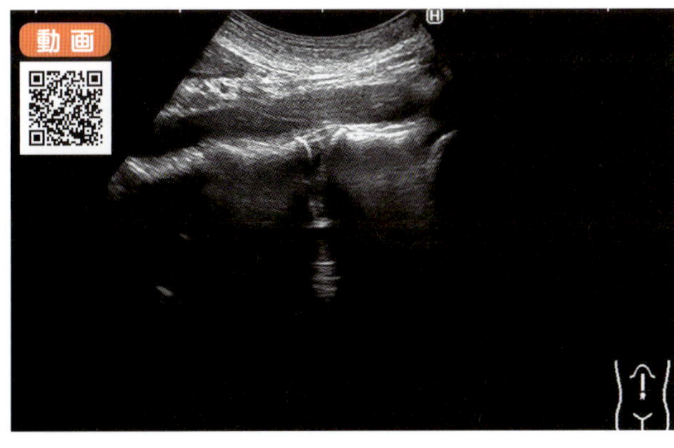

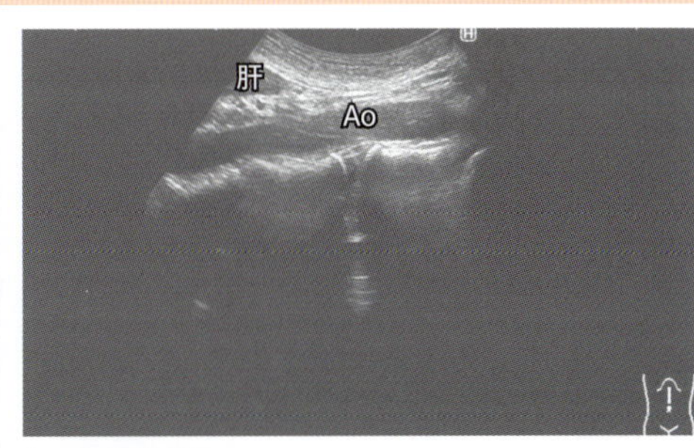

Ao：腹部大動脈

- 最大短径30mm未満で正常
- 高齢者では大動脈が蛇行している症例も多く，まず短軸像（横走査）で臍部まで頭側⇒尾側へ観察を行い，次に長軸像を描出する
- 左右の総腸骨動脈分岐部まで観察する

❺ 肝臓大動脈面（背臥位：正中縦走査）

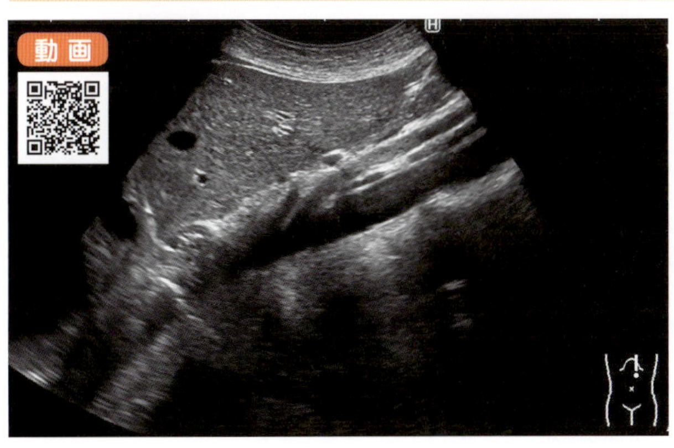

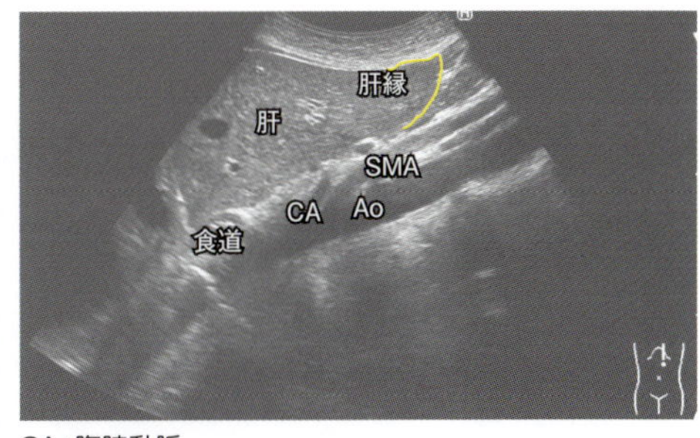

CA：腹腔動脈

SMA：上腸間膜動脈

- 肝左葉・大動脈・膵体部・胃の観察を行う
- 肝腫大は大動脈面で評価し，肝左葉腫大：頭尾側方向11cm，腹背方向7cm以上とする。ただし，肝腫大の評価は左葉と右葉の2箇所で行うので注意が必要

❻ 肝臓下大静脈面（背臥位：正中縦走査）

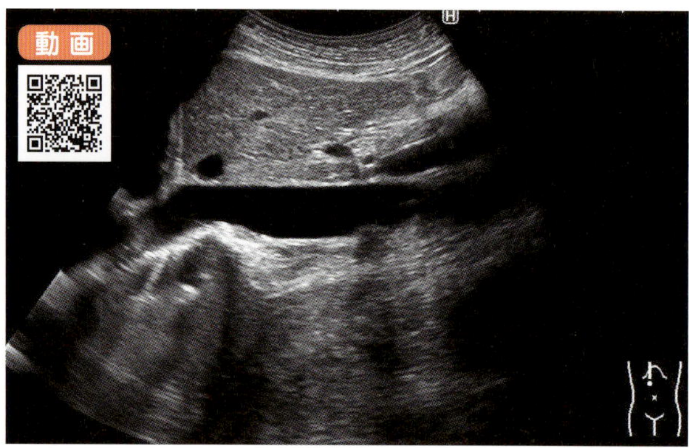

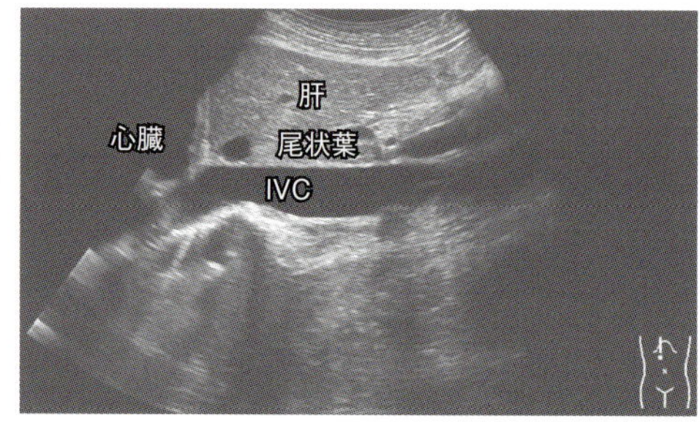

IVC：下大静脈

- 吸気時10mm以上，呼気時20mm未満で正常
- 肝左葉（下大静脈面）・IVC・尾状葉の観察を中心に行う
- ⑤のプローブ位置を平行移動して観察する。心不全などの評価とともに，肝臓の尾状葉はこの断面が最も観察できるため，ここで評価を行う

❼ 膵頭部（鉤部）（背臥位：正中〜右肋骨弓下縦走査）

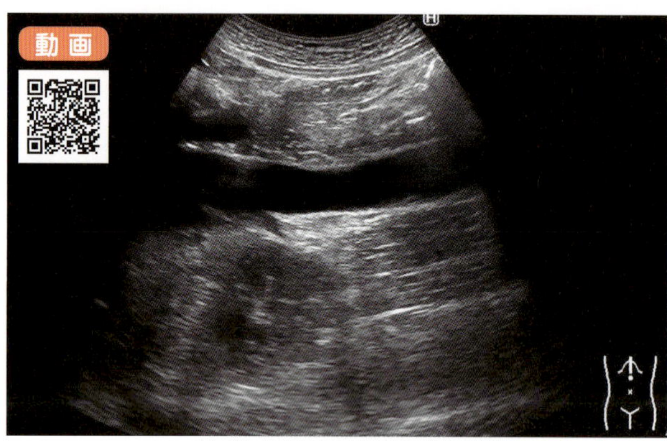

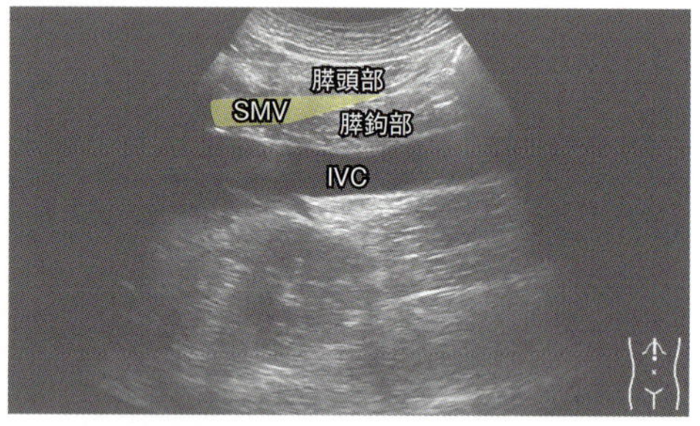

SMV：上腸間膜静脈

- SMVより右側の膵頭部（鉤部）を中心に観察を行う。膵頭部は頭尾側方向に長いので，この断面で鉤状突起の観察を含め頭尾側方向の確認を行う
- ⑤〜⑦は一連のvolume dataの一部であることを自覚する

❽ 膵体部（背臥位：正中横走査）

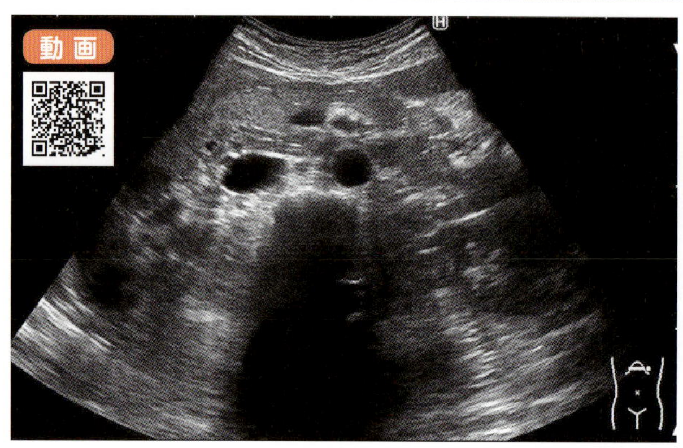

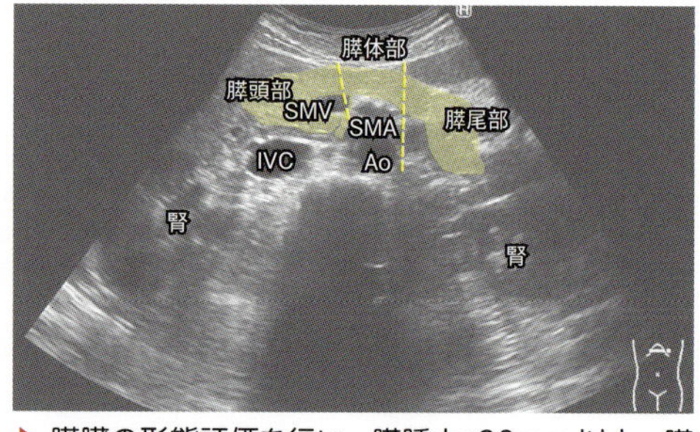

- 膵臓の形態評価を行い，膵腫大：20mm以上，膵萎縮：10mm未満とする
- 脾静脈拡張：10mm以上

❾ 膵管計測：正中横走査拡大像

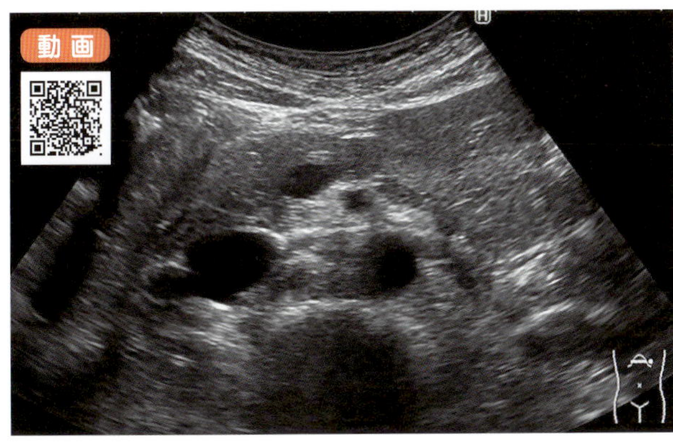

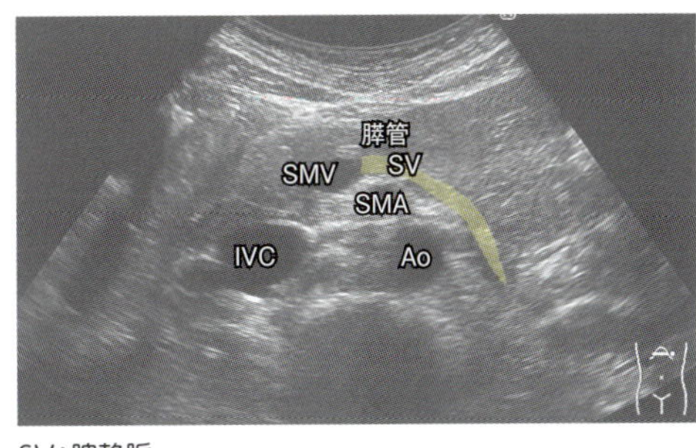

SV：脾静脈

- 拡大撮影を用いて（深度10cm程度）主膵管の計測を行う
- 主膵管の拡張は3mm以上（小数点以下第1位を四捨五入）を目安として要精査とする

【膵管の計測方法について】

記録を行う場合，計測も重要な因子となる。検者により計測方法が異なることは望ましくなく，計測方法についても徹底されるべきといえる。計測方法は主に4通り考えられる。

音響透過性の違う物質の描出をする場合，まずはじめの差がある所の輝度が高くなるため，線の腹側と腹側（③）で測定することが望ましい。

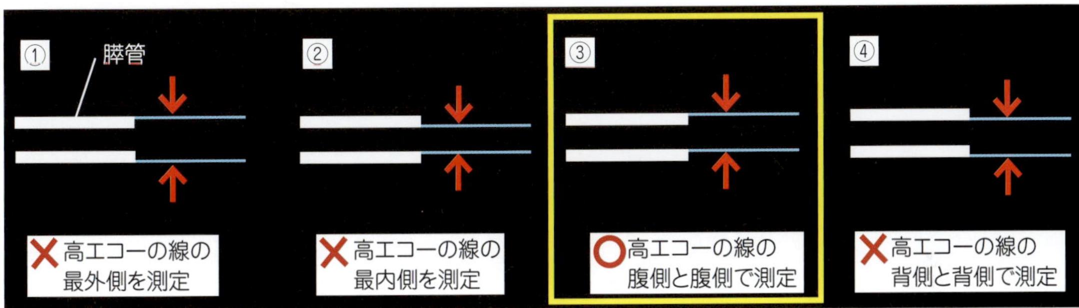

※小数点以下を四捨五入してmm表示する

❿ 膵体尾部：正中斜走査

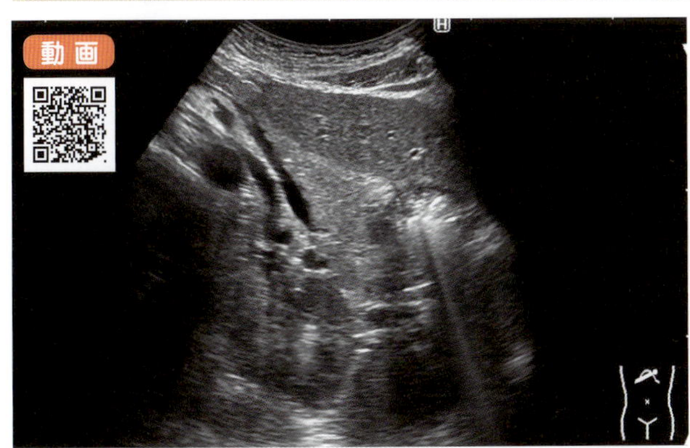

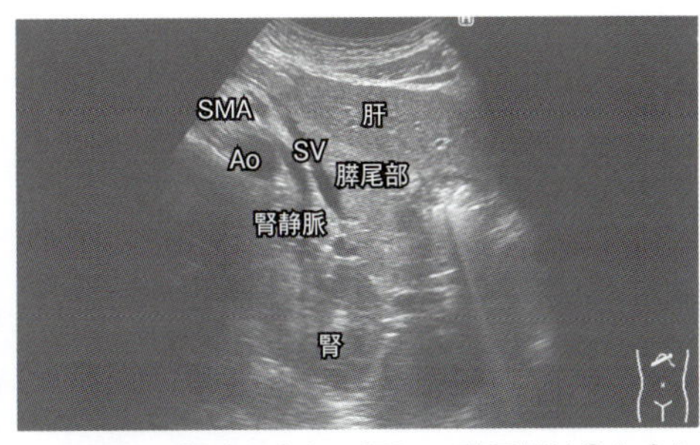

- 膵尾部の観察を中心に行う。膵尾部は③と合わせた評価となる。膵尾部は被検者の左側頭側寄りに斜めに走行するので，プローブの右側を右上に回転させ，斜走査として観察を行う

⑪ 膵頭部：正中斜走査

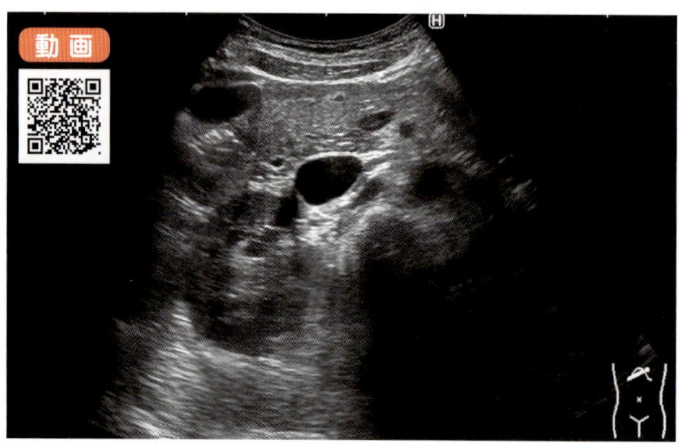

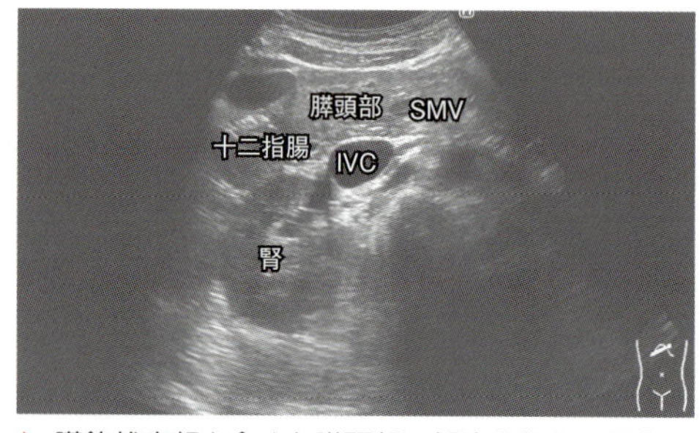

- 膵鉤状突起を含めた膵頭部の観察を行う。頭部は尾側方向に長いので注意が必要
- ⑧の横走査から，プローブの左側を下に回転させ，消化管ガスを外側に圧排しながら観察する

⑫ 胆嚢：右肋骨弓下斜走査

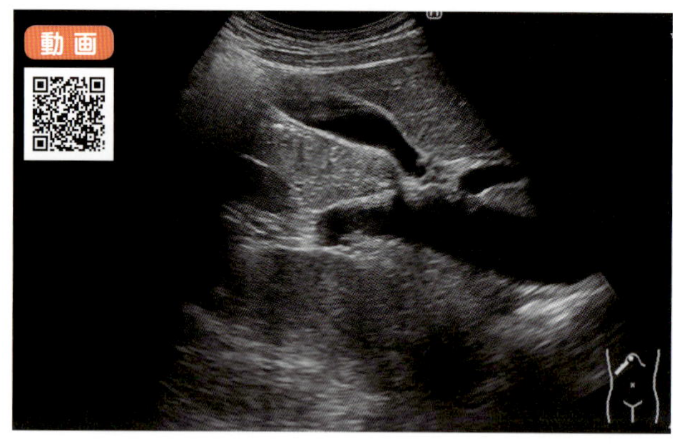

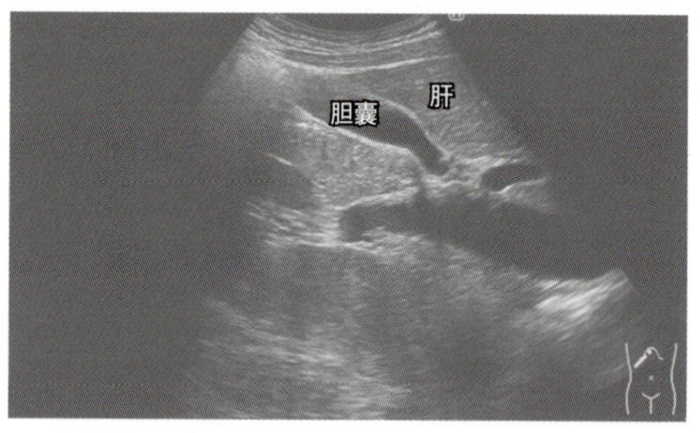

- 胆嚢体部が中心となるが，全体像を確認することが重要。呼吸性移動も多いので，まず短軸像で全体を観察した後に，長軸像で観察して保存する。プローブの回転を用いて微調整することが重要

⑬ 胆嚢：右肋骨弓下縦走査

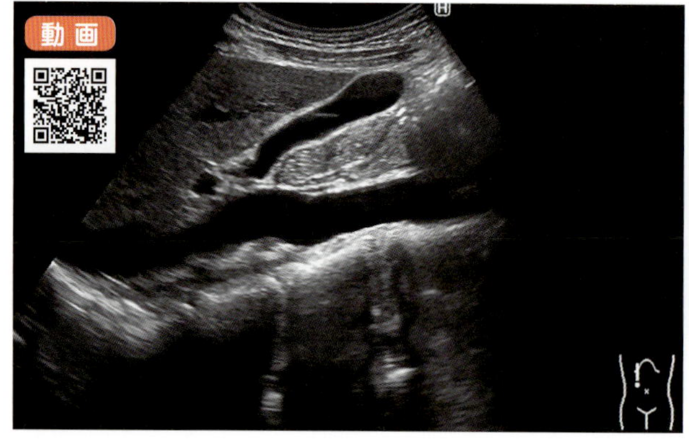

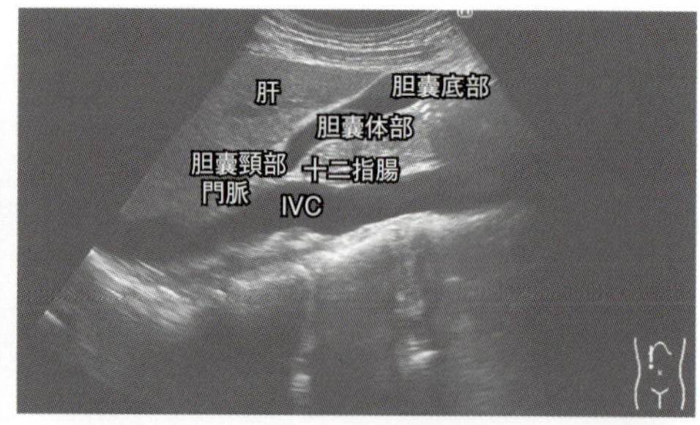

- 胆嚢底部～頸部を連続的に観察する。吸気時に胆嚢を尾側に下げて描出することで全体が観察しやすい。胆嚢頸部～胆嚢胆管にかけては個人差が大きく，蛇行しているのでプローブを臨機応変に回転させて観察する

⑭ 肝外胆管（近位胆管～遠位胆管）：右肋骨弓下斜走査

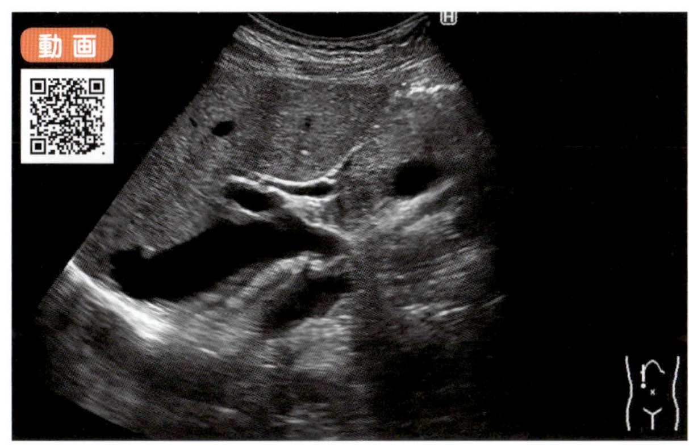

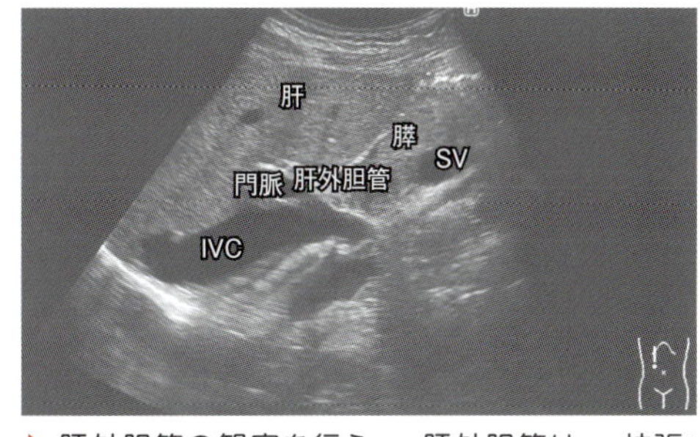

- 肝外胆管の観察を行う。 肝外胆管は， 拡張：8mm以上（胆嚢摘出後は11mm以上）とする。遠位胆管の観察は近位胆管の観察からプローブを逆"く"の字に回転させながら行うことで膵内枝の観察も可能になる。肝外胆管の観察も短軸と長軸の両方で行う

⑮ 胆嚢：右肋間走査

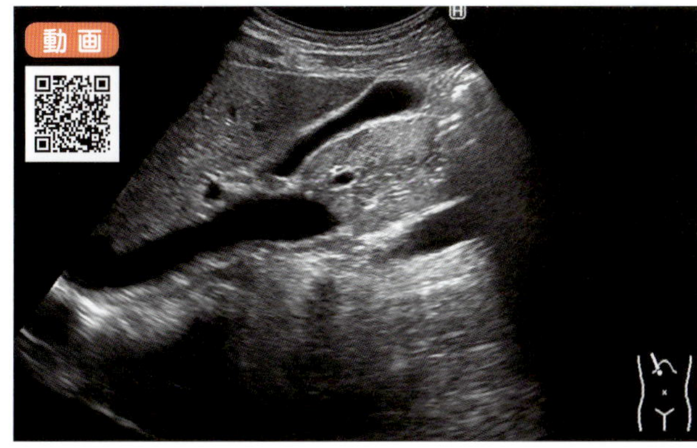

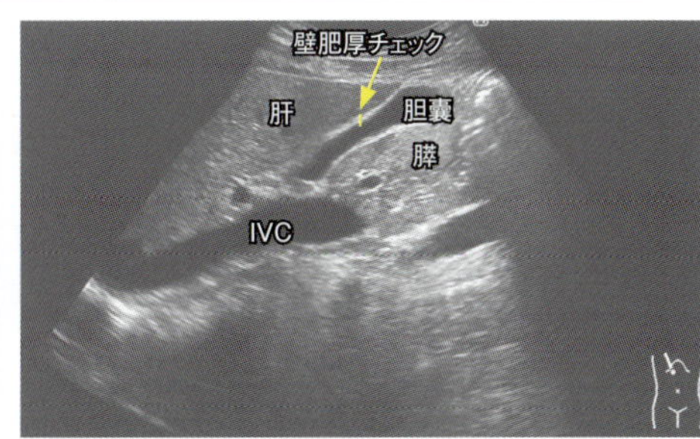

- 肝臓をacoustic windowとして評価できるため，胆嚢の腫大と壁肥厚の評価を行う。 腫大：最大短径36mm以上，壁肥厚：4mm以上とする
- 呼吸により見えやすい肋間が異なるので，呼気時に肝臓を頭側に挙上させ，数箇所から観察し，垂直に最も近い位置で計測する

⑯ 肝外側区域（S1，2，3）：正中横～左肋骨弓下走査

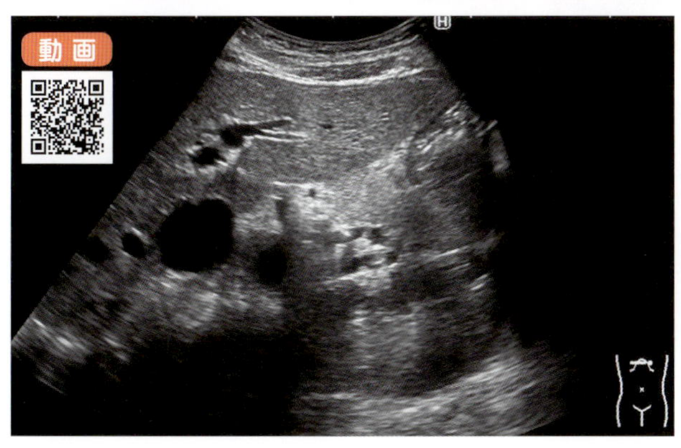

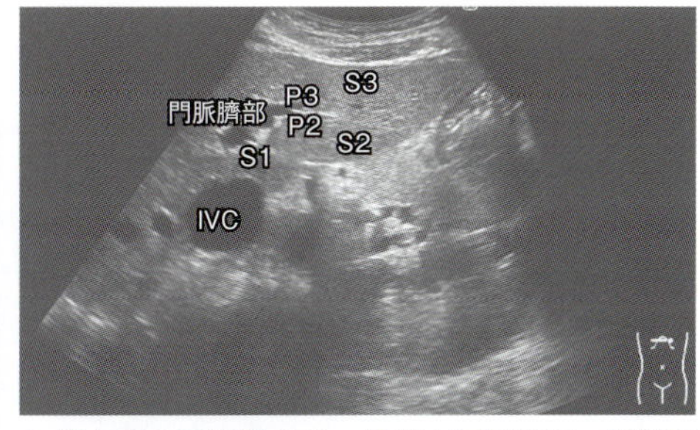

- 肝左葉の尾状葉（S1），外側上区域（S2），外側下区域（S3）の観察を行う
- 肝外側区域の観察は肋間走査がないので，左の肋骨弓下走査で心臓が見える程度に振り上げ，頭側からS3が描出できなくなる尾側まで十分に観察する

⑰ 肝内側区域（S4）・門脈第一次分岐：正中横走査～右肋骨弓下走査

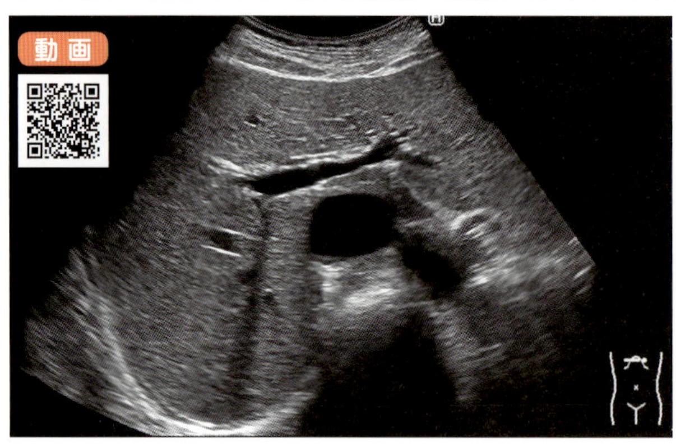

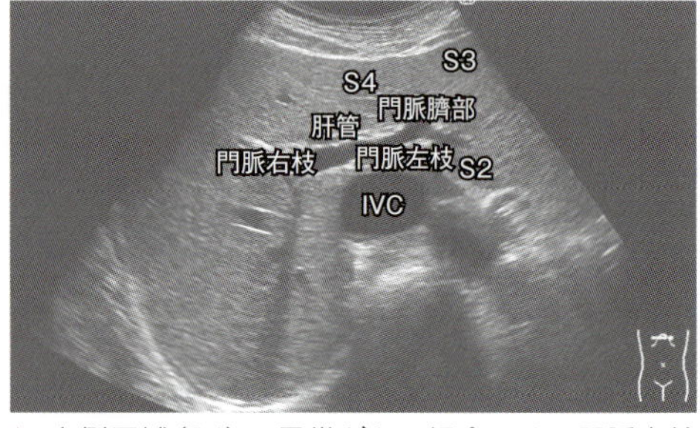

- ▶ 内側区域（S4）に異常がない場合には，門脈本幹を入れて撮影する。肝門部の門脈，動脈，胆管に異常がないことを確認するのも重要
- ▶ 横隔膜直下のS8との境界付近も死角となりやすく，プローブをしっかりと振り上げて観察する

⑱ 肝前下区域（S5）：右肋骨弓下走査

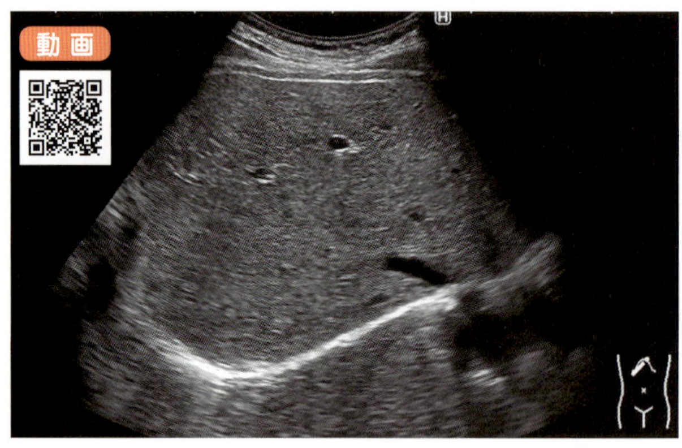

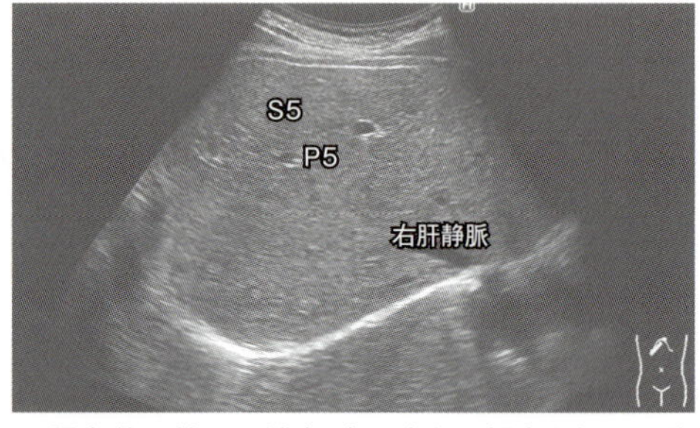

- ▶ 肝右葉の前下区域（S5）を中心に観察を行う。腹壁近傍は近距離干渉帯となり描出不良となることがあり，呼吸の調節により距離を保つことも重要となる

⑲ 肝後区域（S6，7）：右肋骨弓下走査

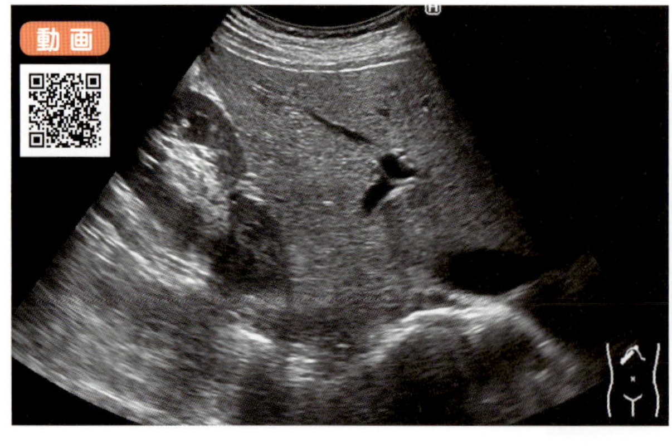

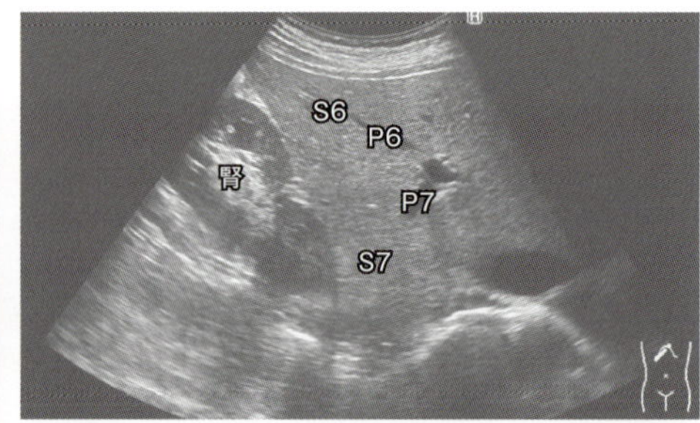

- ▶ 肝右葉の後下区域（S6）と後上区域（S7）の観察を行う。しっかりと右の肋骨弓下にプローブを移動させることが重要
- ▶ 前区域と後区域の境界は右肝静脈であることを確認し，頭側の横隔膜から尾側の腎臓まで，肝臓が完全に描出されなくなるまでしっかりと頭尾側方向にプローブを振ることが大切

⑳ 肝前上区域（S8）：右肋骨弓下走査

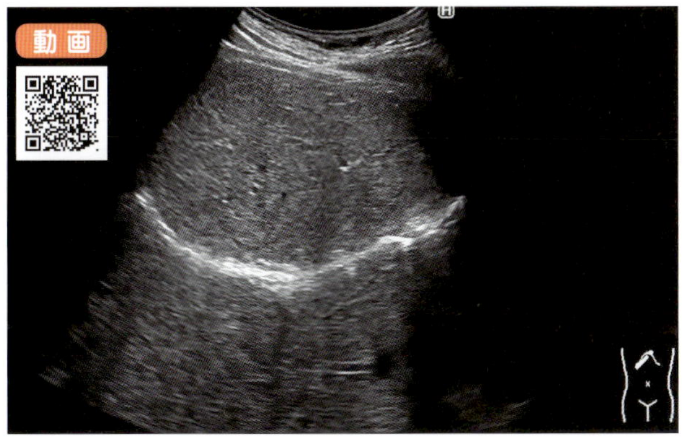

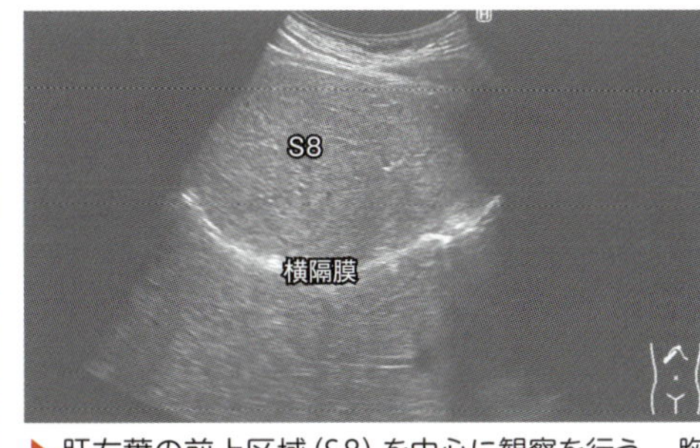

- ▶ 肝右葉の前上区域（S8）を中心に観察を行う。胸式呼吸で肝臓を十分尾側に下げ，プローブを肋骨弓下に入れ込むようにして観察することで描出範囲を広げることが可能である
- ▶ 横隔膜が十分に描出でき，肝臓が見えなくなるまで振り上げることが重要となる

㉑ 肝前上区域・後上区域・IVC：右肋骨弓下走査

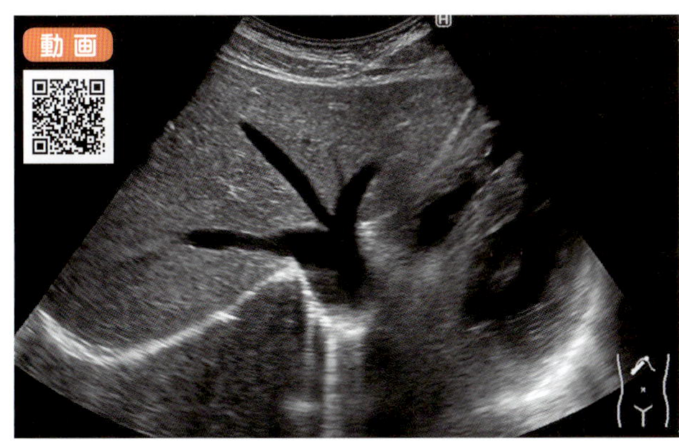

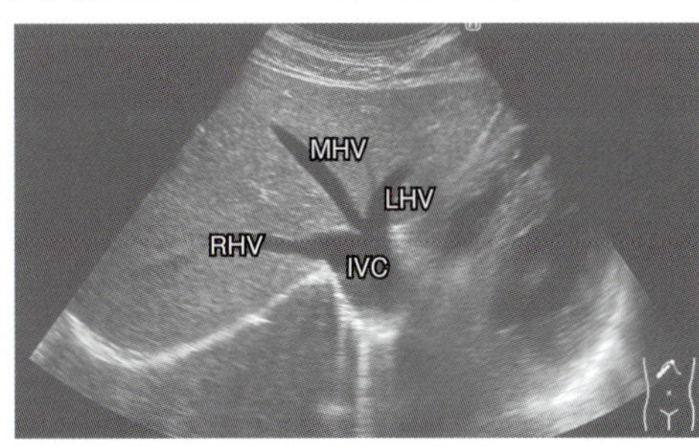

LHV：左肝静脈　MHV：中肝静脈　RHV：右肝静脈

- ▶ 肝静脈が下大静脈に流入する断面で肝後上区域，前上区域とともに観察を行う。⑳の走査からプローブを正中・背側に向ける断面となる。肝静脈は，吸気・呼気で太さに差があることを確認し，うっ血肝の評価も行う。血流方向の確認はカラードプラを使用すると容易である
- ▶ この断面の撮影後に⑯～㉑の走査を繰り返し，占拠性病変がないかを中心に再度観察する

㉒ 肝右葉前上区域（S8）：右肋間走査

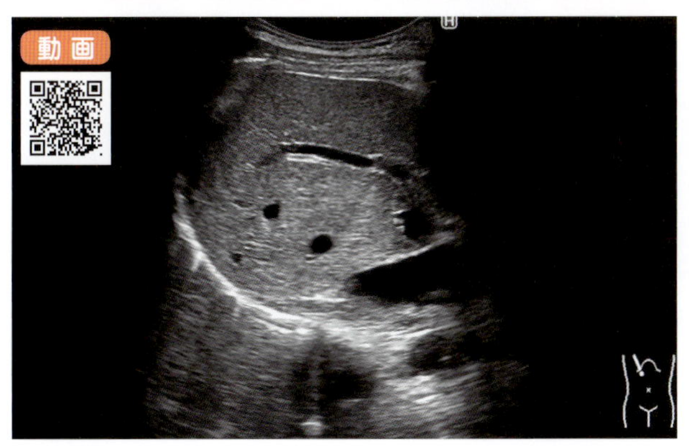

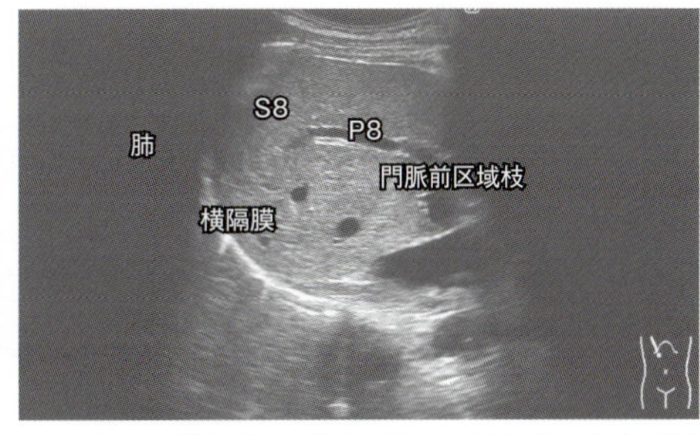

- ▶ 呼気時に横隔膜の影響を避けて肝右葉の前上区域（S8）の観察を行う。腫大：肋骨を無視して中腋窩線の縦走査で16cm以上，萎縮：9cm未満とする
- ▶ ここでは頭側の肺がアーチファクトとなるので，呼吸の調節や体位変換（坐位）も有効となる

㉓ 肝右葉前下区域（S5）：右肋間走査

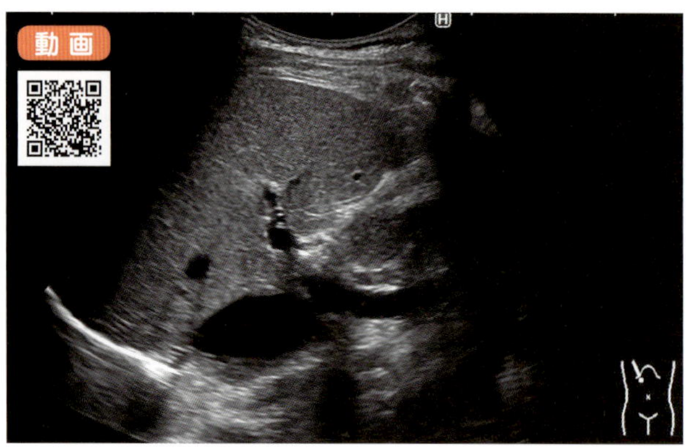

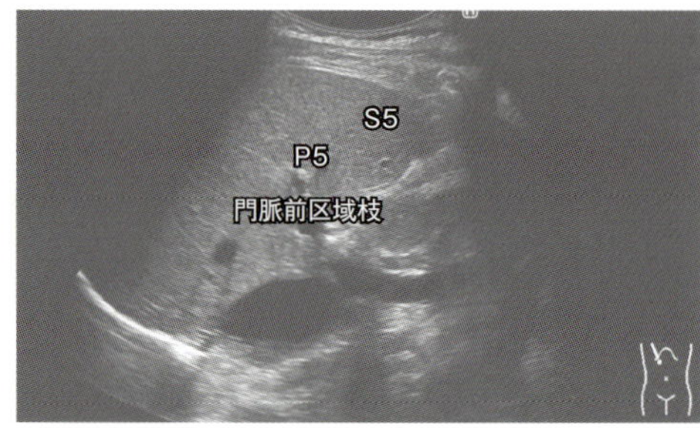

- 胆嚢の観察ではないので⑮と同じ画像にならないよう注意する。肝臓の前下区域（S5）を十分に広く描出することを意識する
- 1肋間頭側での観察で内側区域（S4）の観察も可能であることを理解する

㉔ 肝右葉後上区域（S7）：右肋間走査

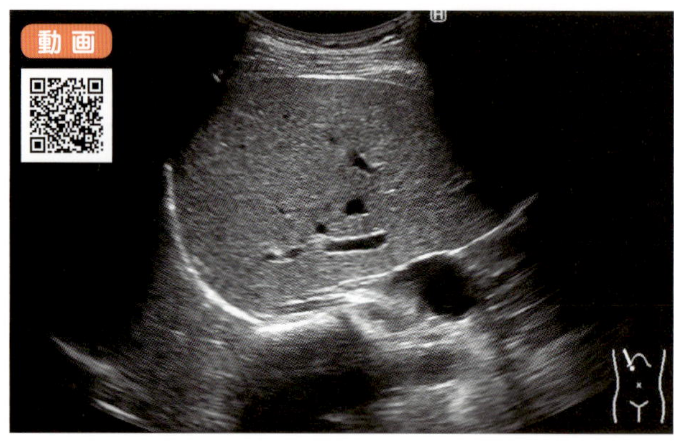

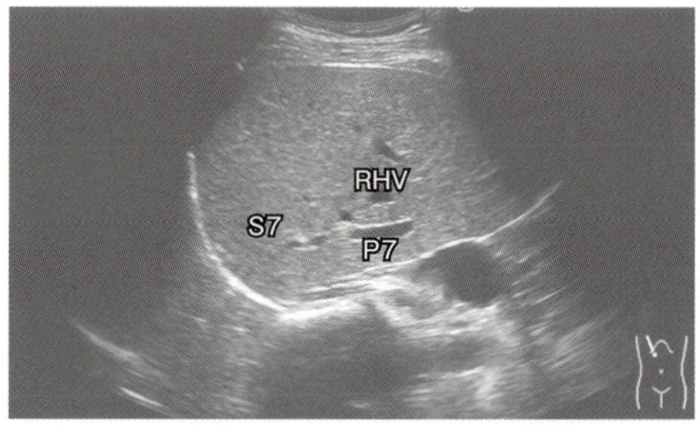

- ㉓より1肋間背側の観察を行う。後区域の観察は背部からの観察をイメージすることが重要。プローブがベッドに当たる場合には，被検者をベッドの端に寝かせることで解消できる

㉕ 肝右葉後下区域（S6）～右腎（肝腎コントラスト）：右肋間走査

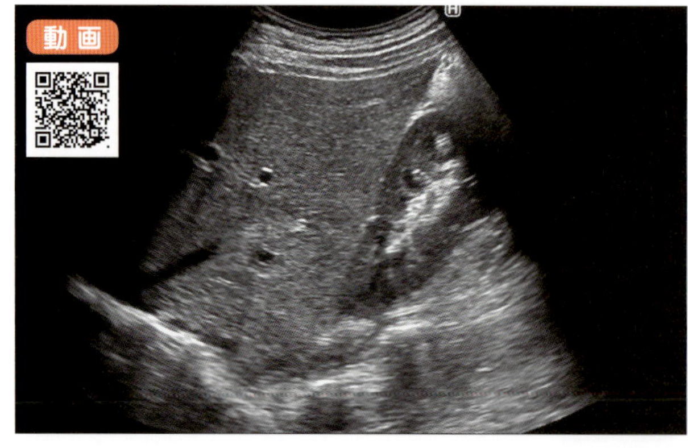

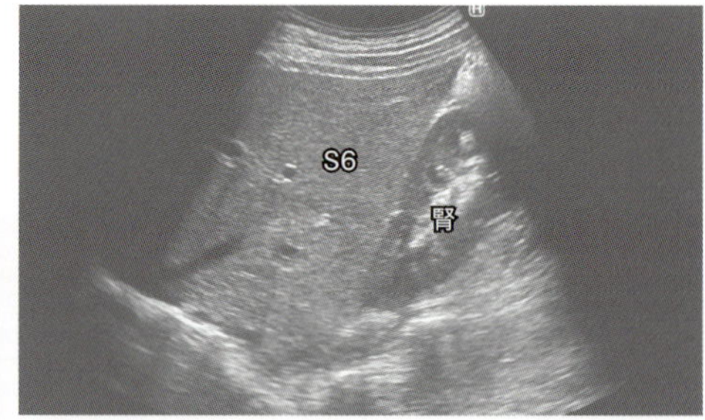

- 後下区域（S6）の観察において，下端の観察は肝臓が消えるまでしっかりとプローブをtiltingする
- 肝の脂肪沈着を評価する断面としても重要であり，腎臓と比較した肝臓のエコーレベルを評価する。この際，肝・腎を同じ深度で評価することが大切である。右腎の観察も短軸と長軸の両方で行い，左と同様に腫大：長径12cm以上，萎縮：長径8cm未満とする
- 腎臓の描出が不十分な場合には，26枚目に腎臓中心の画像を保存する

1章 6

超音波検査結果の“みかた”

これだけは押さえよう！

- 「腹部超音波検診判定マニュアル」は，超音波検査所見の客観性の向上を実現している。
- 健診だけでなく日常診療でも活用可能である。

1 腹部超音波検診判定マニュアル——均質な評価をめざして

■超音波検査の弱点として常に言われているのが「客観性の低さ」であるが，これは超音波画像に限らず，検査所見や検査結果においても言えるものである。そのため，検者の意図とは異なり経過観察となってしまったり，不必要な検査が付加されたりすることも少なくなかった。

■2014年に日本消化器がん検診学会，日本超音波医学会，日本人間ドック学会の3学会が合同で「腹部超音波検診判定マニュアル」[1)]を発表した。このマニュアルでは，カテゴリー分類（**表1**）と判定区分（**表2**）を導入し，臓器ごとに超音波画像所見とカテゴリー，超音波所見（結果通知表記載），事後指導の判定区分がすべて1：1になるようにつくられ，全国どこでも，非専門医であっても均質に評価できるよう作成された。

■このマニュアルは3学会共通で，すべて無料でダウンロードできる。“健診”のみならず日常診療でも使用可能であり，活用することをお勧めする*。

■各臓器の具体的な所見については各論に記載する。

*：本マニュアルも作成から5年が経過し，現在アンケート調査が行われ改訂作業が進んでいる。大幅な改訂ではなく，解釈や所見の補足が中心となり，より使用しやすいマニュアルになる予定である。

表1 カテゴリー分類

カテゴリー0	判定不能	装置の不良，被検者，検者の要因などにより判断できない
カテゴリー1	異常なし	異常所見はない 正常のバリエーションを含む
カテゴリー2	良性	明らかな良性病変を認める
カテゴリー3	良悪性の判定困難	良悪性の判定困難な病変あるいは悪性病変の存在を疑う間接所見を認める。高危険群を含む
カテゴリー4	悪性疑い	悪性の可能性の高い病変を認める
カテゴリー5	悪性	明らかな悪性病変を認める

（文献1，p5より転載）

表2 判定区分

A	異常なし
B	軽度異常
C	要経過観察・要再検査・生活指導
D（要医療）	D1：要治療
	D2：要精検
E	治療中

（文献1，p5より転載）

文献

1）日本消化器がん検診学会/日本超音波医学会/日本人間ドック学会：腹部超音波検診判定マニュアル．2014.（2019年11月閲覧）
http://www.jsgcs.or.jp/files/uploads/Abdomen_ultrasonic_wave_manual201407.pdf

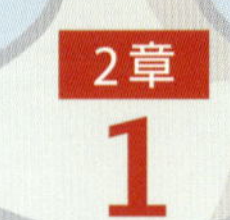

2章 1 総説：肝臓の“みかた”

1 超音波検査での肝機能異常の“みかた”

- 超音波検査は，自分で病態を考えながら必要な部位の断層像を得る検査であり，漫然と検査を施行するのではなく，「どこの（肝細胞レベル，胆管，門脈，肝静脈？）障害」で，「どのような（破壊，沈着，流入障害，流出障害？）変化」が生じているのかを推測しながら検査することが大切となる。
- 本項では，実際に外来に肝機能異常患者が来院した場合を想定しながら，超音波検査を活用するためのポイントを述べる。

肝機能異常の評価と原因検索（図1）

肝機能異常は大きく2分類

肝細胞の障害（AST，ALTの上昇）

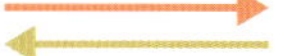

胆汁のうっ滞による障害（ALP，γ-GTPの上昇）

どちらかの異常が強くなれば双方が異常値を呈する。どちらが優位かを判断する

機能障害の評価

合成・代謝：Alb，ChE，PT，T-Cho／解毒・排泄：T-Bil，TBA，ICG15分値，NH_3

慢性化・重症化の評価

急性・慢性，線維化の程度，肝不全，癌の合併

原因の検索

ウイルス性（肝炎・その他），異常沈着（脂肪肝など），循環不全，閉塞性黄疸，肝不全など

図1 肝機能異常の分類と評価

- 肝機能異常は大きく2つに分類される（**図1**）。1つはAST，ALTの上昇が中心となる肝細胞の障害，もう1つはALP，γ-GTPの上昇が中心となる胆汁のうっ滞による障害である。もちろん，どちらかの異常が強くなれば両者の数値に異常を呈することになるため，どちらが優位であるかを判断する。
- 肝機能の評価としてアルブミン（Alb），コリンエステラーゼ（ChE），プロトロンビン時間（PT），総コレステロール（T-Cho）で合成・代謝の状態を，総ビリルビン（T-Bil），総胆汁酸（TBA），ICG（indocyanine green）15分値，アンモニア（NH_3）などで解毒・排泄の状態をみる。そして，慢性化・重症化の評価として急性か慢性か，線維化や肝不全の程度，さらには癌の合併の評価などを行う。

- 原因を推測するため，血液生化学データとともにウイルス性（肝炎・その他），異常沈着（脂肪肝など），循環不全，閉塞性黄疸，肝不全などを検索する。
- 初診時に触診とほぼ同時に超音波検査を施行することで，こうした慢性化や重症化の評価，原因検索や病態の推測ができ，病態解明へのショートカットが可能となる。

2 技術的な心構えと観察のポイント

- 「腹部超音波検診判定マニュアル」に記載されている肝臓のカテゴリーおよび判定区分を下記に示す（**表1**）。

表1 肝臓のカテゴリーおよび判定区分

超音波画像所見	カテゴリー	超音波所見（結果通知表記載）	判定区分
充実性病変	3	肝腫瘤	C
最大径15mm以上	4	肝腫瘍	D2
カテゴリー3のびまん性病変の合併	4	肝腫瘍	D2
辺縁低エコー帯・後方エコー増強・多発のいずれかを認める	4	肝腫瘍	D2
末梢の胆管の拡張	4	肝腫瘍	D2
モザイクパターン	5	肝腫瘍	D1
クラスターサイン	5	肝腫瘍	D1
肝内胆管・血管いずれかの断裂を伴う	5	肝腫瘍	D1
※ただし，マージナルストロングエコー・カメレオンサイン・ワックスアンドウエインサインのいずれかを認める	2	肝血管腫	C
嚢胞性病変	2	肝嚢胞	B
充実部分（嚢胞内結節・壁肥厚・隔壁肥厚など）を認める	4	肝嚢胞性腫瘍	D2
石灰化像（気腫像を含む）注1)	2	肝内石灰化	B
肝内胆管拡張を伴う	3	肝内胆管結石または気腫	D2
びまん性病変			
高輝度肝・肝腎コントラスト・脈管不明瞭化・深部減衰のいずれかを認める注2)	2	脂肪肝	C
肝縁鈍化，粗造な実質エコーパターンおよび表面結節状凹凸を認める	3	慢性肝障害	D2
肝内胆管拡張	3	肝内胆管拡張	D2
血管異常	2	肝血管異常	D2
異常所見なし	1		A
描出不能	0	描出不能	D2

注1）・石灰化像は音響陰影を伴う高エコー像を指す
・転移性肝癌など石灰化を伴う充実性腫瘤の一部でないことを確認する
・多発する場合には日本住血吸虫，エキノコックスなど寄生虫由来の病変を念頭に置き，その配置や肝実質のエコーパターンに注意する

注2）限局性低脂肪化域の好発部位に認められる不整形の低エコー域でスペックルパターンに乱れがなくカラードプラにて血流走行に偏位を認めない場合には充実性病変としない

（文献1，p6より転載）

■肝臓は大きな臓器である一方，超音波検査は画像の描出範囲が狭いため，まずは解剖を理解する必要がある(**図2**)。超音波検査は門脈がよく描出されるためCouinaudの区域分類が用いられる。

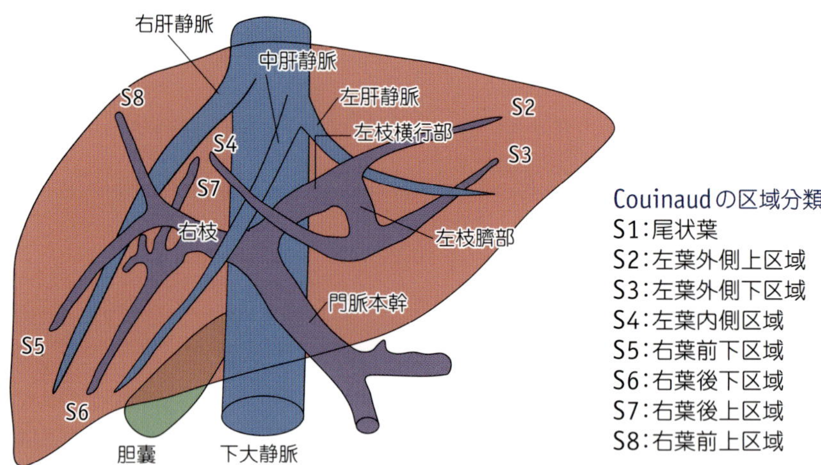

Couinaudの区域分類
S1：尾状葉
S2：左葉外側上区域
S3：左葉外側下区域
S4：左葉内側区域
S5：右葉前下区域
S6：右葉後下区域
S7：右葉後上区域
S8：右葉前上区域

図2　肝臓の解剖図

■以下に，肝臓の超音波検査を施行する際の技術的な心構えを7項目挙げる。

> ①大きな臓器であるため，隅から隅まで観察する。
> ②臓器の辺縁に注意する（特に浅部と深部）。
> ③超音波特有の死角やアーチファクトを理解する。
> ④描出範囲がプローブの幅となるため，検査の際にscanとscanの隙間が空かないよう心がける。
> ⑤一方向のみでなく，多方向からの観察を心がける。
> ⑥スクリーニング検査では存在診断が中心となりがちだが，背景肝の評価も適切に行う。
> ⑦通常観察用のコンベックスプローブのほかに高周波リニアプローブも使用して内部エコーを詳しく描出し，肝実質の状態を観察する。

■次に，肝臓において超音波検査で観察すべきポイントを挙げる。

超音波検査での肝臓の“みかた”―7つのpoint

1 肝の大きさの評価
2 肝の輪郭の評価
3 内部エコーの評価
4 肝内血流の評価
5 肝外の随伴所見の有無
6 肝臓の硬さの評価
7 肝内腫瘤性病変の有無

①肝の大きさの評価

■肝全体の評価として，肝腫大や萎縮の評価を行う。

■腫大や萎縮は肝全体に起こることが多いが，多飲酒者にみられる尾状葉の腫大や，血流障害でみられる部分的な萎縮などのように，部分的に起こることもある。したがって，腫大や萎縮の部位（両葉か部分的かなど）と程度を正確に評価することが重要。

■同じ感覚で評価できるよう，同じ拡大率で観察することも大切である。

②肝の輪郭の評価

■形態的な評価を丁寧に行うことで肝臓の障害の程度を推測できる。

■具体的には，肝縁の程度の評価（鈍角化の有無とその程度）（**図3**）と肝表面・裏面の状態（平滑か凹凸不整か，不整の場合にはその特徴など）を評価する。肝硬変への進展とともに肝縁の鈍化の角度は広がり，表面の凹凸不整は顕著となる。また，肝表面はプローブから近距離となり評価しにくい場合もあるため，肝裏面にも目を向けて評価することが大切である。

■肝表面の観察は高周波リニアプローブを使用することで，より正確な評価が可能となる。

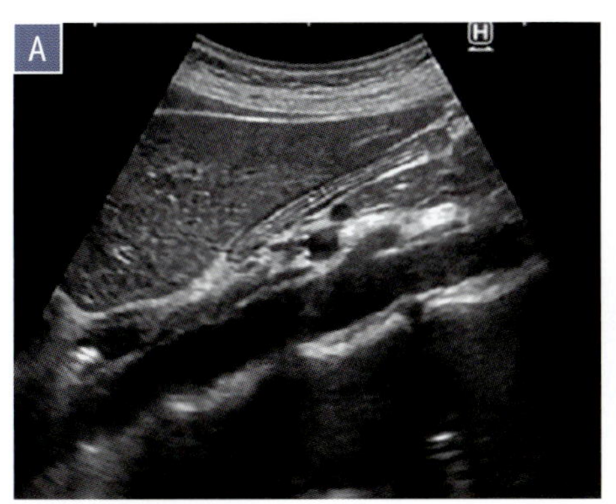

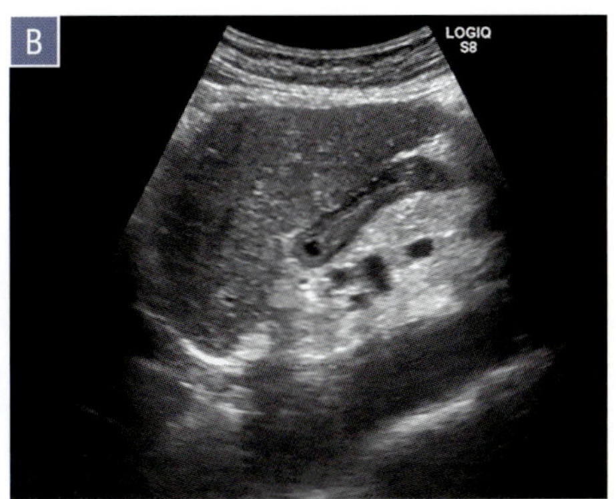

図3　肝縁の程度
A：健常者（鋭角化）　B：肝硬変症例（鈍角化）

③内部エコーの評価

■肝実質は肝細胞の破壊・壊死，脂肪化，線維化などの状態と範囲により様々な像を呈することから，障害の程度を推測する上で重要な因子となる。

■具体的には，エコーレベルとエコーパターンの2項目について評価を行う。

【エコーレベル（図4）】

健常時の肝実質エコーと比較した場合の3段階で評価する。脂肪化の評価では，腎臓に脂肪が沈着しないことを利用して腎実質と比較し，“肝腎コントラスト”として評価を行う。慢性腎不全症例では実質が高エコー化するため，脾臓実質と同じ深さで比較を行う。

- **高エコー**（hyperechoic）：健常時と比較し，高いエコーレベル（白い）を示す。
- **等エコー**（isoechoic）：健常時と比較し，同じエコーレベルを示す。
- **低エコー**（hypoechoic）：健常時と比較し，低いエコーレベル（黒い）を示す。

【エコーパターン（図5）】

健常時の肝実質エコーと比較し，慢性肝障害では肝実質のエコー像は不均質になる。つまり，肝硬変へと進展するにつれて不均一化は顕著となる。はっきりとした定義はなく，エコーレベルと異なり腎との比較もないため，主観的な要素が強くなる。

- **均質**（homogeneous）：内部エコーが一様な状態。
- **不均質**（heterogeneous）：内部エコーが不ぞろいな状態。

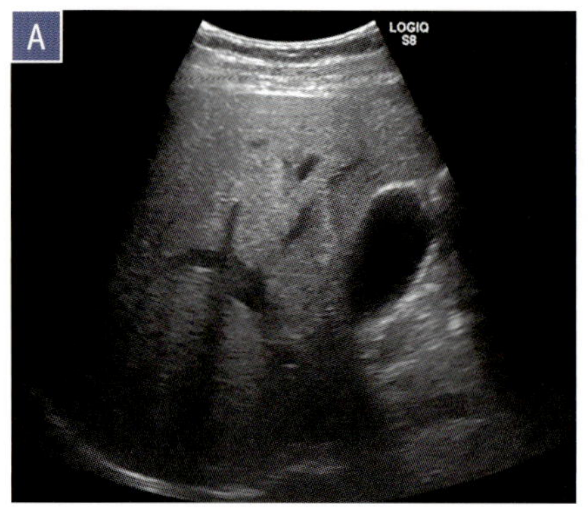

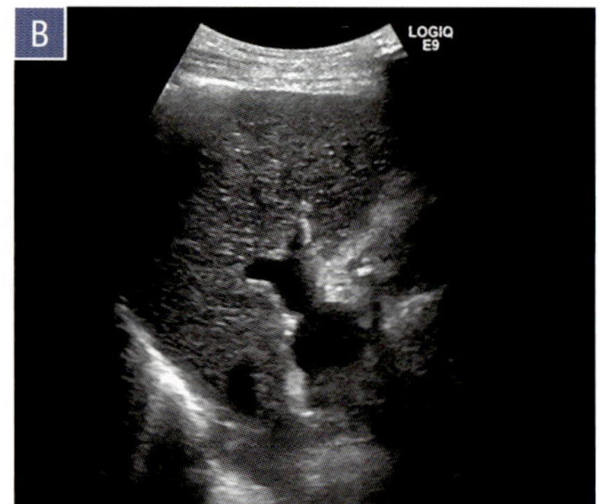

図4　エコーレベル
A：高エコー　B：低エコー

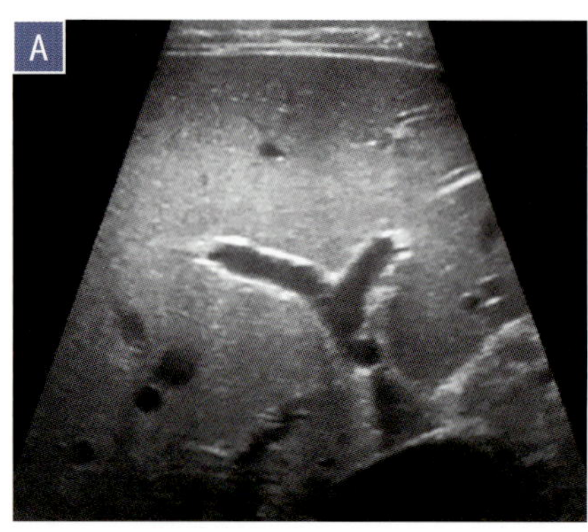

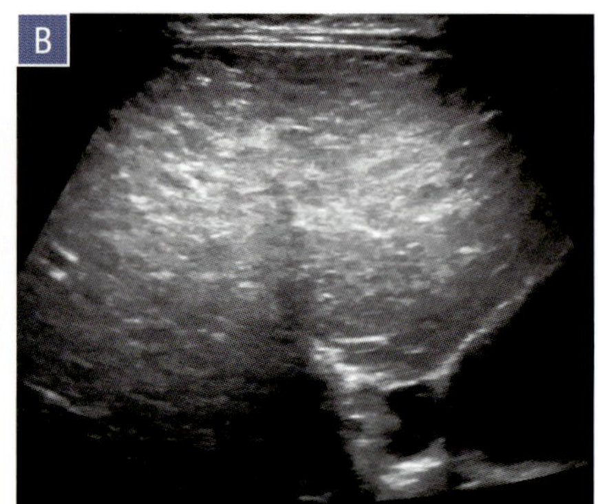

図5　エコーパターン
A：健常者（均質）　B：肝硬変症例（不均質）
右肋間走査，9MHz高周波リニアプローブ使用
高周波リニアプローブを使用することで詳細な観察が可能になる

④肝内血流の評価

- 肝臓への流入血流は動脈と門脈の2種類があり，この二重支配を受けていることが特徴となるため，血流評価も重要な因子となる。特に門脈は超音波診断における肝臓の区域分類にも用いられ，超音波検査で描出しやすい脈管であり，評価の対象となる。肝硬変となり門脈圧亢進を呈すると画像的にも門脈に変化が現れるため，びまん性肝疾患における病態の把握に門脈血流の評価は大切となる。
- びまん性肝疾患では，疾患の進展とともに修復機転での門脈血流の増加を経て門脈血流が減少し，代償的に肝動脈が増加するようになる。肝外に側副血行路が出現すると，さらに肝内に入る門脈血は減少する。肝周囲の側副血行路は，拡張した場合には超音波で観察可能であり，さらにカラードプラでFFT解析を行うことで門脈血の証明も可能となる。特に，側副血行路の形成により門脈血が肝外（遠肝性）に流れるようになると肝臓の状態がさらに悪くなることを暗示しており，カラードプラを積極的に使用し，血流方向のみでも確認することが推奨される（**図6**）。

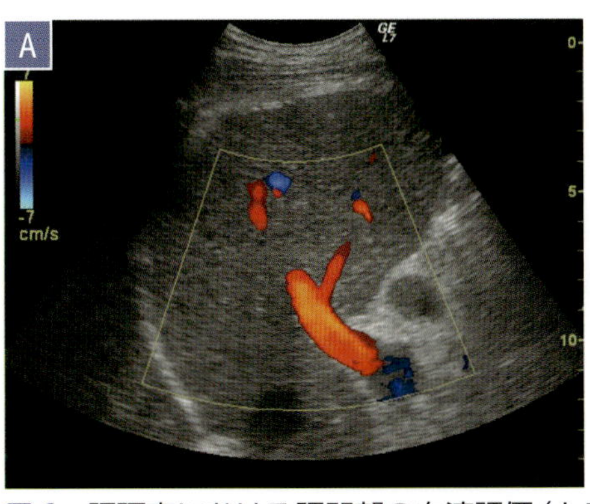

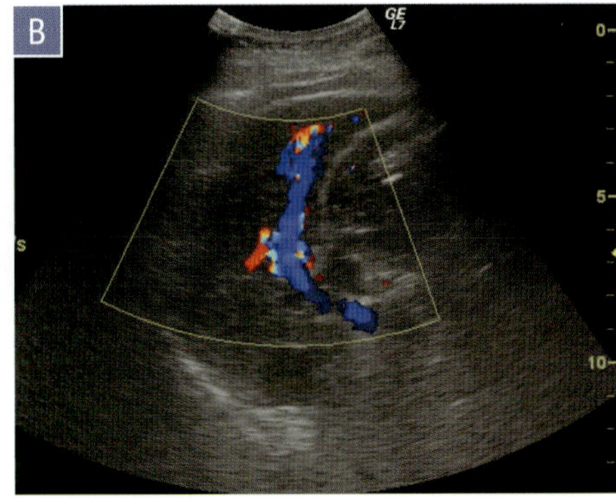

図6 肝硬変における肝門部の血流評価（カラードプラ検査）
A：求肝性の門脈血流　B：遠肝性の門脈血流

⑤肝外の随伴所見の有無

- 肝臓の形態評価のみならず，肝臓の周囲へも目を向けることが病態把握には重要である。
- 腹水の有無（**図7**），側副血行路の有無（**図8**），リンパ節腫大の有無など，肝臓以外の随伴所見の評価も同時に行うことで肝不全の状態などが把握可能となる。
- 左胃静脈の拡張は食道静脈瘤，短胃静脈の拡張は胃静脈瘤を示唆する所見であり，上部内視鏡検査で静脈瘤の確認を行う。

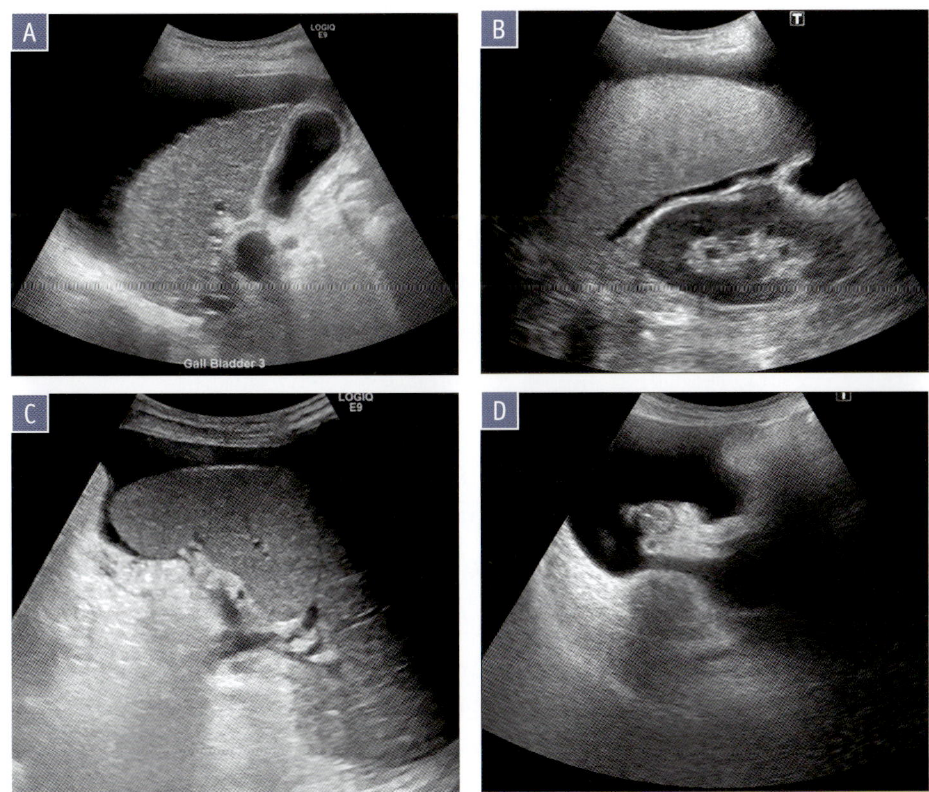

図7A 解説 胆嚢静脈が門脈に流入する影響で，肝硬変による低蛋白血症や門脈圧亢進症があると胆嚢壁が肥厚する。

図7 腹水の有無
A：胆嚢壁肥厚，腹水　B：肝下面モリソン窩　C：脾腫，腹水　D：傍結腸溝の腹水

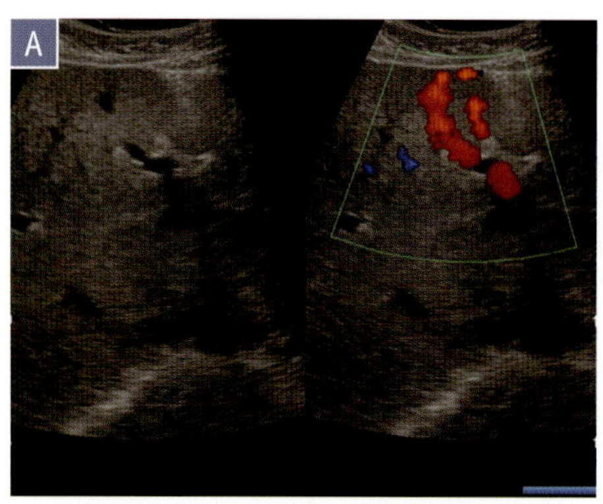

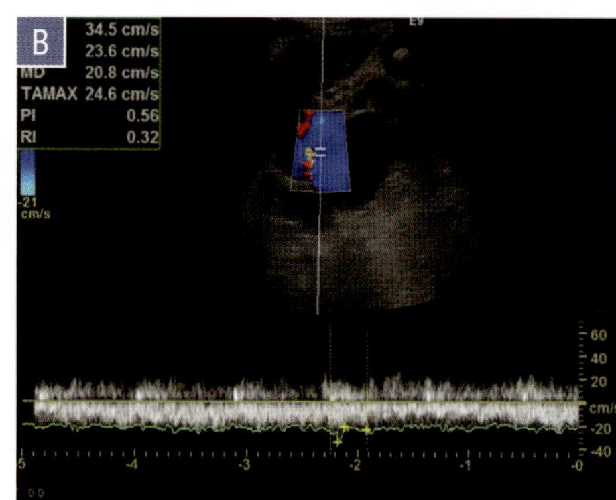

図8解説 肝硬変の患者
側副血行路が発達して
り，通常は観察されない
分に数珠状の無エコー域
観察されることがある。
ラードプラを当てるこ
で，これらは側副血行路
あることがわかる。ま
カラー表示で血流方向が
かり，遠肝性・求肝性が
わかる（肝硬変になると
脈血流が遠肝性になる）。

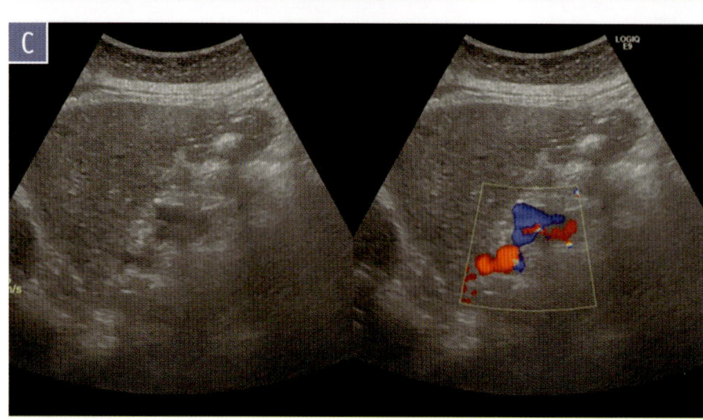

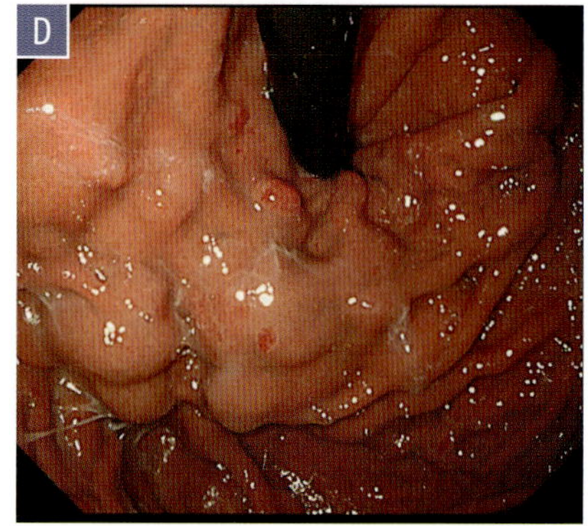

図8　側副血行路
A：門脈臍部～傍臍静脈（正中横走査）── 門脈臍部から肝臓表面にのびる側副血行路を認める
B：FFT解析により定常流の門脈血流であることがわかる
C：カラードプラ像（正中縦走査）── 肝下面に側副血行路を認める
D：Cの症例の内視鏡画像

⑥肝臓の硬さの評価

- 近年，超音波検査による慢性肝障害の肝硬度測定が保険収載となり話題を呼んでいる。弾性イメージング（elasticity imaging）という，超音波検査で組織の硬さの程度を画像化する手法があるが，ここ数年における発展には目を見張るものがある。
- 超音波の組織弾性イメージには，機械的圧迫（用手的，心拍動）によって生じた組織内部のひずみの大小を画像化するストレインエラストグラフィ法（**図9**）と，組織内を伝搬するシアウェーブ（せん断波）の速度を測定することで硬さを定量的に評価するシアウェーブエラストグラフィ（shear wave elastography；SWE）法（**図10，11**）の2種類がある。近年，硬さのみならず粘性（dispersion）を評価できる装置も出現している。

⑦肝内腫瘤性病変の有無

- 前述の①～⑥を評価した上で初めて肝腫瘤性病変の有無を観察する。
- C型肝硬変からの肝細胞癌の発癌率は年間約7％といわれるように，慢性肝障害の進行とともに発癌率も上昇するため，背景肝の状態に合わせてリスクを把握していく。肝硬変になると，再生結節や異型結節など，早期肝細胞癌との鑑別が必要となる特有の境界

【ストレインエラストグラフィ法（図9）】

装置依存性は比較的低く，深部方向の評価も広範囲に可能で汎用性の高さが期待できる機能である。しかし定量的な評価法ではなく，ROI内の相対的な評価法であることを念頭に置く必要がある。

近年，さらに高フレームレートが実現し，用手的な信号以外にも心拍動などのわずかな振動の変化もとらえられるようになっている。びまん性肝疾患以外にも腫瘤性病変での使用が広がり，将来的にはカラードプラ感覚でB-modeの補助的診断として有用な手法になると思われる。図9に，肝細胞癌（HCC）に対し肝動脈塞栓療法を施行した症例の経過観察時の超音波画像を呈示する。治療後に見えにくくなった腫瘍部分も，ストレインエラストグラフィを用いることで的確に描出可能となった。

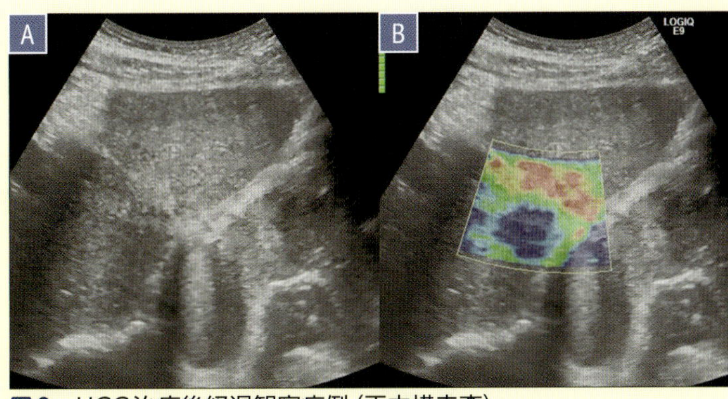

図9　HCC治療後経過観察症例（正中横走査）

図9解説　AのB-mode像では治療後の結節は把握しがたいが，Bのエラストグラフィ像では腫瘤部は青く（硬く）描出されており，同部が治療後の結節であることがわかる。

【シアウェーブエラストグラフィ（SWE）法（図10，11）】

せん断波を発生させ，その波が肝実質を伝わる速度により硬さを測定する定量的な手法である。保険収載もされ，慢性肝疾患の進展を非侵襲的に把握する手法として期待が高まっている。

近年，肝硬度については線維化のみならず，血流や胆汁のうっ滞など様々な状況も関与していることがわかり，また“粘性（dispersion）”という概念が判明し，同時に測定できる装置も出現している。

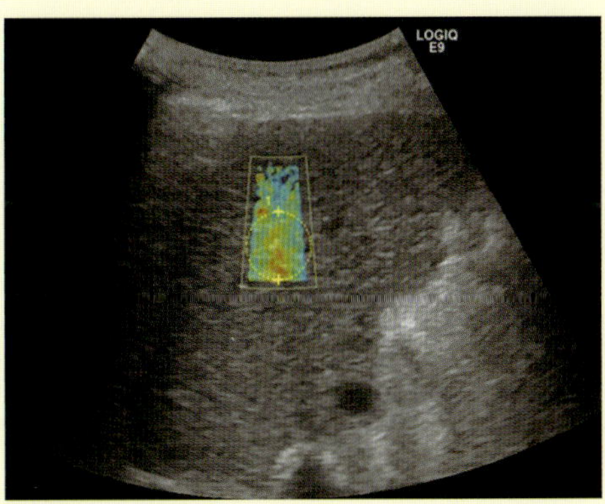

図10　SWE法

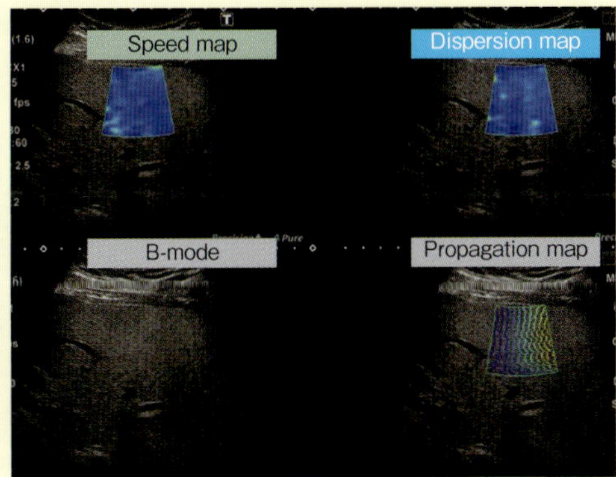

図11　肝硬変症例のSWE画像同時4断面表示

図11解説　4断面で表示することで，それぞれのmodeで同時に計測できるため時間短縮となる。左下のB-mode画像に合わせてROI設定を行い計測部位を設定し，左上にはSWE画面においてROI内で計測した部位が表示されている。右上がdispersion map，右下がpropagation mapで波の伝わり方が表示されている。

病変が出現するため，背景肝の適切な評価も重要となる。

■腫瘤性病変のみかたについては3章1を参照して頂きたい。

文献

1）日本消化器がん検診学会/日本超音波医学会/日本人間ドック学会：腹部超音波検診判定マニュアル．2014.（2019年11月閲覧）
http://www.jsgcs.or.jp/files/uploads/Abdomen_ultrasonic_wave_manual201407.pdf

2章
2 急性肝障害の“Focus Point”

疾患解説

・肝臓の急性炎症の総称。
・原因としてはウイルス性（A，B，C，E型肝炎ウイルスやEBウイルス，サイトメガロウイルスなど），薬剤性，アルコール性，自己免疫性，一部の代謝異常などが挙げられる。
・一過性に経過し予後良好のものから，劇症化へと移行し致死的になるものまで幅広く，臨床の場では特に重症化の有無の判断が重要となる。

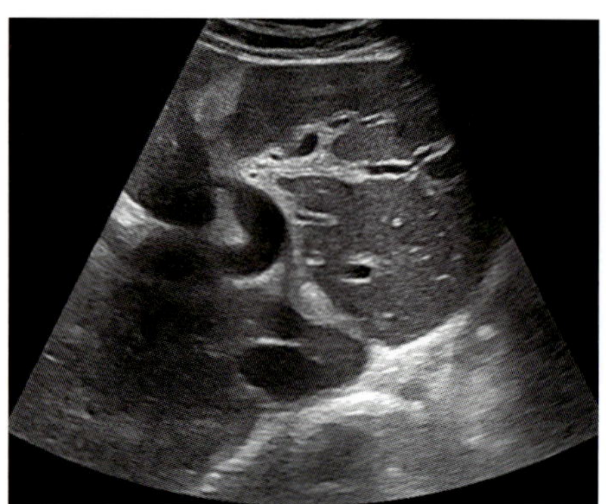
●門脈壁輝度上昇

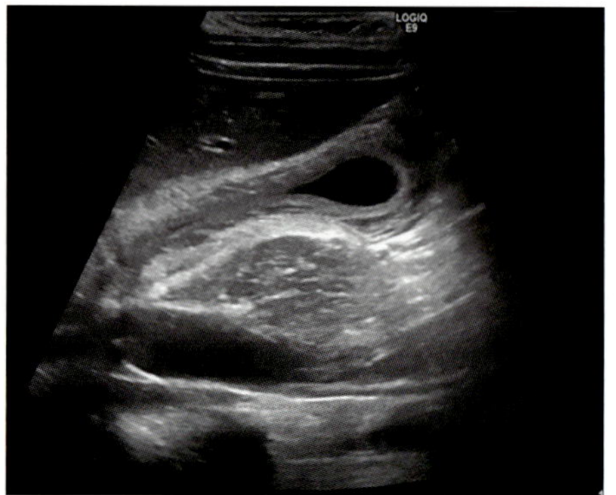

●胆嚢壁肥厚

超音波診断に必要な所見

◎B-mode

▶ 肝臓の両葉腫大，門脈周囲の高輝度化
▶ 胆嚢壁の肥厚（重症例）
▶ シアウェーブエラストグラフィ（SWE）で高値

◎ドプラ検査

▶ 修復機転による肝内血流の増加
▶ 門脈血の増加，動脈血の増加，両者の増加などは病態により変化

1 急性肝障害の“みかた”

肝臓の腫大・萎縮の評価

- 初診時に，急性肝障害か慢性肝障害の急性増悪かを画像で判断する。
- 肝臓の腫大の程度も経過観察においては大切であるため，同じ場所で観察することが重要となる。

> ●**肝左葉**：大動脈面で計測する。
> **腫大**：頭尾側方向11cm，腹背方向7cm以上
> **萎縮**：頭尾側方向7cm，腹背方向5cm以下
>
> ●**肝右葉**：中腋窩線で肋骨を無視して計測する。
> **腫大**：頭尾側方向16cm以上
> **萎縮**：頭尾側方向9cm以下

重症化のサインを見逃さない！

- 内部エコーの不均一化（出血・壊死を反映），胆嚢壁の肥厚，腹水が重症化のサインである。
- 胆嚢静脈は門脈に排泄されるため，門脈圧上昇に伴い胆嚢壁は肥厚する。このため急性肝炎の予後を推察する上で，胆嚢壁の肥厚は重要な間接所見となる。
- 肝内の修復機転による肝内血流の増加を認める。この血流の増加は，肝障害の状態により門脈血の増加，動脈血の増加，両者の増加など様々である。

2 次の一手

経過観察中の突然の変化に注意！

- 初期は臨床症状と採血データの乖離もみられるので，重症化していないことの確認が重要である。
- 初回以降も，触診感覚で肝臓の腫大・萎縮を評価するとともに，内部エコーにも着目して経過を追いながら評価を行うことが大切。
- 内部エコーの変化は広範な壊死・脱落により出現するため，経過観察中に突然，内部エコーの不均質化を伴うこともあるので注意する。
- 時間経過とともに変化し，生化学データと乖離して急に萎縮することもあるので，患者の外観に騙されず触診とともに超音波検査で肝臓の状態を診察することが重要。
- 重症化が疑われる場合は，早期に専門医のいる高次医療施設へ紹介する。
- 急性期における血流増加は胆汁うっ滞をきたし，それにより肝硬度も上昇するため，シアウェーブエラストグラフィ（SWE）の所見も参考となる。

2章 3

慢性肝障害の“Focus Point”

疾患解説

・慢性肝炎は，肝機能検査値の異常が6カ月以上持続している状態をいう。

・多くは肝炎ウイルスの持続陽性によるものを指すが，薬剤や自己免疫性，アルコールによる慢性変化も含む。

・組織学的には，門脈域のリンパ球を主体とした細胞浸潤と線維化，肝実質内における種々の程度の肝細胞の変性・壊死所見などが主体。

・持続感染の結果，肝臓の線維化が増強し，小葉改築により偽小葉を形成して肝硬変へと移行する。

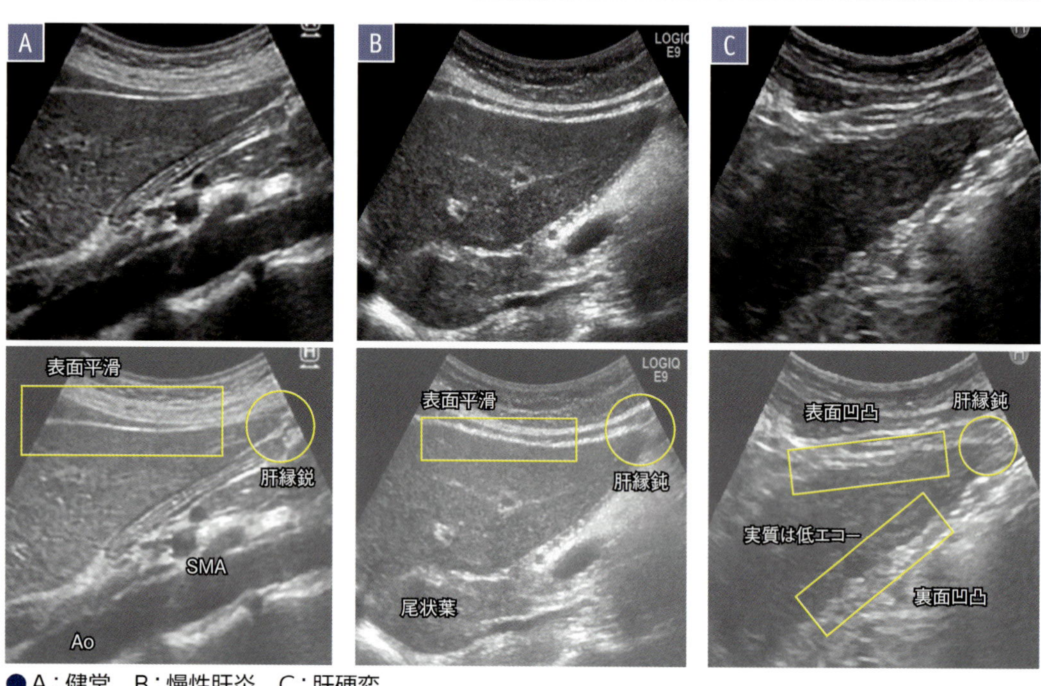

●A：健常　B：慢性肝炎　C：肝硬変

超音波診断に必要な所見

◎B-mode

▶肝縁の鈍化，肝表面・裏面の凸凹不整，内部エコーの不均質化などを呈する

▶すべてを伴うのは肝硬変　▶高周波リニアプローブの評価も有効

▶肝硬変では肝内結節を認め，再生結節・異型結節・早期肝細胞癌との鑑別が重要

◎ドプラ検査

▶肝硬変となり門脈圧亢進症状が出現するまでは大きな変化を認めない。むしろ，修復機転により門脈血流が増える段階もある

▶肝硬変では，肝外側副血行路の評価にドプラ検査が有効

1 慢性肝障害の"みかた"

採血データと併せて早期に原因・病態を推測！

- 形態的な変化はほとんどなく，肝縁の鈍化のみという症例も多い。肝硬変にまで至っていない所見が慢性肝炎となる。
- 初診時に超音波検査で急性（重症）肝炎，肝硬変（肝不全）の有無，脂肪化の有無，胆汁うっ滞の有無を評価し，採血データと併せて早期の段階で原因・病態を推測することが重要。
- 原因推測に役立つ所見をチェックする。肝脂肪化のほか，メッシュパターンやネットワークサインなど，超音波画像で特徴的な所見を有する場合があり，原因の推測に役立つ所見を知っておきたい。

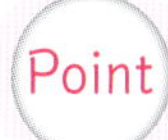

- 慢性肝障害を伴う場合は，肝硬変への進展に伴い肝癌の合併率も高くなるため，肝臓全体の評価以外にも占拠性病変の有無をチェックすることも重要となる。

2 次の一手

適宜CT・MRI検査を併用して超音波検査の弱点を補おう

- 慢性肝障害は原因により治療法が異なるため，原因の究明が重要である。すべての原因が超音波検査で把握できるわけではないので，採血データも参考にする。
- 超音波検査は全体像を1画面で見ることができないという弱点があるため，重症度に応じて適宜CT・MRI検査を併用し，全体を把握することも重要となる。

ドプラやエラストグラフィの判定を併せて精度の高い評価を！

- 慢性肝障害の画像診断では，健常者とほとんど差のない慢性肝障害から，様々な画像診断上の変化を呈する肝硬変まで幅が広く，その程度を超音波検査で確認することが臨床上重要となる。
- 肝線維化の程度を推測する手法としては前述したSWE法があり，肝硬度の評価や経過観察に用いられている。
- 肝予備能は形態変化のほかに，ドプラで血流変化を評価したり，種々の機能を併せて判定することで精度の高い評価が可能となる。

2章 4

肝脂肪化の "Focus Point"

疾患解説

・肝臓に中性脂肪が異常に蓄積した状態を指す。

・単純性脂肪肝のほか，明らかな飲酒歴がない非アルコール性脂肪性肝疾患（non-alcoholic fatty liver disease；NAFLD），進行性の病態である非アルコール性脂肪肝炎（non-alcoholic steatohepatitis；NASH）が含まれている。

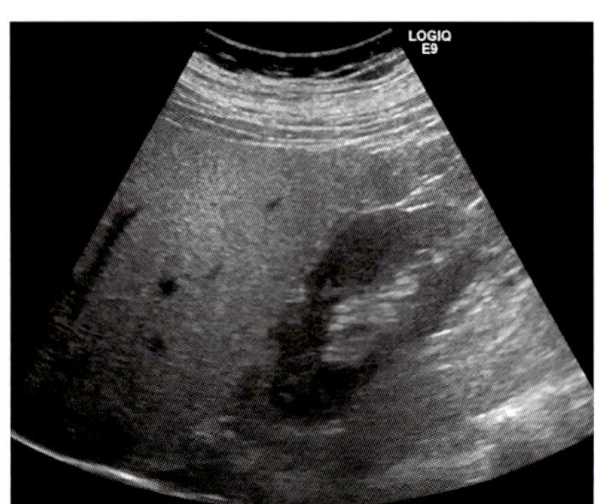

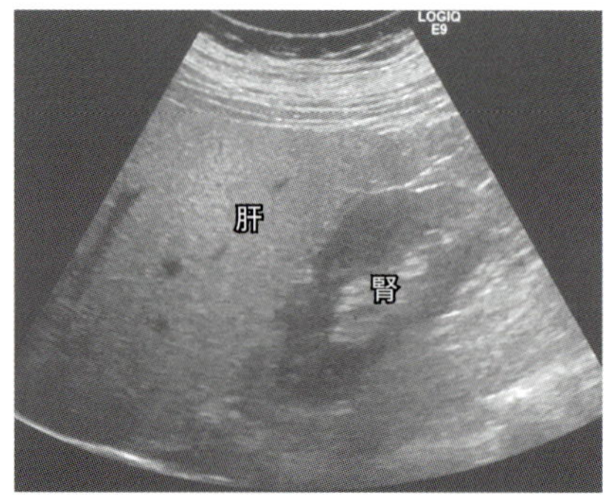

●肝腎コントラスト

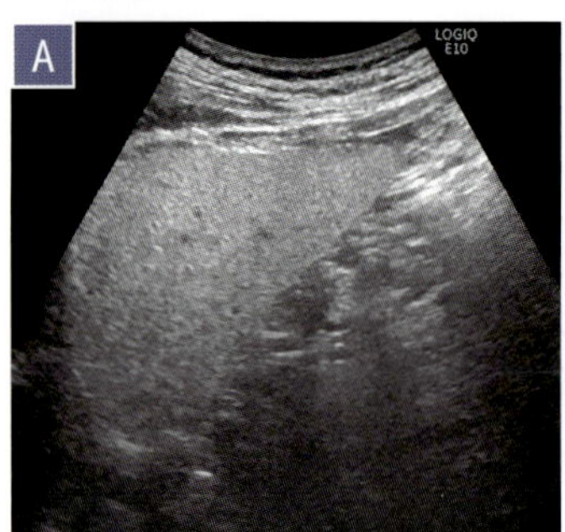

●Brightness

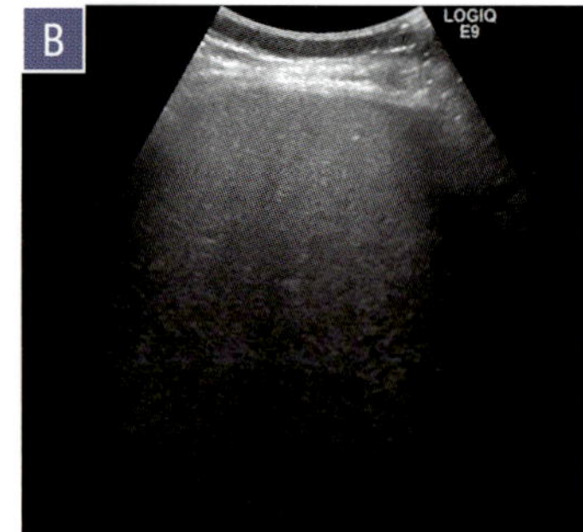

●深部減衰

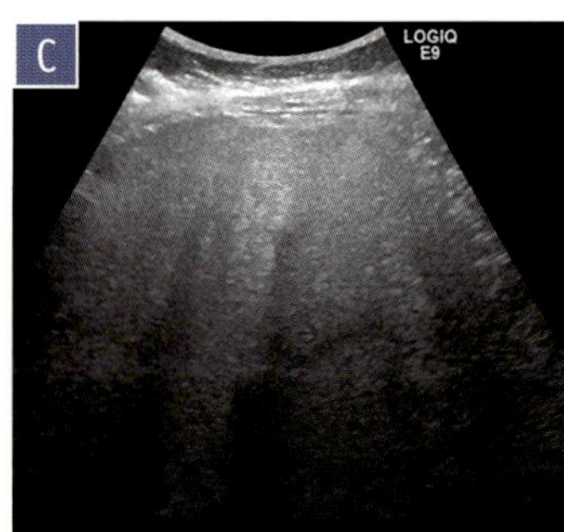

●脈管の不明瞭化

超音波診断に必要な所見

◎B-mode

- ▶肝両葉腫大
- ▶輝度上昇（bright liver）—肝腎コントラストの上昇
- ▶微細で均質なスペックルパターン
- ▶深部方向への減衰の増強
- ▶肝内脈管の不明瞭化
- ▶隣接する腎臓との境界エコーの消失

◎ドプラ検査

- ▶血流変化は健常人とほぼ同等
- ▶まだら脂肪肝や脂肪非沈着部，限局性脂肪沈着の診断にカラードプラが有効

1 肝脂肪化の"みかた"

肝腎コントラストを参考に肝脂肪化を判定！

- 通常，腎臓には脂肪が沈着しないことを利用し，腎皮質に比べて明らかに輝度が高い（白い）状態を肝腎コントラスト陽性とし，肝脂肪沈着ありと判定する。ただし，慢性腎不全の際には腎実質が高エコーとなるため，脾臓の実質と同じ深さで比較し脾腎コントラストを評価方法としている。
- 超音波検査は，通常のモードでは定量性はないものの感度は高いため，早期の拾い上げに対してきわめて有効である（過去には組織の脂肪化が約30％以上で脂肪肝とされていたが，近年は5％からの拾い上げが重要とされている）。
- 近年では，超音波で肝脂肪化を定量的に評価できるソフトが使用可能となっている。

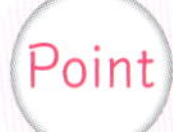

- 肝脂肪化はメタボリックシンドロームの肝臓版の病態とされている。肝臓以外の関連死も多く，早期からの食事療法を含めた治療介入が必要。

腫瘍性病変との鑑別にはカラードプラが有効

- まだら脂肪肝や脂肪肝における脂肪非沈着部，限局性脂肪沈着の場合には，腫瘍性病変との鑑別が重要となる（☞ p44：コラム）。原則として内部を走行している脈管には異常がなく，偏位などの所見を有さない。そのため，カラードプラで血管走行を確認することで鑑別を行う。

2 次の一手

肝脂肪化を放置しない！ NASHの存在を念頭に置こう

- 肝実質に脂肪化を伴っていることが判明した場合には，問診でアルコール性かNAFLDかを分類する。NAFLDに含まれる予後不良なNASHについて念頭に置く（**図1**）。

線維化の合併に注意！

- 脂肪肝症例で肝機能持続高値や慢性変化を伴う場合には精査の対象となる。
- 脂肪化＋線維化の指標として，エラストグラフィの利用は有効である。エラストグラフィで肝硬度が上昇していたら，脂肪肝に慢性変化が加わった状態と考えられるため，専門医療機関への紹介が必要となる。
- NAFLDの死因は肝関連疾患以外が多いが，線維化の程度は全生存率に影響を及ぼすため，その進展には注意を要する。また，線維化の進展により脂肪化は減少するため，それを改善と間違えないことが臨床上重要となる。

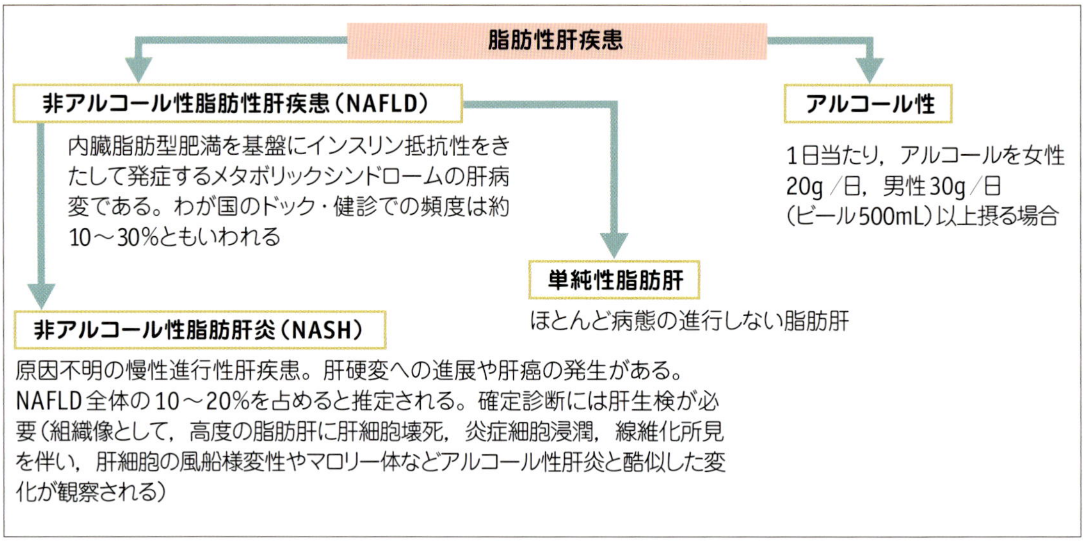

脂肪性肝疾患

非アルコール性脂肪性肝疾患（NAFLD）

内臓脂肪型肥満を基盤にインスリン抵抗性をきたして発症するメタボリックシンドロームの肝病変である。わが国のドック・健診での頻度は約10～30%ともいわれる

非アルコール性脂肪肝炎（NASH）

原因不明の慢性進行性肝疾患。肝硬変への進展や肝癌の発生がある。NAFLD全体の10～20%を占めると推定される。確定診断には肝生検が必要（組織像として，高度の脂肪肝に肝細胞壊死，炎症細胞浸潤，線維化所見を伴い，肝細胞の風船様変性やマロリー体などアルコール性肝炎と酷似した変化が観察される）

単純性脂肪肝

ほとんど病態の進行しない脂肪肝

アルコール性

1日当たり，アルコールを女性20g／日，男性30g／日（ビール500mL）以上摂る場合

図1　脂肪性肝疾患の分類

肝脂肪化の鑑別・評価を究めよう

- 日常診療や“けんしん”の場で最も多く遭遇するため，肝脂肪化の評価は重要となる。
- 肝脂肪化の超音波画像の特徴としては，肝腎コントラスト上昇のほか，肝実質のエコーレベルが超音波の吸収，散乱，反射などによって弱まる減衰，肝細胞が脂肪化により肥大し脈管を圧排することも一因とされる肝内脈管の不明瞭化が代表的な所見となる。
- 部分的な脂肪化や異所性還流により脂肪の非沈着部位などがある場合には，肝腫瘍との鑑別が必要になることもある。脂肪の非沈着部の好発部位として，以下が挙げられる（**図2**）。
  - **①胆嚢周囲：胆嚢静脈の還流領域**
  - **②S4およびS2背側：右胃静脈の異所性還流領域**
  - **③S4前面肝表直下：Sappey の静脈還流領域**

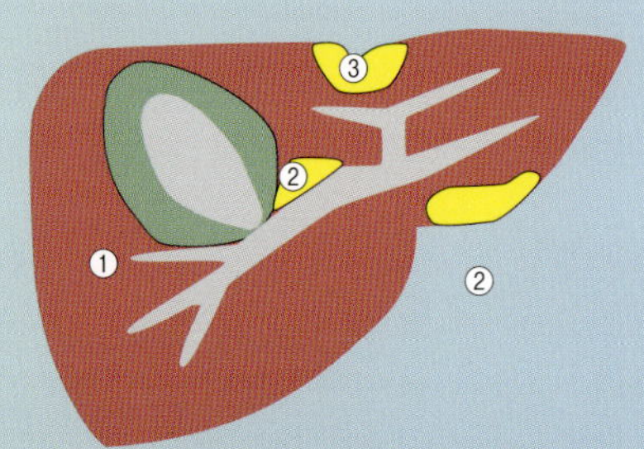

図2　脂肪の非沈着部の好発部位

- この部位は限局性低脂肪化域（**図3**）の好発部位である。「腹部超音波検診判定マニュアル」では，「スペックルパターンに乱れがなく，カラードプラにて血流走行に偏位を認めない場合には充実性病変としない」と述べられている。
- 肝脂肪化の評価においては単純性脂肪肝のほか，アルコール性の脂肪肝，飲酒習慣のない脂肪性肝疾患の総称であり，メタボリックシンドロームの肝臓での表現型と考えられている非アルコール性脂肪性肝疾患（NAFLD）と，この中に進行性の病態の非アルコール性脂肪肝炎（NASH）という疾患が含まれていることを理解する必要がある。特にNASHは肝癌の発生母地ともなるので，早期の栄養指導を含めた治療が必要である。

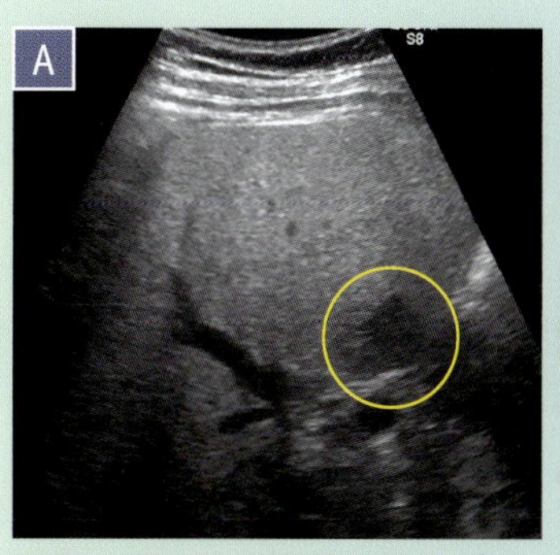

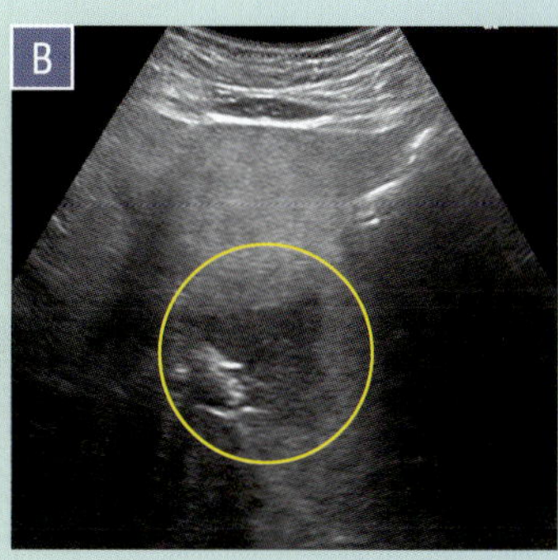

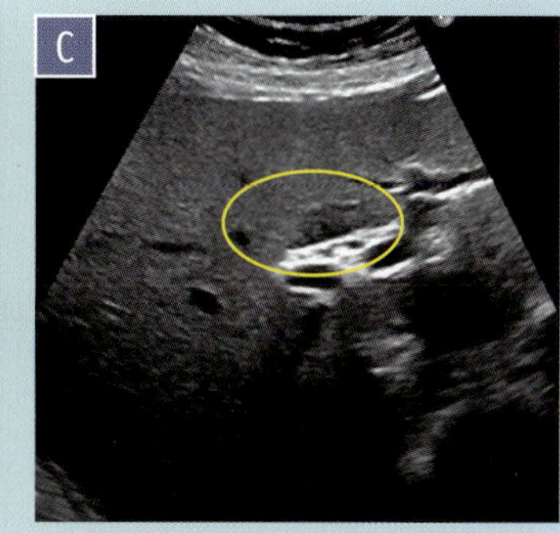

図3 限局性低脂肪化域のバリエーション
A:S5 B:S2 C:S4

- 超音波診断による脂肪化の評価は，定量性はないものの感度は高いため，近年NAFLDの治療において組織の脂肪沈着が5%程度から拾い上げることが重要といわれている背景からも，超音波検査が今後有用な検査法となることが予想される。しかし，残念ながらNASHの確定診断は画像診断のみでなく，組織学的な脂肪変性，炎症，肝細胞障害(風船様変性)などにより下される。単純性脂肪肝と異なり肝硬変へと進行するため，早期より食事・運動療法による介入が望まれる疾患であることから，前述の肝脂肪化のほかに慢性肝障害の形態変化を少しでも認めた場合には専門医療機関への紹介が望まれる。
- 近年，脂肪化の重要な因子である減衰を数値化するソフトが開発され，話題を集めている。これまで脂肪化においては客観性の低さが問題であったが，減衰の状態を定量的に評価するソフトがattenuation imageとして日常診療で使用できるようになり，将来が楽しみである。本ソフトはB-modeの信号から探触子に依存した送信音場特性を補正し，生体組織の散乱・吸収による減衰を反映した信号強度に変換する手法である。脂肪肝の診断のみでなく，経年変化を含めた治療効果判定などへの使用に期待がかかる。

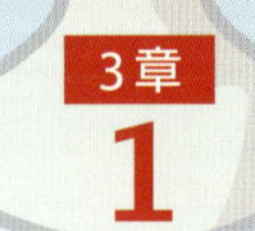

3章 1

総説：肝腫瘤性病変の"みかた"

1 超音波検査でみる肝腫瘤性病変

「腫瘍」と「腫瘤」の定義を再確認！

■本項では肝腫瘍性病変との鑑別を目的とした，超音波検査の診断のポイントを解説する。

■「肝腫瘤性病変」という用語を使用しているが，「腫瘍」と「腫瘤」は同義語ではないので注意が必要である。以下に，それぞれの定義を示す。

- 腫瘍：「新生物」とも呼ばれ，何らかの原因で異常な細胞が増殖した塊のこと。良性腫瘍と悪性腫瘍に分類されるものを指す。
- 腫瘤：原因を問わず限局的に腫脹した状態。つまり，炎症性の疾患や偽病変でも，塊をつくれば腫瘤としてよい。

■画像診断においては組織を直接見ているわけではないので，組織学的な診断が下されるまでは安易に「腫瘍性病変」とは呼ばず，「腫瘤性病変」とする。

■また，触診などで腫瘤性病変は触れるが，超音波検査では描出されない病変を「腫瘤像非形成性病変」と呼ぶ。超音波検査では，周囲と音響透過性が似ていると境界として描出されず，腫瘤性病変と描出されにくい場合もある。この観点からも，多方向からの観察，フォーカスの位置を合わせる，浅い部分は高周波リニアプローブを使用すること，などを心がけることが重要である。

高い分解能を有す超音波検査で，可能な限り質的診断にせまろう！

■日常診療の中で超音波検査を施行する際，存在診断のみで終了し，精査はCTやMRI検査へゆだねるケースによく遭遇する。しかし，近年の超音波検査は分解能が高く，ある程度の質的診断が可能となっている。超音波検査は一度の描出範囲が狭いという欠点はあるものの，実は高い時間・空間分解能を有しており，CT・MRI検査を凌駕する詳細な情報も得ることができる。

■可能な限り質的診断にせまることで，良性疾患の場合は不要な二次検査を減少させ，悪性疾患の場合には予後や治療法の適性を判断し適切な専門医療機関へ紹介，境界病変の場合には適切な検査方法・間隔を見きわめることなどができる。

2 腫瘤性病変の評価方法

- はじめに，存在診断とともに腫瘤の部位，大きさ，個数の評価を行い，その後に質的診断を行う。質的診断では腫瘤の形態，輪郭，内部の評価，周囲の評価，血流評価を行う（**図1**）。

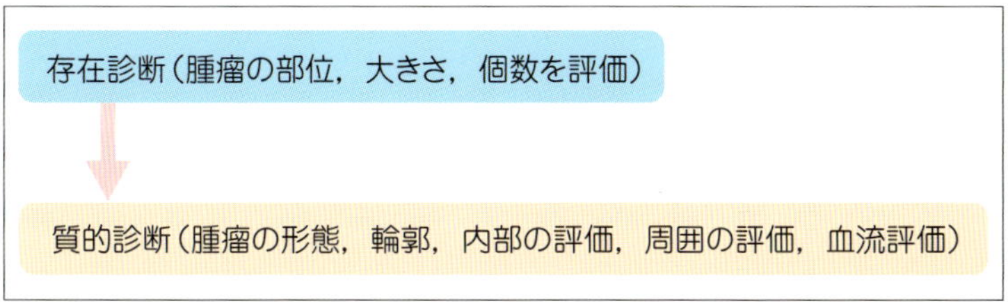

存在診断（腫瘤の部位，大きさ，個数を評価）

↓

質的診断（腫瘤の形態，輪郭，内部の評価，周囲の評価，血流評価）

図1　腫瘤性病変の評価

腫瘤性病変の存在診断

- 腫瘤性病変を指摘することから始まる。腫瘤性病変がある場合には，正確な解剖学的な位置，大きさ，個数を明確に記載する。特に，腫瘤の拡大像などは位置情報としての客観性に乏しいものが多く，第三者に明確にわかるよう（二次検査の際に異なる部位を精査しないように）正確な表記を心がけることが大切になる。また，計測も経過観察を行う上で重要な因子となるため，最大径を正確に計測する癖をつける。計測は超音波の進行方向，つまり画面の縦方向で測定することが望ましい。

腫瘤性病変の質的診断

- 腫瘤性病変を指摘した場合，同時に以下の5項目について評価を行う。これらの変化は腫瘤の性質を表し，周囲組織との音響透過性の差により画像として現れるものなので，詳細な観察によりさらに質的診断は向上する。

1）形態の評価

- 形態評価は，その腫瘤の性質や浸潤の状態を表すことがあり重要な因子である。
- 円形（球形），楕円形（楕円体），類円形，不整形の評価を行う（**図2**）。

2）輪郭の評価

- 腫瘤と非腫瘤部の境界や輪郭の評価は，超音波の音響透過性の差や被膜の存在，輪郭が平滑か否かで決定される。
- 境界（明瞭・不明瞭）（**図3**），輪郭（平滑・凹凸不整）（**図4**），被膜（有・無）（**図5**）の評価を行う。

3）内部の評価

- 内部の変化は内部の構造変化を推測させるもので，内部の液体，出血，壊死，粘液，脂肪化，多段階の組織レベルの腫瘍細胞などにより様々な像を呈するため，質的診断にせまる上では重要であり，詳細に観察を行う。

■超音波検査は石灰化（胆石など）と液体の評価に優れているため，重要な評価項目である。

■エコーレベル（無・低・等・高）（**図6**）も重要な評価項目となる。液体など反射体がない場合は無エコー像を，脂肪化や蜂巣状の内部構造がある場合には高エコー像を，細胞密度の高い腫瘍細胞や線維化により低エコー像を呈するなどの特徴がある。

■内部構造の均質性〔均質（均一）・不均質（不均一）〕（**図7**），石灰化・無エコー部分・腫瘤内出血の有無（**図8**）の評価を行う。

4）周囲の評価

■腫瘤辺縁（腫瘤や臓器の境界の内側部分）と腫瘤周辺（腫瘤や臓器に接する部分）の評価は周囲への浸潤の状態を示唆する所見となる。また，超音波の診断基準の用語でも特徴的なサインとして用いられるものもあり，適切に使用することが重要である。

■周囲の組織の慢性変化・低エコー帯・後方エコー（**図9**）・側方エコー（**図10**）の有無，脈管や胆管などへの影響として，浸潤・圧排・腫瘍栓・血栓の有無，他の肝内病変との関係，他臓器圧排・浸潤などの有無を評価する。

5）血流評価

■超音波検査では，ドプラ検査により血流評価が可能である。波形解析によって流速も測定可能であり，動脈や静脈の適切な鑑別ができるという他の検査にはない特徴を有している。

■近年，装置の進化による感度の上昇や画像ソフトの開発もあり，より詳細な血流評価の解析が可能となっている。また，肝腫瘤性病変に対しては造影超音波検査も可能であり，腫瘍濃染の有無のみでなく，濃染パターンや血管構築の詳細な評価が可能で，精密診断に匹敵する内容を得ることができる。

■「造影超音波検査までは…」と難色を示す方もいると思われるが，造影超音波検査の画像はカラードプラのゴールドスタンダードとなる画像である。つまり，造影超音波画像の一部がドプラで表示されていることになる。

■常に立体的なイメージで観察し，一部の血流が表示されていることを理解する。

■内部血流の有無，脈管の種類（動脈・静脈・門脈），血管の性状（狭窄・閉塞・圧排・偏位・浸食像・貫通血管の有無），血管構築（バスケット状，spoke-wheel状など）（**図11**）を評価する。

肝腫瘤性病変をしっかりと診る！

①形態の評価

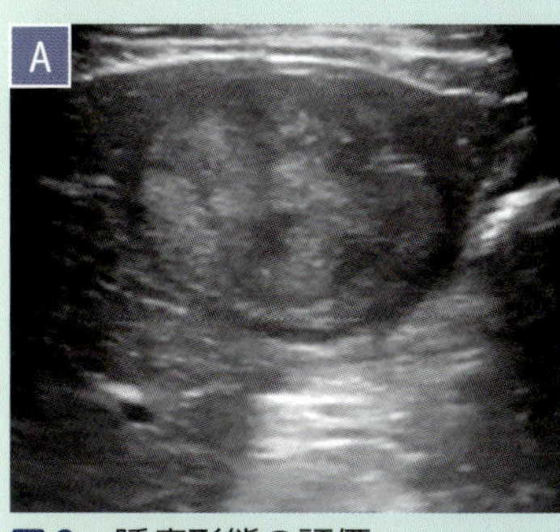
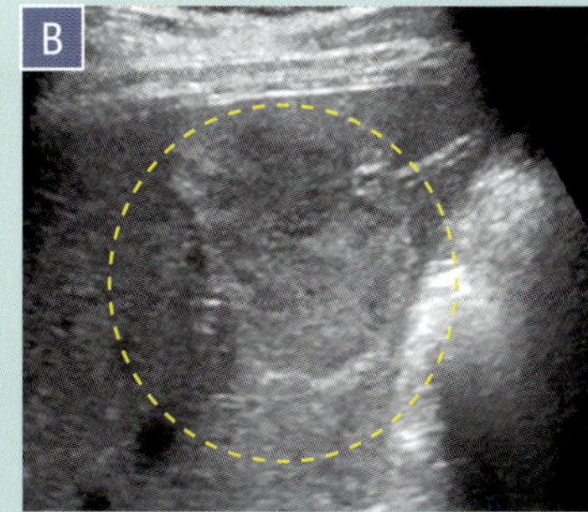

図2 腫瘤形態の評価
A：円形（肝細胞癌） B：不整形（肝血管腫）

図2 解説：肝細胞癌は膨張性発育をすることから，単純結節型では被膜外浸潤するまで球形を呈すため断層像は円形になる。小さな肝嚢胞なども同様の形態が多い。大きくなったり浸潤したりすると正円型ではなく楕円（楕円体）に変化する。これに対し，血管腫や浸潤型の癌では早期より不整形であることが多く，時に腫瘍境界が不明となることがある。

②輪郭の評価

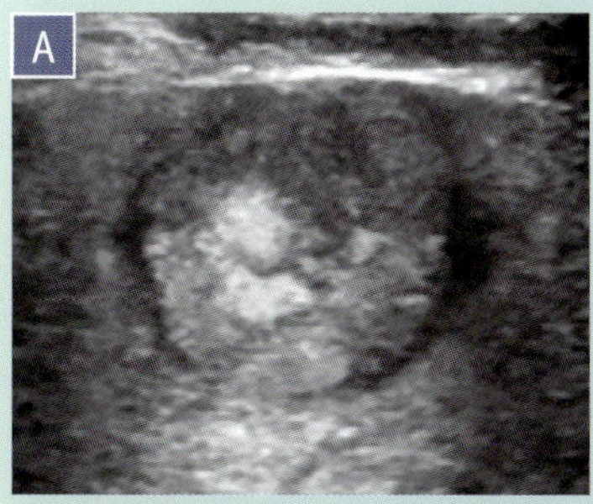
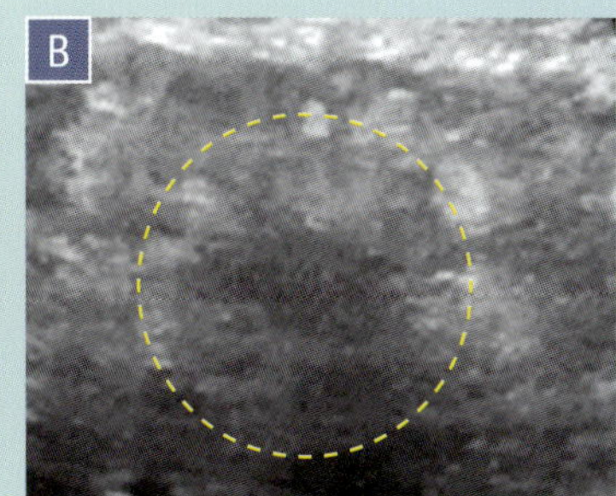

図3 境界の評価
A：境界明瞭（肝細胞癌単純結節型） B：境界不明瞭（肝細胞癌多結節癒合型）

図3 解説：肝細胞癌でも，単純結節型では境界明瞭であるが，比較的小さな腫瘍で多結節癒合型の場合は輪郭が不整となり，境界不明瞭となることも多い。

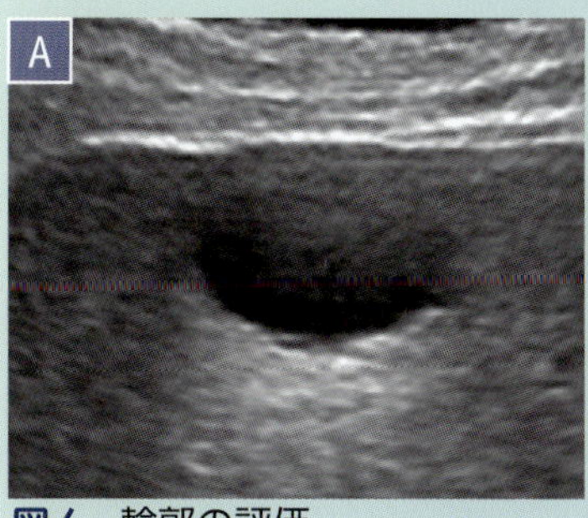
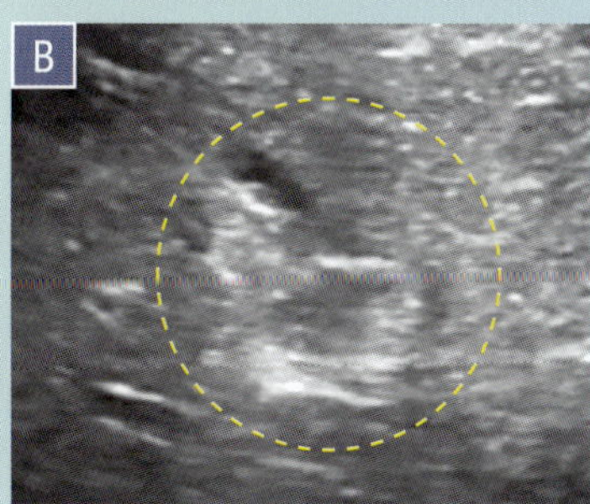

図4 輪郭の評価
A：平滑（肝嚢胞） B：凹凸不整（肝血管腫）

図4 解説：肝嚢胞や肝細胞癌単純結節型では，腫瘍輪郭は平滑で境界明瞭となる。 これに対し肝血管腫や肝内胆管癌では，輪郭が凹凸不整となることが多い。

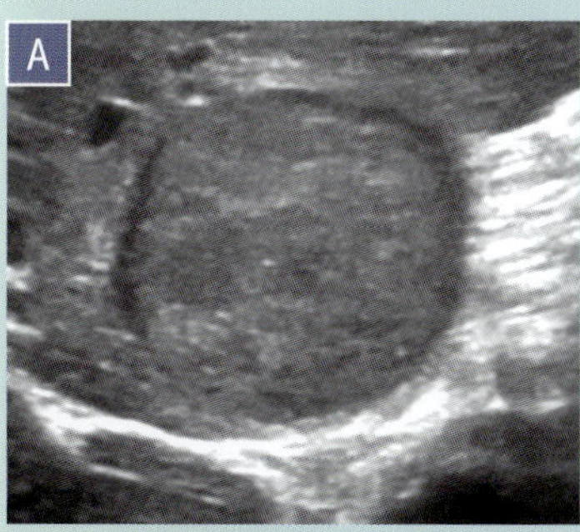
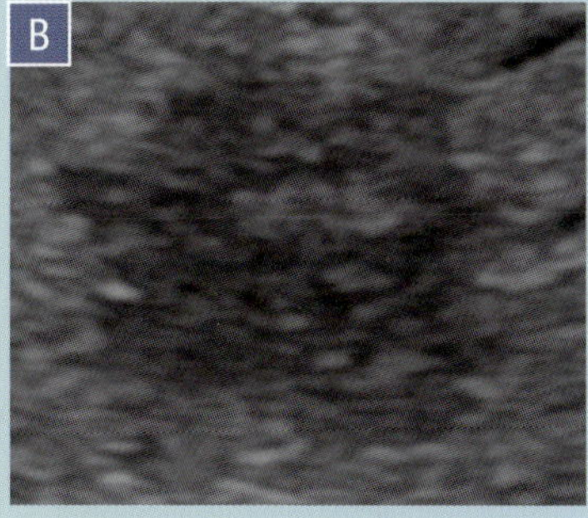

図5 被膜の評価
A：被膜あり（肝細胞癌単純結節型） B：被膜なし（限局性結節性過形成）

図5 解説：肝細胞癌の特徴として，線維性被膜があり， 辺縁低エコー帯（halo）として描出される。これに対し限局性結節性過形成などでは被膜を有さないことにより，境界はエコーレベルの差のみで認識されるため，やや不明瞭となっている。

③内部の評価

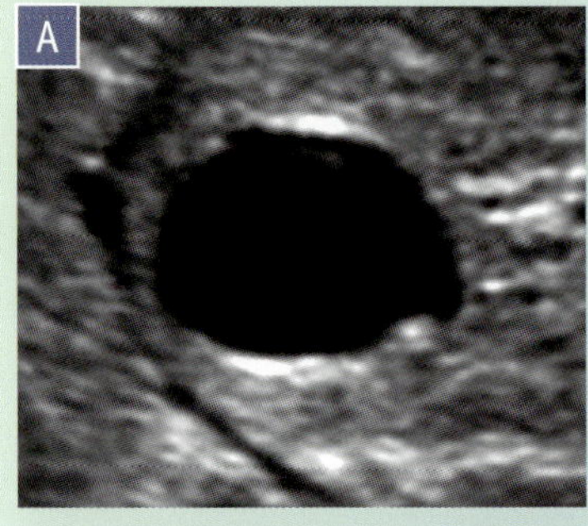

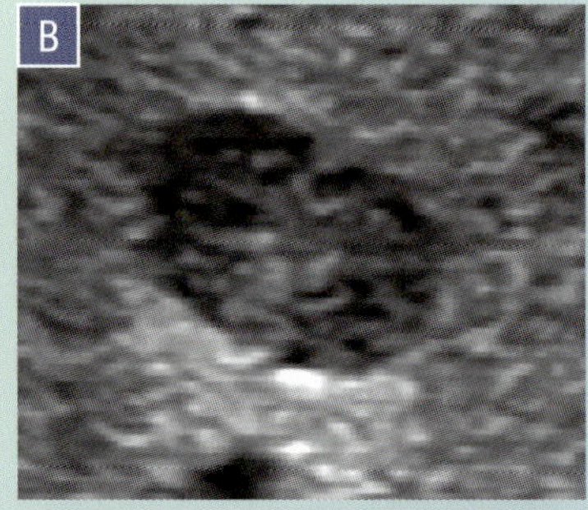

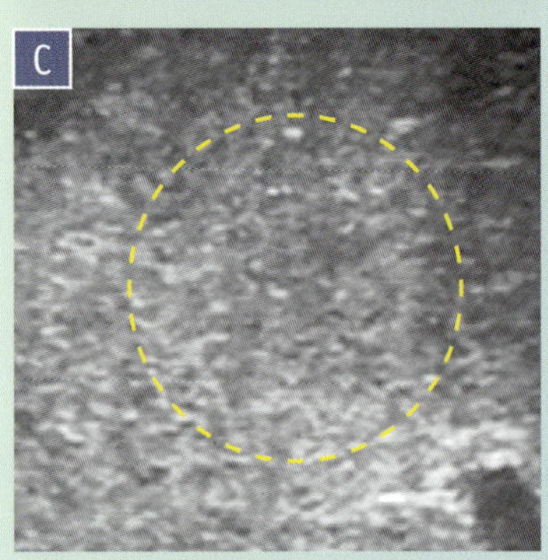

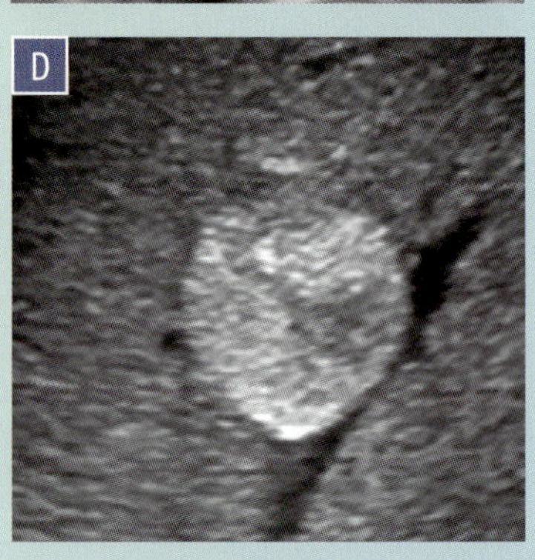

図6　エコーレベルの評価
A：無エコー（肝嚢胞）　B：低エコー（限局性結節性過形成）
C：等エコー（転移性肝癌）　D：高エコー（高分化型肝細胞癌）

図6 解説：腫瘤内のエコーレベルは4種類に分類される。肝嚢胞に代表される漿液性の液体は反射体がないため無エコーに描出される。そのほかにも内部の組織的な特徴を受け，様々なエコーレベルを呈する。高分化型の肝細胞癌は脂肪化を伴い高エコーを呈することがある。

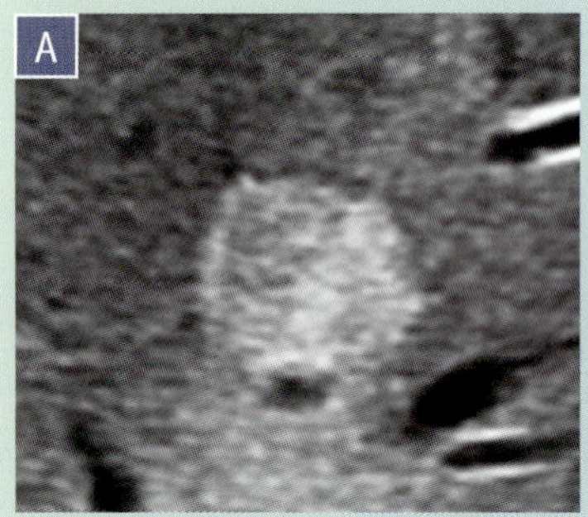

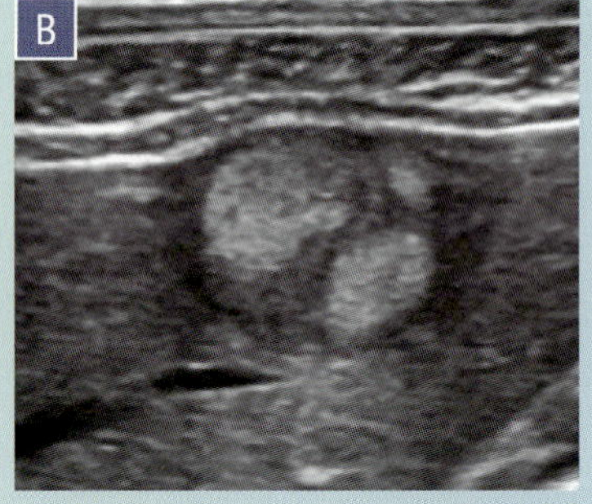

図7　エコーパターンの評価①
A：均質（肝血管腫）　B：不均質（肝細胞癌）

図7 解説：腫瘤内のエコーパターンは2種類に分類される。内部組織が均質であれば均質に，不規則であれば不均質に描出される。比較的小さな肝血管腫は，内部の海綿状の腔が均質であり均質な高エコーに描出される。これに対し，肝細胞癌は腫瘍内の脱分化現象により発育するため不均質になり，これがmosaic pattern≒nodule in noduleといわれる像である。

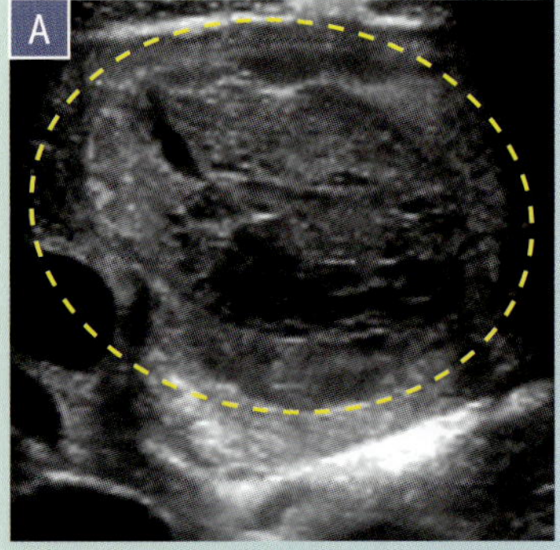

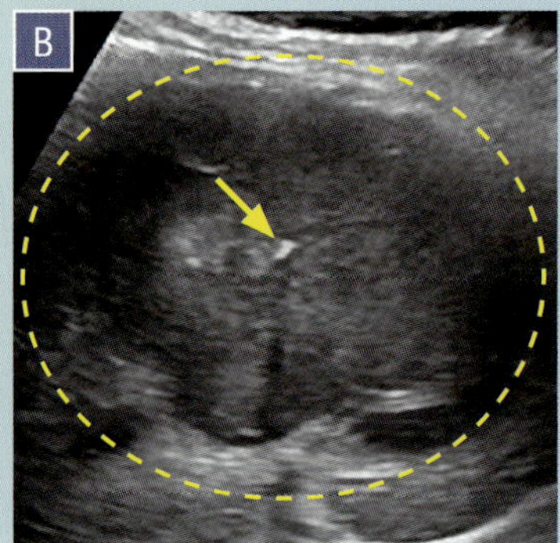

図8　エコーパターンの評価②
A：混合エコー（肝嚢胞内出血）　B：石灰化（転移性肝癌）

図8 解説：不均質な内部エコーはmosaic pattern以外にもあり，充実成分と液体成分の混ざったエコー像を混合エコーという（高・低エコーの混在は「混合」とはいわず，「混在」として区別している）。また，不均質な内部に**図8B**のように石灰化を伴うものもある。

④周囲の評価

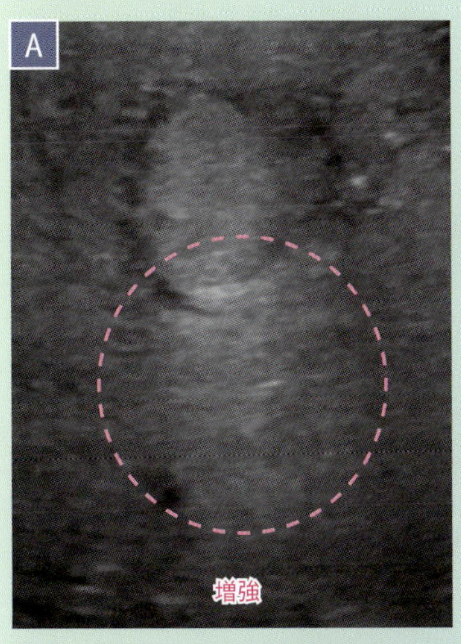

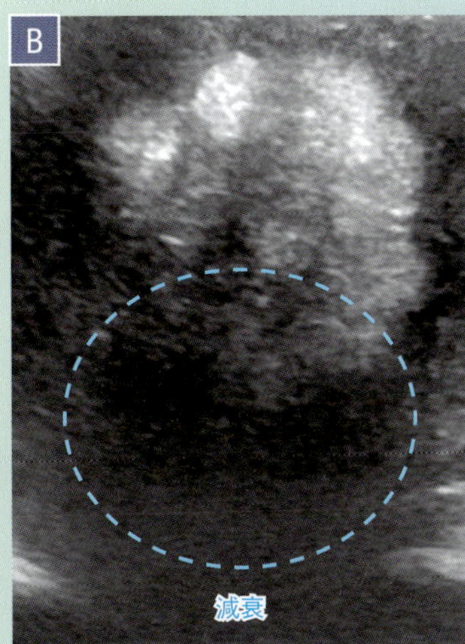

図9　後方エコーの評価
A：後方エコー増強（肝細胞癌）　B：後方エコー減衰（転移性肝癌）

図9 解説：腫瘤後方の性状により後方エコーにも変化が現れる。肝細胞癌や嚢胞では，腫瘍内部の音響透過性が良いため後方エコーの増強を認める。これに対して強い線維質や石灰化などでは音響透過性が悪くなり，後方エコーは減弱する。

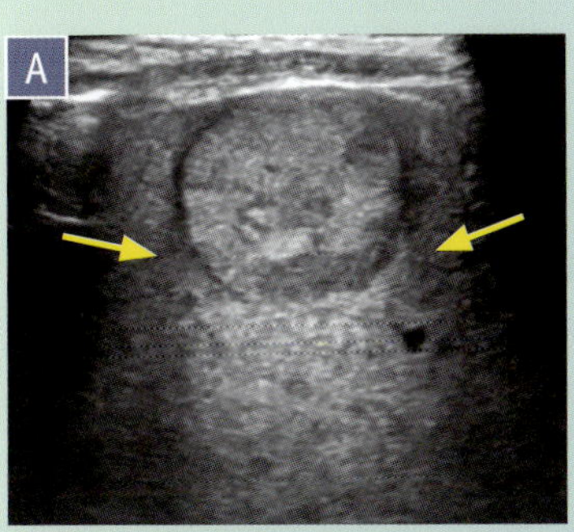

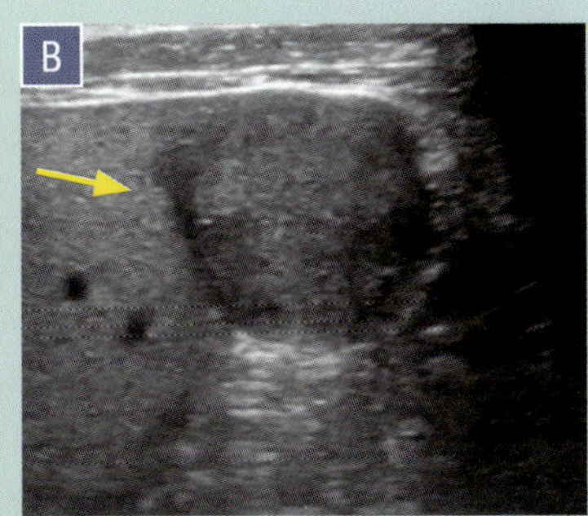

図10　側方エコー（lateral shadow）の評価
A：lateral shadow陽性（肝細胞癌単純結節型）　B：lateral shadow陰性（肝細胞癌単純結節周囲増殖型）

図10 解説：腫瘤が円形で，かつ輪郭が平滑であるとlateral shadowが出現する。肝細胞癌においては腫瘍が被膜外に浸潤していないと陽性に，浸潤し不整であると**図10B**のように陰性となる。任意断面のみで判断するのではなく，立体的なvolume imageで腫瘍全体を観察することが重要となる。

⑤血流評価

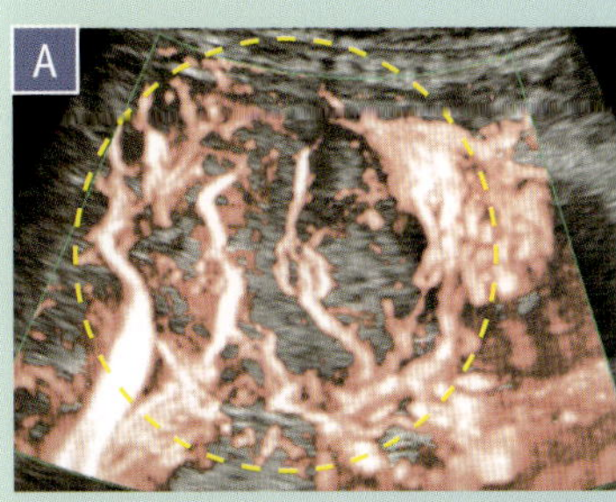

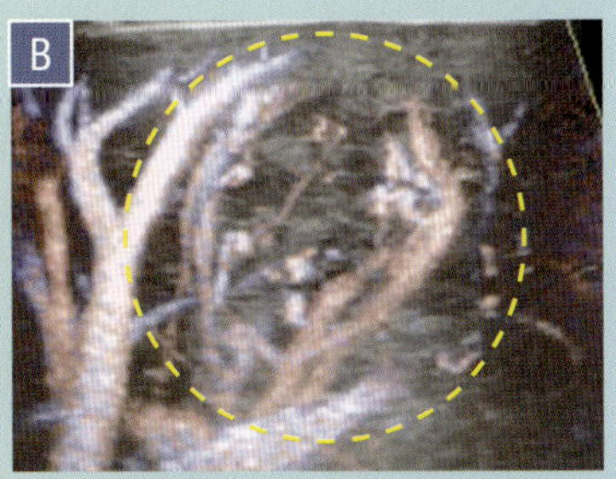

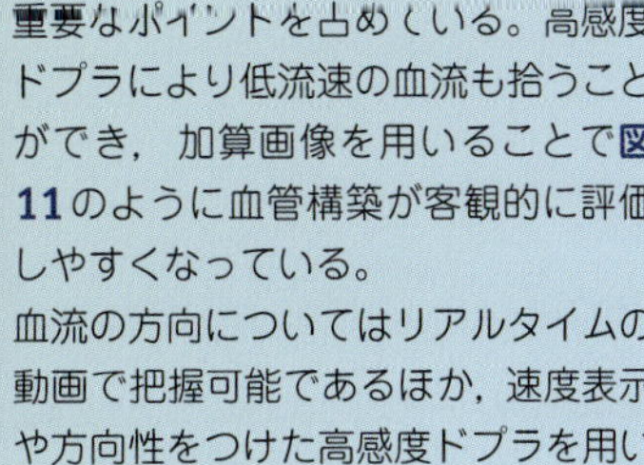
図11 解説：血管構築も腫瘍の鑑別に重要なポイントを占めている。高感度ドプラにより低流速の血流も拾うことができ，加算画像を用いることで**図11**のように血管構築が客観的に評価しやすくなっている。
血流の方向についてはリアルタイムの動画で把握可能であるほか，速度表示や方向性をつけた高感度ドプラを用いることで評価を行う。

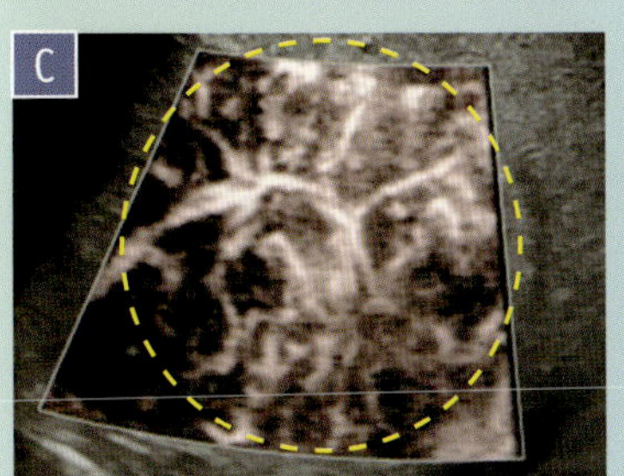

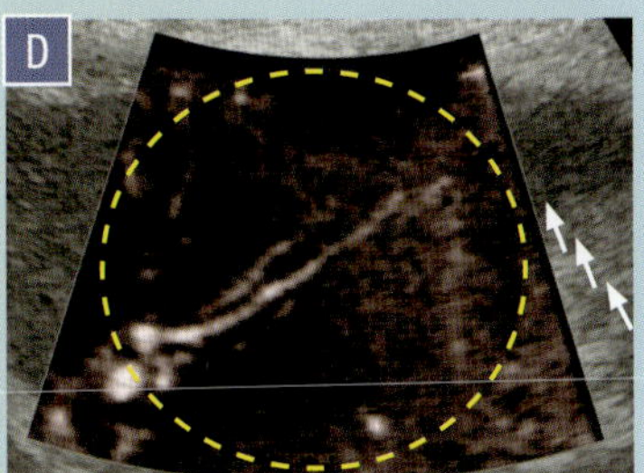

図11　血管構築の評価──高感度ドプラ（加算像）

A：腫瘤辺縁から中心に向かうバスケット状の動脈（肝細胞癌）
B：腫瘤辺縁の屈曲した血管と内部の血流欠損域（肝血管腫）
C：spoke-wheel状で中心から周囲に広がる動脈（限局性結節性過形成）
D：腫瘤内部を貫通する門・動脈（肝内胆管癌）

3章-A 1

肝嚢胞性疾患の“Focus Point”

疾患解説

・肝嚢胞は，肝実質内に漿液性の液体を有する隔離された腔のことを指す。
・先天性と後天性に大きく分類される。
・“けんしん”などで最も多く指摘されるが，スクリーニング検査で遭遇する嚢胞は胆管の先天的な形成異常により発生したものが多く，単発より多発症例のほうが多い。
・後天性の嚢胞には腫瘍性，炎症性，外傷性（医原性を含む），寄生虫性などがある。

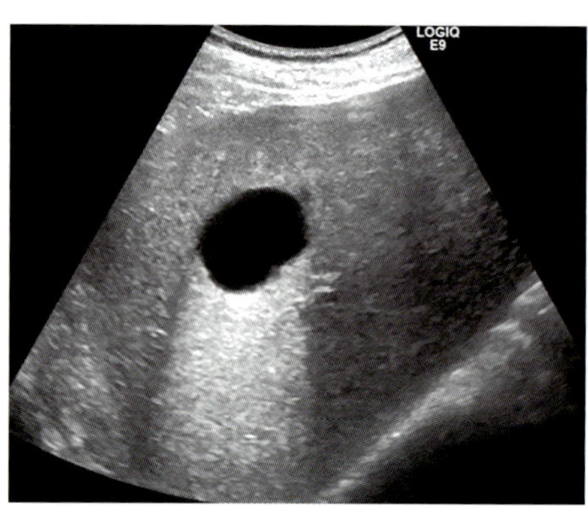

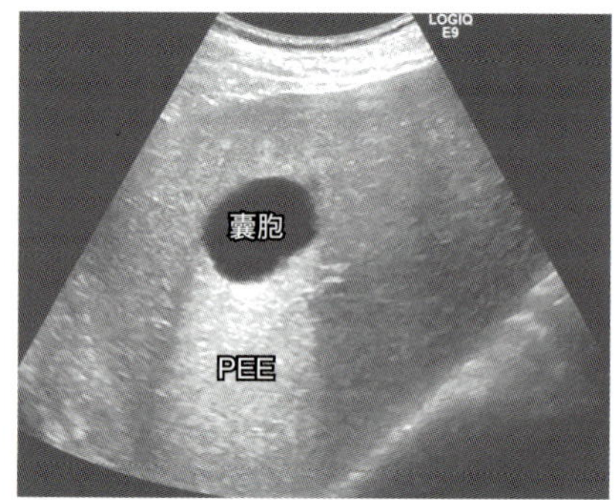

●肝嚢胞の症例画像

超音波診断に必要な所見

◎B-mode

▶境界明瞭な類円形の腫瘤性病変
▶内部エコーが無エコー（echo free）
▶後方エコーの増強（posterior echo enhancement；PEE）
▶外側陰影（lateral shadow；LS）
▶内部エコーが無エコーでなくなる場合：出血，感染，腫瘍性嚢胞との鑑別が必要。壁の性状および隔壁の有無などにより鑑別する

◎ドプラ検査・造影超音波検査

▶内部血流はない
▶造影超音波検査で偶発的に数mm大の嚢胞が発見される

1 肝囊胞性疾患の"みかた"

続発症の存在を示すヒントは生化学検査にあり！

- 肝機能障害がないことが本疾患の根拠となることが多い。肝腫瘤性病変として最多の病変で，通常は無症状であり，囊胞の増大による他臓器圧排症状が唯一の症状となる。
- 囊胞内出血・腫大による貧血や疼痛，さらに併発した感染による発熱などの症状をきたす場合がある。
- WBC，CRP上昇，胆道系酵素の上昇は，囊胞内部に変化が出現した場合が多く，生化学検査での異常値は続発症の存在を示唆する意味合いがある。

腫瘍性囊胞との鑑別を正確に

- 良性疾患であり，超音波検査で的確に診断を下すことが重要である。
- 境界明瞭な腫瘤性病変で，内部の漿液性の液体が画像診断で証明されれば診断は容易である。腫瘍径の増大は要精査の適応となるため，計測は正しく行う。
- 臨床で問題となるのは，内部の変性した囊胞と腫瘍性囊胞との鑑別となるため，壁肥厚の有無，隔壁の有無を正確に評価する。
- 内部エコーが無エコーでない場合には，出血，感染，腫瘍性囊胞との鑑別が必要になる。壁の性状および隔壁の有無と，内部の充実部における血流の有無により腫瘍部と炎症性産物との鑑別を行う（**図1**）。
- 感染および出血などの場合，活動性の出血以外は血流を認めない点が鑑別のポイントとなる（出血後のフィブリンや炎症性産物に血流シグナルはないため）。
- 非典型例や腫瘍性囊胞との鑑別には，ドプラ検査や造影超音波検査が有効である。
- 異常所見は常に中心に位置するわけではないので，腫瘤の端から端まで観察することが重要。高周波リニアプローブを用いた観察（**図2**）や造影超音波検査で偶発的に数mm大の囊胞が発見されることもよく経験する（**図3**）。
- 他臓器（胆囊）の圧排症状や胆汁の流出障害を伴う場合には治療適応となることもあるため，周囲の変化にも注意する。

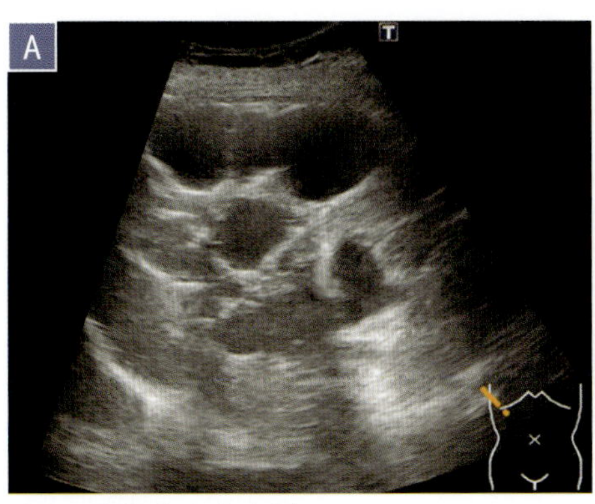

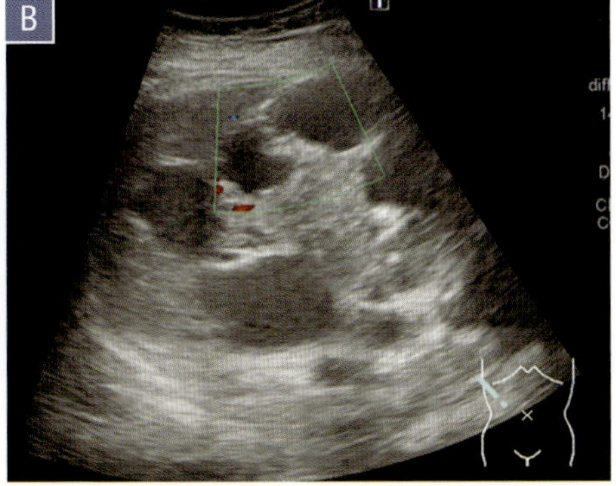

図1 囊胞内出血症例
A：B-mode B：カラードプラ

図1解説 炎症性変化により内部エコーを有する。腫瘍との鑑別にはカラードプラが有効。腫瘍性の場合には血流を認める。

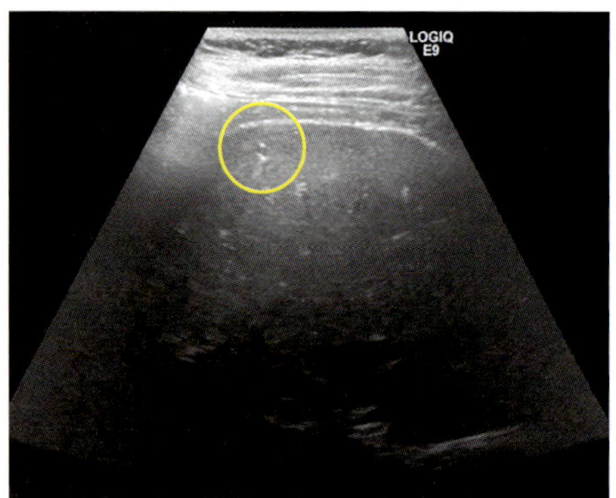

図2　高周波リニアプローブを用いて初めて指摘された肝表面の肝囊胞

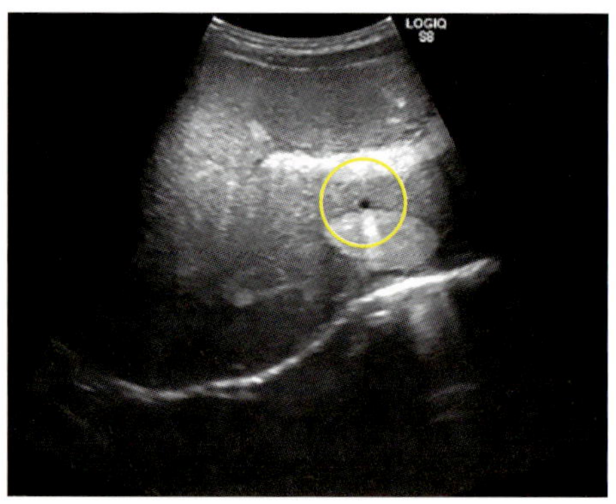

図3　造影超音波検査でみつかった数mm大の囊胞

巨大囊胞，囊胞腺癌の症例

- **図4**に巨大囊胞の症例を呈示する。内部エコーは無エコーではないが，すべてが変性しているのではなく一部アーチファクトも出現するので注意が必要。本症例はドレナージを行い経過良好である。
- **図5**に囊胞腺癌の症例を呈示する。造影超音波検査で，肥厚した壁の部分と内部の充実部分における造影効果を認めており，腫瘍性囊胞と診断可能である。

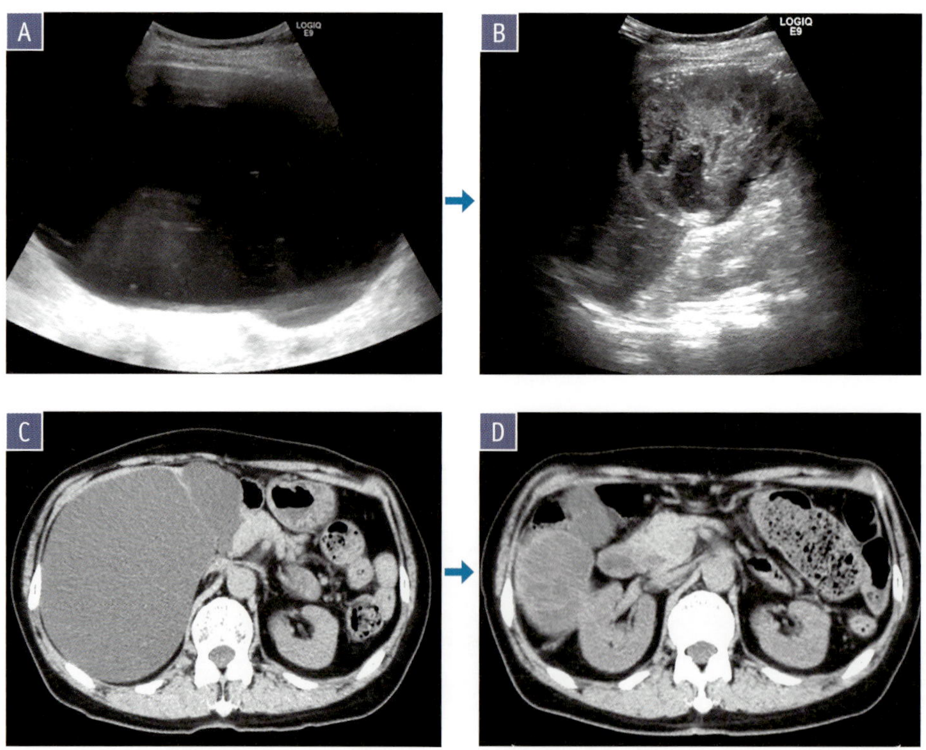

図4　巨大囊胞（穿刺前後）
A：穿刺前超音波像　B：穿刺後超音波像　C：穿刺前CT像　D：穿刺後CT像

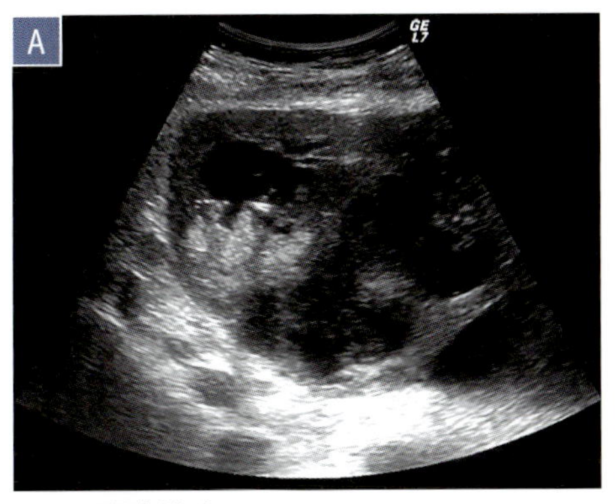

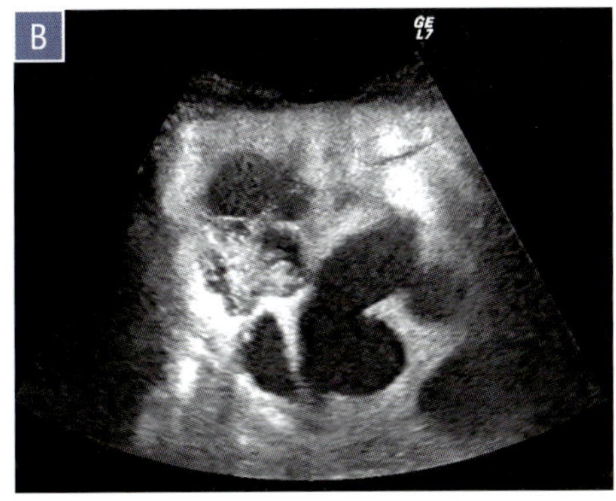

図5 囊胞腺癌
A：B-mode　B：造影超音波検査*

*：造影超音波検査は，以降に呈示する画像もすべてソナゾイド®0.5mL / body を用いて行っている。

2 次の一手

- 典型例は超音波検査で終了となる。典型例以外ではカラードプラ，造影超音波検査，造影CT・MRI検査により腫瘍部分の存在を検査する。
- 単発症例で，増大傾向を示す囊胞の場合には，穿刺治療の適応となる。
- 腫瘍性囊胞の場合には穿刺は禁忌であり，安易な穿刺は行わない。
- 超音波ガイド下穿刺を行い，エタノールなどを注入して囊胞上皮の細胞を不活化させる。
- 治療後の囊胞は内部が無エコーとならないために腫瘍性囊胞との鑑別が困難となることがあるので注意が必要。

3章-A

2 肝膿瘍の“Focus Point”

疾患解説

・肝膿瘍は何らかの原因により細菌，原虫，真菌などの感染が肝内に波及し，化膿性の分泌物が限局性に蓄積した状態をいう。

・糖尿病合併患者や高齢者では，易感染性や免疫低下により敗血症から重症化することも多く，早期診断・治療がポイント。

・原因により化膿性（細菌性）肝膿瘍，アメーバならびに寄生虫性肝膿瘍に大きく分類される。

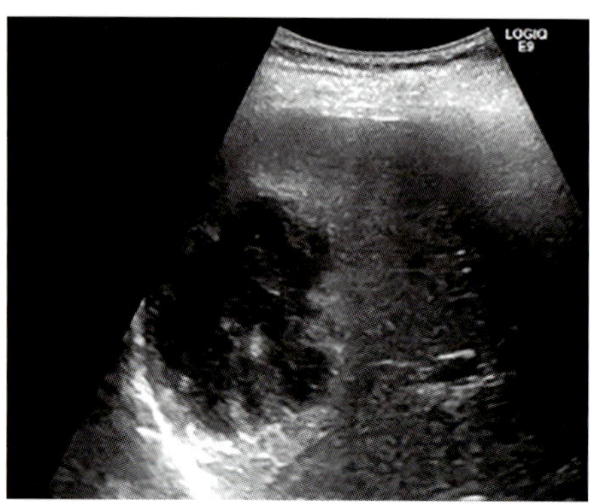

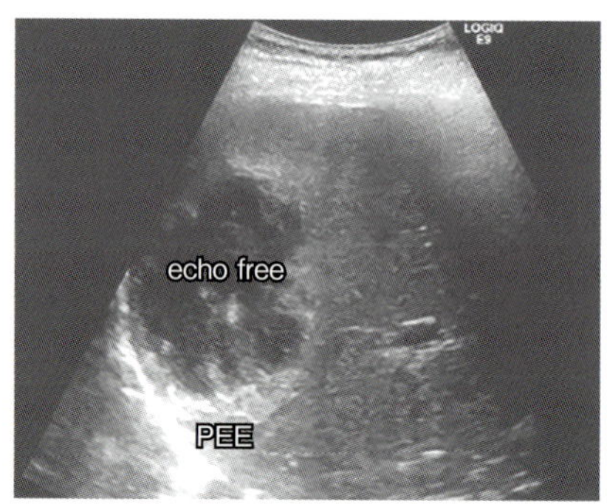

●肝嚢胞の症例画像

超音波診断に必要な所見

◎B-mode

- 境界明瞭な類円形
- 内部エコーの無エコー（echo free）域を含む混合エコー像
- 外側陰影（lateral shadow；LS）
- 後方エコーの増強（posterior echo enhancement；PEE）
- 周囲の炎症の波及により境界は不明瞭となる
- 無エコー部分以外は膿汁・ガス（多重エコー），出血，肉芽，隔壁を反映し，原因・罹病期間により多彩

◎ドプラ検査・造影超音波検査

- 基本的に内部エコーは血流を認めない
- 腫瘤周囲の血流シグナル（炎症性の増加）
- 造影超音波検査における周囲のリング状の濃染
- 造影超音波検査は数mm大の膿瘍の存在診断に有用

1 肝膿瘍の“みかた”

特徴的なエコー像＋臨床症状で比較的容易に診断できる

■基本的には嚢胞性病変となるため，肝嚢胞と内部エコー以外はほぼ同じ所見となる。境界明瞭な類円形の腫瘤性病変で外側陰影（LS）を伴うが，周囲の炎症の波及により境界は不明瞭となり外側陰影も消失する。

■内部エコーは無エコー（echo free）の部分を残しながら，膿汁を反映する複雑なエコー像（**図1**），ガス産生菌の場合には空気の存在を示唆する多重エコー像を呈することもある（**図2**）。

■内部エコーは複雑でも基本は液体成分を有することが多く，後方エコーの増強（PEE）を呈することも特徴。

■画像診断において腫瘤内部の膿汁成分を反映したエコー像と，高熱，右季肋部痛，肝腫大などの臨床症状を加えることで診断は比較的容易である。

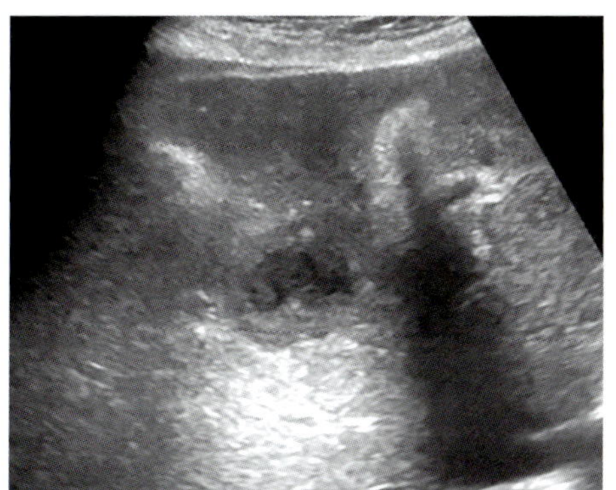

図1 膿汁を反映する複雑なエコー像

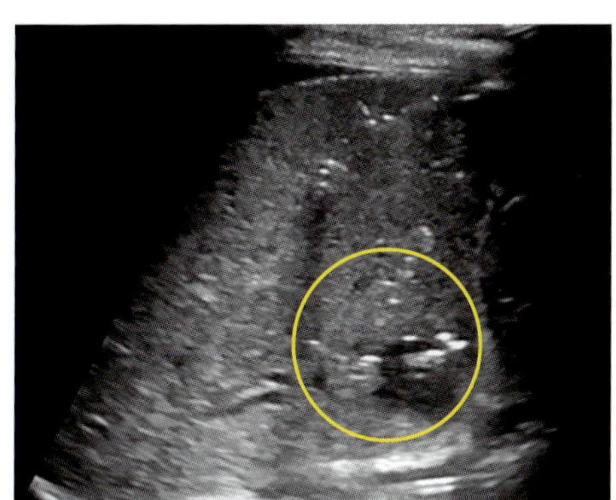

図2 空気の存在を示唆する多重エコー像

腫瘤内の多彩な変化に注意して全体を観察する！

■診断時期により嚢胞型から充実性まで多彩に変化することが特徴であり注意をする。

■肝臓への感染経路は経胆道性，経動脈性，経門脈性，直接性，外傷性，医原性，原因不明などが挙げられる。

■同じ腫瘤内にも多彩な変化があり，腫瘤辺縁および周辺の炎症性変化も含めて端から端まで観察することが重要である。

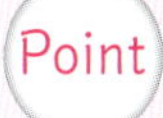

●重症化を防ぐためにも早期診断・治療を心がける。本疾患を疑った場合，初診時に問診とともに超音波検査を施行することが大切。

2 次の一手

造影超音波検査は存在診断・鑑別に役立つ

- 膿瘍の内腔液は基本的に炎症性産物のため内部エコーは血流を認めない。腫瘍性囊胞の場合には充実部分に血流を認めるため，転移性肝癌や腫瘍性囊胞との鑑別にドプラ検査や造影超音波検査が施行される。
- 造影超音波検査を施行することで，コントラスト分解能の上昇により主病巣以外の数mm大の膿瘍が発見されることも多く，病態の把握や存在診断の向上に有用である。
- 膿瘍内腔も慢性変化をきたしたもので肉芽形成した症例などでは，周辺や隔壁部分にわずかに血流が入る場合もあるので注意が必要となる。

穿刺禁忌の疾患に注意して，まずは丁寧に問診

- 抗菌薬の投与後や慢性期，さらには治癒後の像は，腫瘍性疾患との鑑別に苦慮する場合が多い。エキノコックス症などの寄生虫疾患や肝膿瘍との鑑別がつきにくい腫瘍性囊胞では穿刺が禁忌となるため，居住地域を含めた問診を丁寧に行い，病歴や先行治療の有無を確認する。
- 初診時のみでなく，経時的な変化をチェックすることも重要であり，治療効果判定と併せて行う。同じ断面で観察することも経過をみる上では重要となるので，keyとなる画像を決めておく。
- 巨大な膿瘍や難治症例では，原因菌の確定や減圧・排膿目的でのドレナージ治療のタイミングが重要となる。しかし，穿刺による偶発症や一部に穿刺禁忌症例が存在するため，安易なドレナージは避ける必要がある。

肝膿瘍の超音波画像診断を究めよう

肝膿瘍は原因・病期により多彩な像を呈する。下記にいくつかの症例を呈示するので診断の参考にして頂きたい。

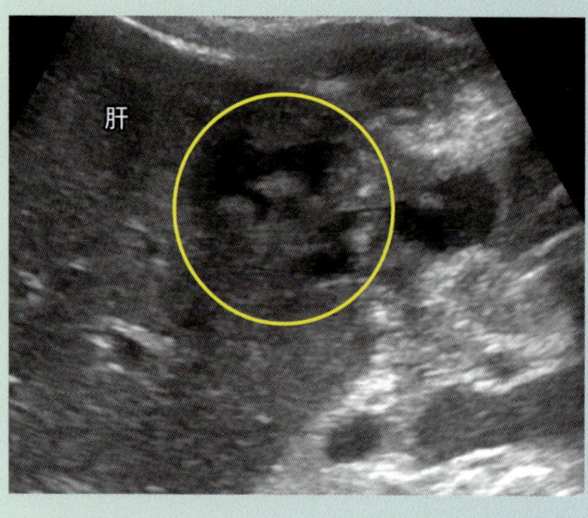

図3 解説：B-mode，右肋弓下走査
肝S5・胆囊に接して内部不均一，不整形の腫瘤を認める。胆囊炎が重症化すると肝臓に炎症が波及し肝膿瘍を合併することがあるので，超音波検査による経過観察が重要である。

図3 胆囊炎に合併した肝膿瘍

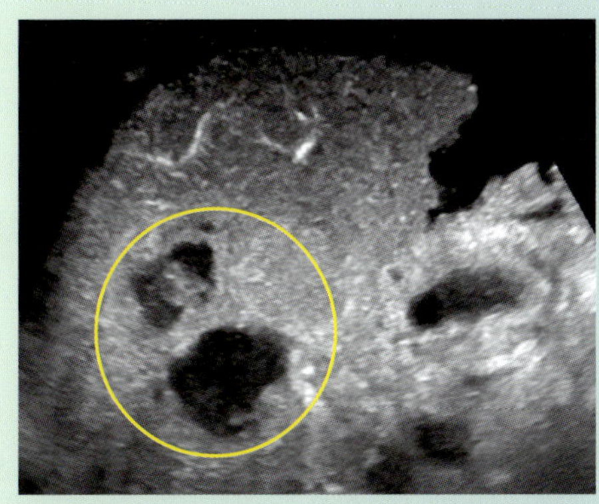

図4 解説：造影超音波検査（門脈優位相），右肋間走査
肝表裏面は凹凸不整，腹水を認め肝硬変の所見。肝内に内部が造影されない不整形の腫瘤が多発しており，多発肝膿瘍と考えられた。肝硬変患者は免疫能が低下しており，発熱などを認めた際は肝膿瘍を疑って超音波検査を施行することが重要である。

図4 肝硬変患者に発症した多発肝膿瘍

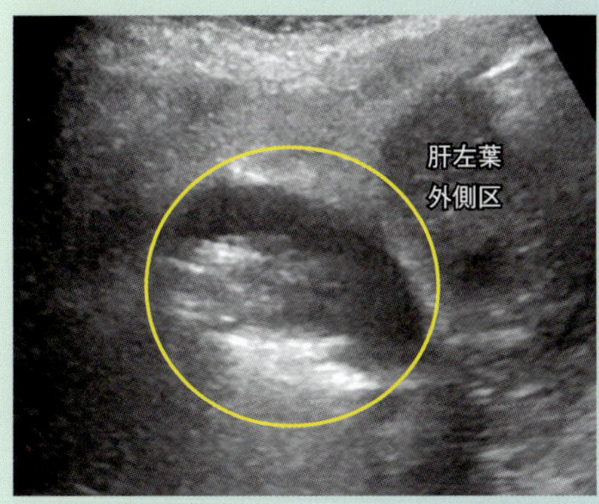

図5 肝細胞癌破裂に対して肝動脈塞栓療法（TAE）施行後に合併した肝膿瘍①

図5 解説：B-mode，心窩部横走査
肝S4に無エコーに近い低エコー腫瘤を認め，内部に高輝度エコーを認めた。内部に空気を有する肝膿瘍と考えられた。

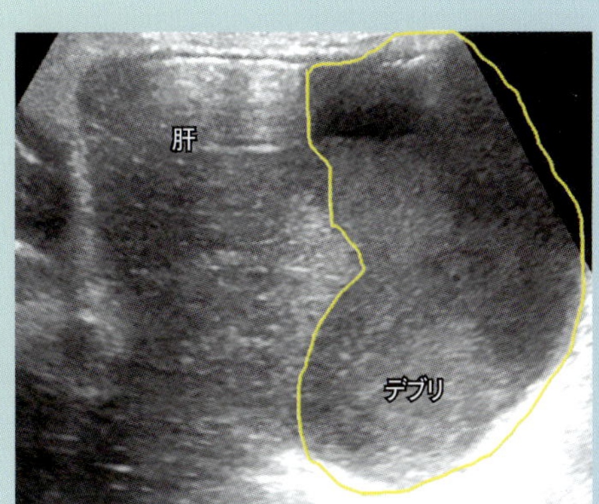

図6 肝細胞癌破裂に対してTAE施行後に合併した肝膿瘍②

図6 解説：B-mode，心窩部横走査
左葉外側区内部にデブリを認め，ニボーを呈している。巨大な無エコーに近い低エコー腫瘤を認める。
TAE後には肝膿瘍を認めることがあり，超音波検査による経過観察が重要である。

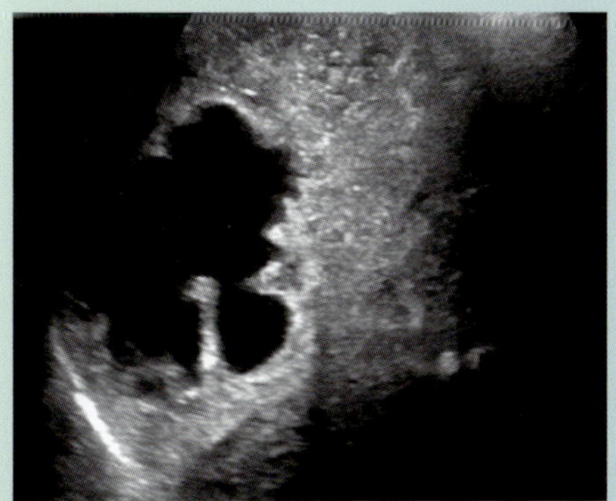

図7 穿刺治療前の肝膿瘍

図7 解説：造影超音波検査（動脈優位相），右肋間走査
肝S8に不整形の無エコー腫瘤を認め，造影超音波検査でリング状濃染を認める。

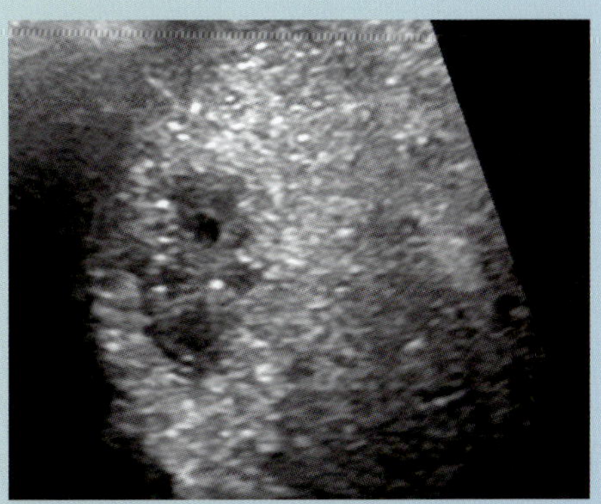

図8 穿刺治療後の肝膿瘍

図8 解説：造影超音波検査（動脈優位相），右肋間走査
治療後の肝膿瘍は縮小しており，内部は肉芽組織を認める。肉芽組織の部分に造影効果を認めることがあり，腫瘍性嚢胞との鑑別が困難となる時期もある。

3章-A 3 限局性結節性過形成(focal nodular hyperplasia；FNH)の“Focus Point”

疾患解説

・WHOの肝腫瘍の組織学的分類では腫瘍類似性疾患に分類される。
・非肝硬変に合併する限局性の過形成疾患。
・肉眼的には中心瘢痕(central scar)が特徴。
・瘢痕内に走行する肥厚した異常血管と，ここから周囲に向かう動脈が特徴となる。
・造影剤を用いた画像診断で腫瘍濃染像を呈するため，肝細胞癌との鑑別が重要。

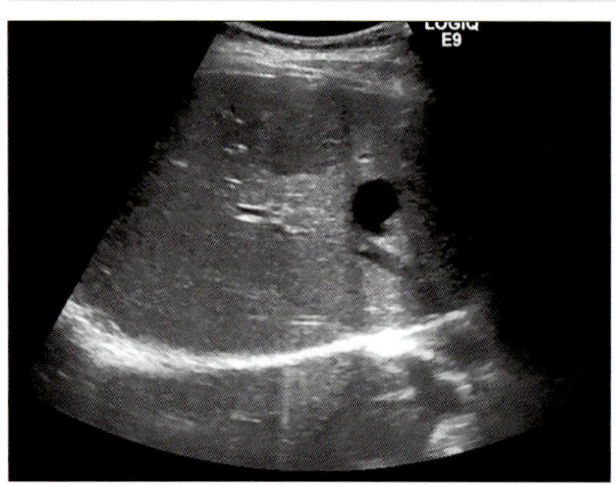

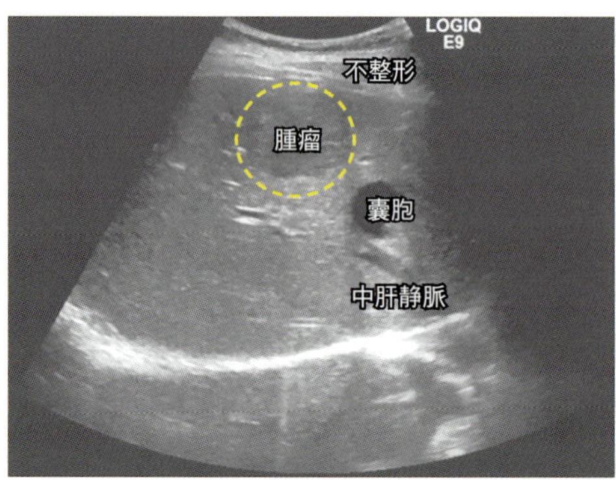

●FNHの症例画像

超音波診断に必要な所見

◎B-mode

▶境界不明瞭な不整形の腫瘤性病変
▶内部エコーは低～高エコーと様々
▶中心瘢痕部は淡い高エコー像を呈する

◎ドプラ検査・造影超音波検査

▶腫瘤内に線状の血流シグナルを認める
▶spoke-wheel patternの血管構築
▶造影超音波検査で中心から外側に向かう腫瘍濃染像を呈する

1 限局性結節性過形成(FNH)の“みかた”

B-modeでは腫瘤自体が描出されにくいことも多い

■非腫瘤部が健常肝に発生することがほとんどである。

■特徴的な所見はなく，エコーレベルも等エコー，高エコーと様々である。

- 線維性被膜はないため，B-modeでhaloなどの低エコー帯は認めず，腫瘤自体が描出されにくいことも多いので注意が必要である（**図1**）。
- 中心瘢痕部はやや高エコー帯として描出されることが多い。しかし，淡い高エコーでコントラストの差が少なく，指摘しにくい症例も多い。

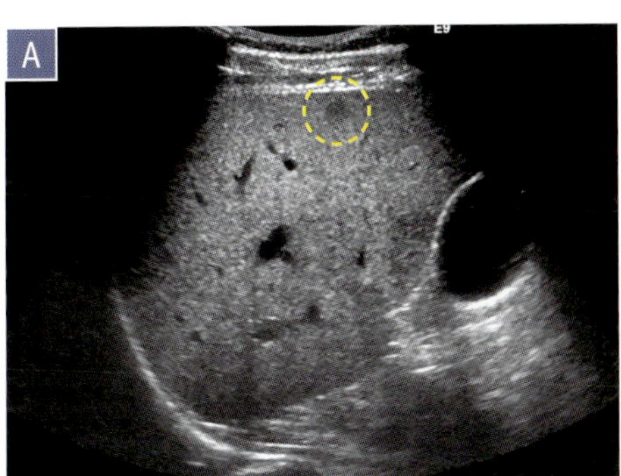

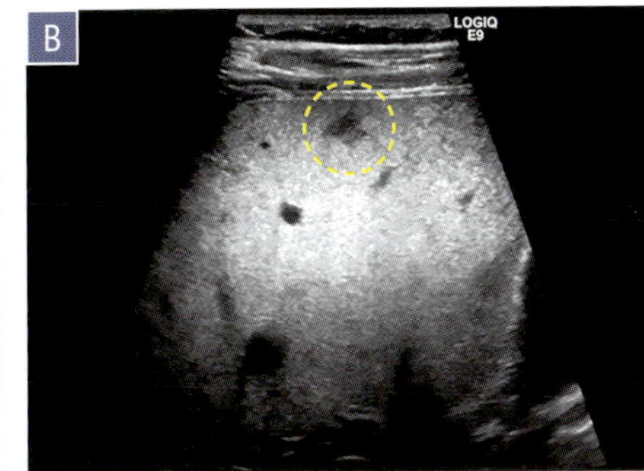

図1　FNHの超音波画像
A：コンベックスプローブ（右肋間走査）　B：高周波リニアプローブ（右肋間走査）

spoke-wheel pattern（図2）と周囲の肝実質より強い腫瘍濃染像が特徴！

- 多血性の腫瘤であり，腫瘤内に線状の血流シグナルを認める。
- ドプラ検査で腫瘤中心から放射状に周囲へ広がる動脈が特徴（spoke-wheel pattern）。

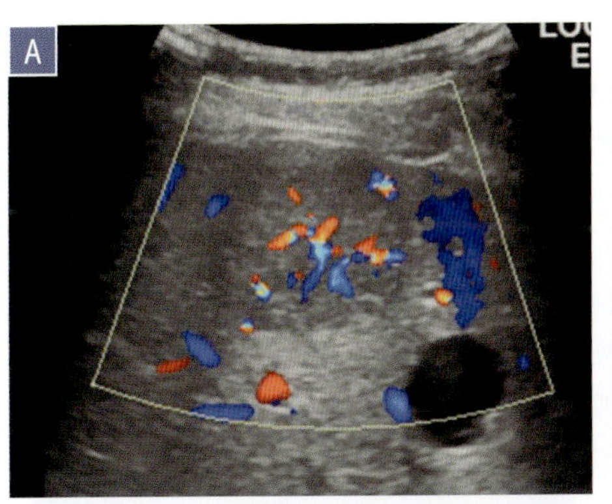

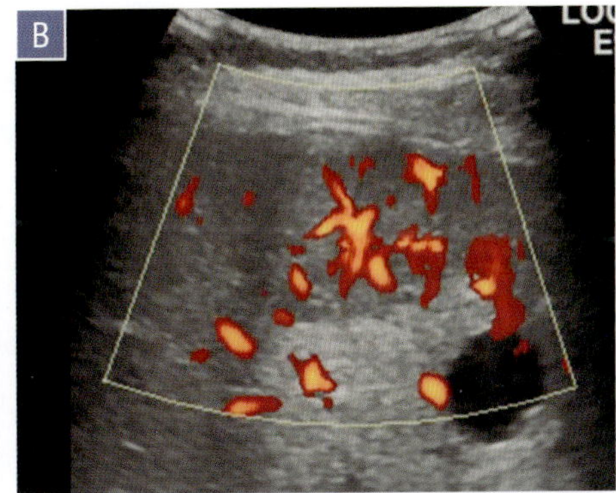

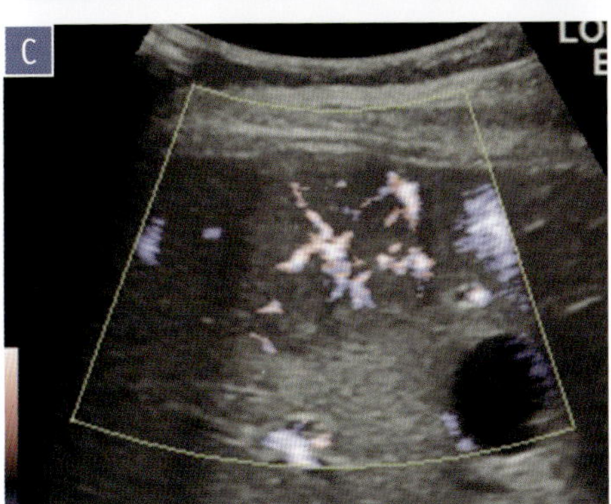

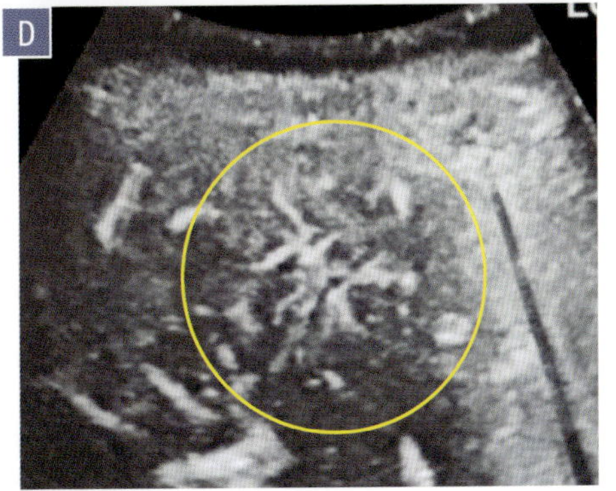

図2解説　速度表示のカラードプラと比較し，パワードプラ，さらには高感度ドプラで血管描出に優れ，血管構築が把握しやすい。加算画像を用いることで血管構築が客観的に表現される。

図2　FNH症例の様々なカラードプラ像（spoke-wheel pattern）
A：流速モード　B：パワードプラ　C：高感度ドプラ　D：高感度ドプラ（加算像）

- ドプラ検査では速度表示ではなく，水平方向の血流表示ができるパワードプラや高感度ドプラを使用することで血管構築の評価がしやすくなる。
- spoke-wheel patternは装置内のドプラ検査で加算画像を用いることで立体的なイメージが把握しやすい（**図2**）。
- 造影超音波検査で中心から周囲に広がる動脈（spoke-wheel pattern）と，きわめて短時間に周囲の肝実質より強い腫瘍濃染像を呈することが特徴。
- 肝細胞癌と異なり，中心から周囲に広がる濃染パターンが特徴。
- 排泄静脈は肝静脈となることも多い。
- 造影検査において血管構築や濃染パターンは加算画像を用いることで評価しやすい。
- 腫瘍濃染のみでは肝細胞癌との鑑別がつきにくく，血管構築，濃染パターン，中心瘢痕を的確に描出することで診断が可能となる。
- 造影超音波検査の後血管相では，中心瘢痕以外は周囲の肝臓と同等の造影剤の残存を認める（**図3**）。

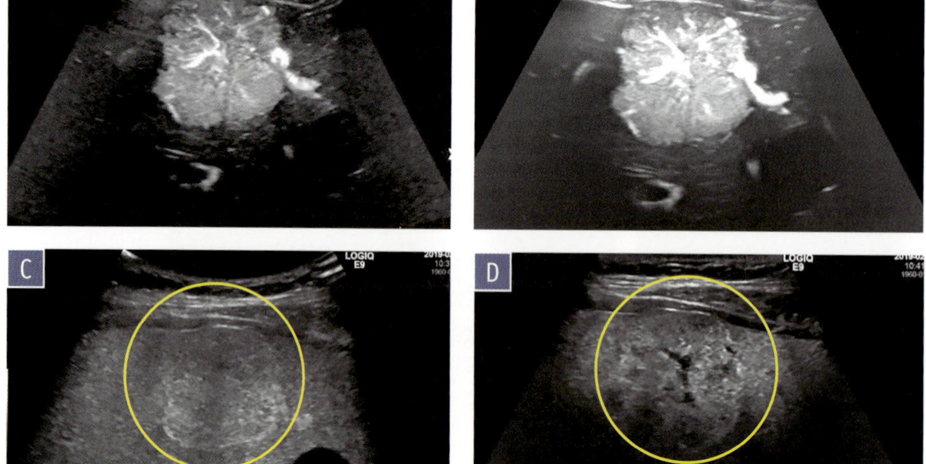

図3　造影超音波検査で描出されるFNH（右肋間走査）
A：動脈優位相　B：動脈優位相（加算像）　C：門脈優位相　D：後血管相

図3解説 造影早期よ spoke-wheel 状の中心 ら周囲に広がる動脈と腫 濃染を認める。加算画像 より明瞭に描出されて る。門脈優位相以降で 周囲と同等の造影効果を めている。後血管相では 維性瘢痕の部分が欠損像 して描出されている。

2 次の一手

網内系を利用した検査が有効！

- 画像診断で診断に至らない場合には，超音波ガイド下の腫瘍生検が施行される。超音波ガイド下の針生検のみでは確定診断に至らないことがある点も留意する。
- SPIO造影MRI検査やソナゾイド®を用いた造影超音波検査などのように，網内系を利用した検査が有効となる。基本的には過形成疾患であり，腫瘤内に健常の肝細胞があると証明することで診断が可能となる。

- 血管造影検査や血管造影時にCO_2を動注して行う造影超音波検査肝動脈下CTなどの併用検査による診断率が高かったが，現在は経静脈性の造影超音波検査が普及して，あまり施行されなくなっている。

FNHの画像診断を究めよう

FNHは他の画像診断でも肝細胞癌との鑑別が重要となるため，CT・MRI画像も確認する。腫瘍濃染のみでは鑑別がつかず，超音波診断とともに中心瘢痕の描出と濃染パターン，そして網内機能が診断のポイントとなる。経静脈性の造影CT検査のみでは特徴的な所見が得られないことも多いのが特徴となる。

①造影CT検査

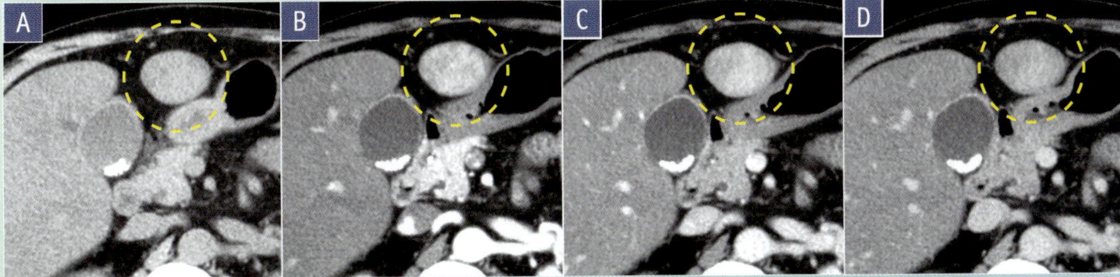

図4　造影CT画像
A：単純CT　B：造影（動脈優位相）　C：造影（門脈優位相）　D：造影（肝静脈相）

図4 解説：単純CTで淡い低エコー腫瘤，動脈優位相で均質な腫瘍濃染像，門脈優位相～肝静脈相まで持続濃染を認める。造影効果が比較的長い以外は，CTのみでの肝細胞癌との鑑別は困難となっている。

②EOB・プリモビスト造影MRI検査

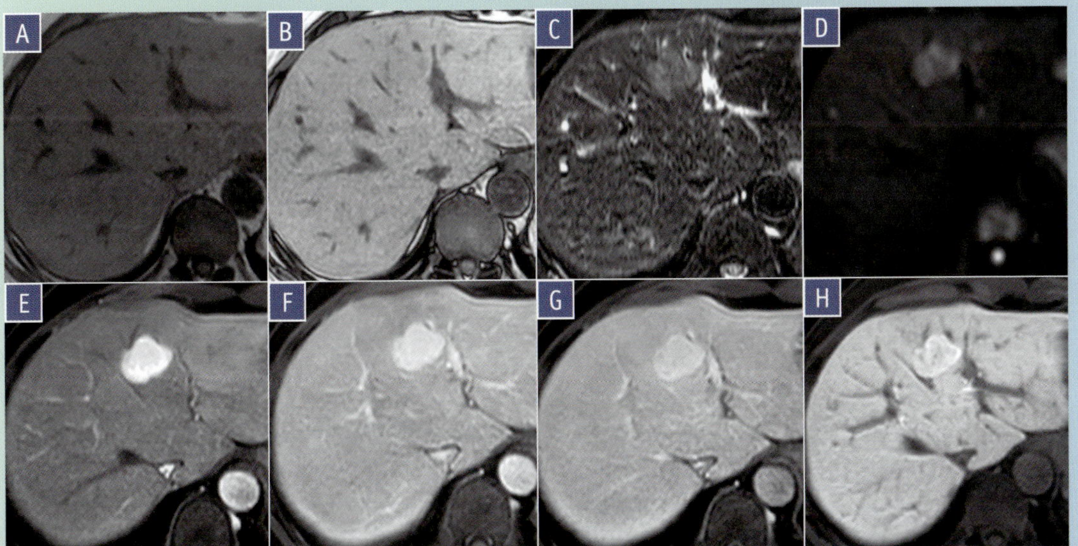

図5　EOB・プリモビスト造影MRI画像
A：T1強調画像（in phase）　B：T1強調画像（out of phase）　C：T2強調画像　D：拡散強調画像
E：造影（動脈優位相）　F：造影（門脈優位相）　G：造影（肝静脈相）　H：肝細胞造影相

図5 解説：T1強調画像ではあまり描出されていないが，T2強調画像で淡い高信号，拡散強調画像で淡い高信号，造影動脈優位相で強い腫瘍濃染像を認め，肝細胞癌とほぼ同等の所見を呈している。肝細胞造影相では健常な肝細胞の残存を示唆し，欠損像を呈しておらず，これが鑑別点となっている。

3章-A 4

肝血管腫の "Focus Point"

疾患解説

・肝良性腫瘍の中では最も頻度が高い。

・血管腫は組織学的にはどの部位にも発生し，いくつか種類があるが，肝ではほとんどが海綿状血管腫（cavernous hemangioma）である。

・内部は組織学的には線維性隔壁からなる海綿状の形態を示す。

・内部の血栓や静脈炎，瘢痕化，石灰化などにより多彩な画像診断像を呈する。

・的確に診断を下し，無用な二次検査を減らすことが被検者の精神面・経済面において重要となる。

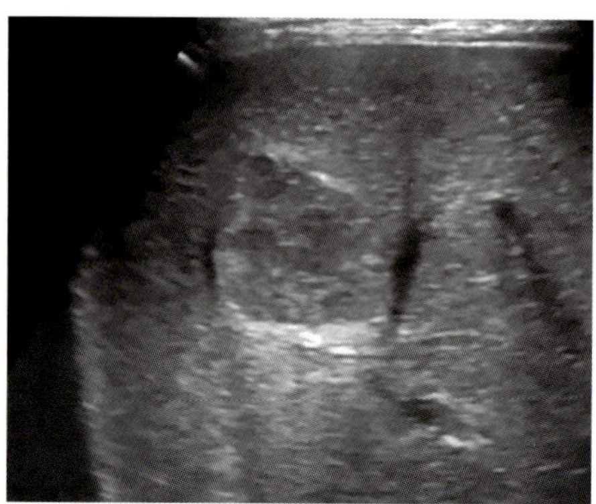

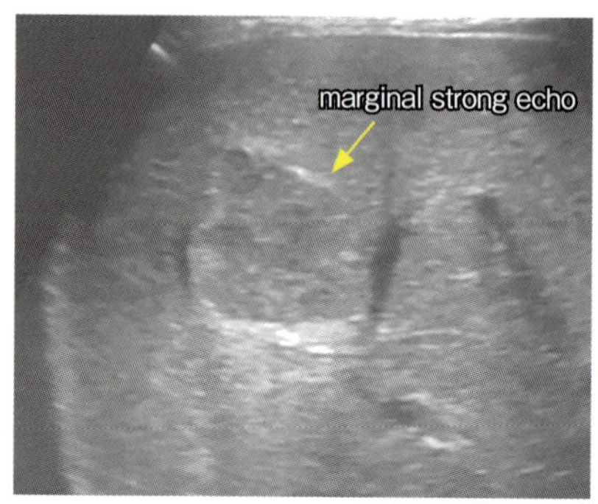

●肝血管腫の症例画像

超音波診断に必要な所見

◎ B-mode

▶ 円形・類円形で境界は明瞭

▶ 腫瘍輪郭は細かな凹凸不整を呈する

▶ 小さな腫瘍（10mm以下）はほとんどが高エコー型

▶ 海綿状の血管腔の大きさ・血流により様々な像を呈する（高エコー以外にも低エコーや高低エコーの混在したエコー像を呈する）

▶ marginal strong echoは診断に際し重要な所見である

▶ 内部の変化をとらえる（各種サインを参考にする）

◎ ドプラ検査・造影超音波検査

▶ 腫瘍内部の血流は非常に遅い

▶ 腫瘍辺縁部の点状の血流シグナルのみで，内部には血流シグナルを認めない

▶ 血管の不整はない

▶ 造影超音波検査でfill-in patternを呈する

▶ 造影超音波検査で濃染持続時間が長い

1 肝血管腫の“みかた”

内部血流の動き，腫瘍内部の変化をとらえる！

■小さい血管腫は腫瘍内部の海綿状の内腔も狭く，多重反射により高エコーとなることが多い（**図1**）。腫瘍が大きくなると内部の血洞が大きくなるほか，血栓や石灰化も出現するため高低混在した画像となる（**図2**）。

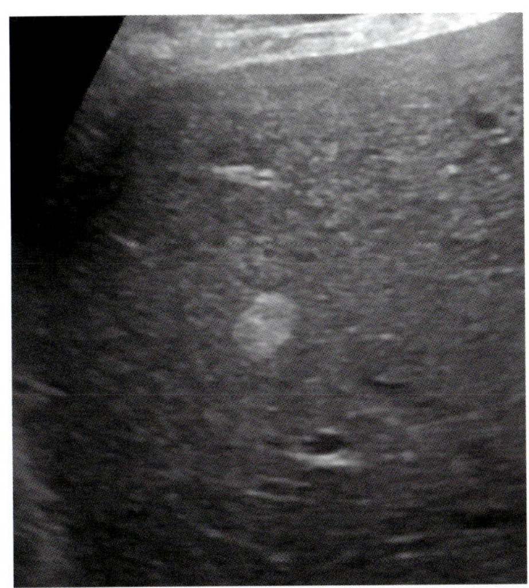

図1 小さな血管腫のエコー像

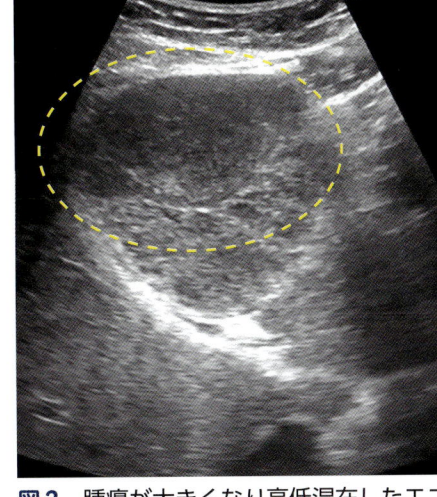

図2 腫瘍が大きくなり高低混在したエコー像

■内部に遅い血流が流れている様子をとらえるのが診断のポイント。B-modeにおいても拡大撮影などを行い，内部血流の動きの変化を観察することが大切である。

■腫瘤内部の変化をとらえる手法はいくつかあり，それによって確定診断できる[1)]。

■用語を適切に使用することが重要となる。

①**chameleon sign**：体位変換によって内部エコーが変化する所見（**図3**）。
②**wax and wane sign**：同じ断面で経時的な変化により内部エコーが変化する所見（**図4**）。
③**disappearing sign**：探触子の圧迫によりエコー像が変化し，腫瘤が消失したように変化する様。
④**糸ミミズサイン**：腫瘤内部を拡大撮影（zoom機能などを使用）することで内部の動きをとらえるサイン（**図5**）。

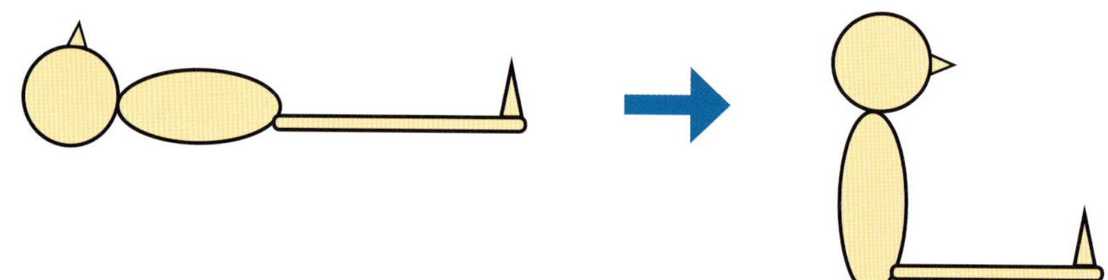

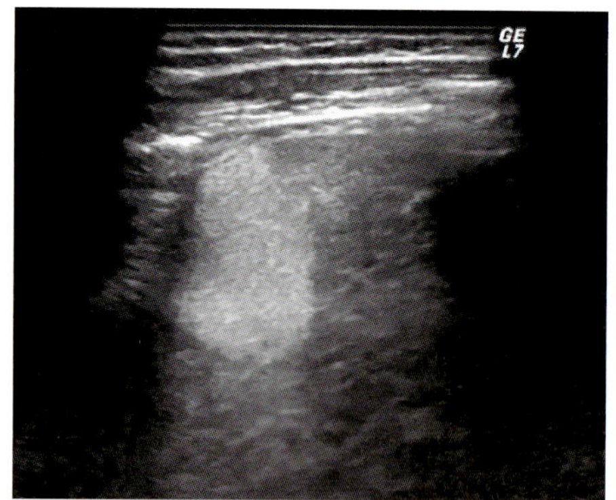

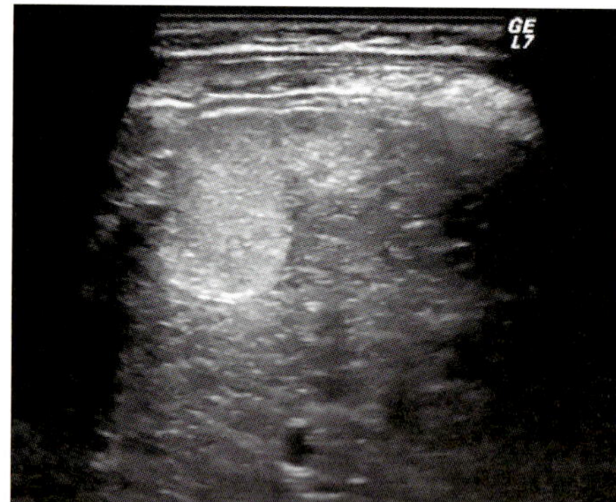

図3 chameleon sign

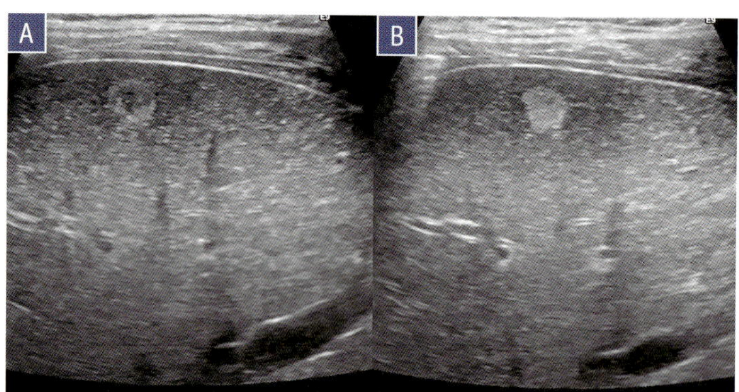

図4 wax and wane sign
A：内部が低エコー（marginal strong echoあり） B：内部が高エコー

図4解説 血管腫は時間経過で内部エコーが変化するので，高周波リニアプローブで丁寧に観察することが重要。**図4**は同一結節の内部エコーが低エコーから高エコーに変わる様を示している。

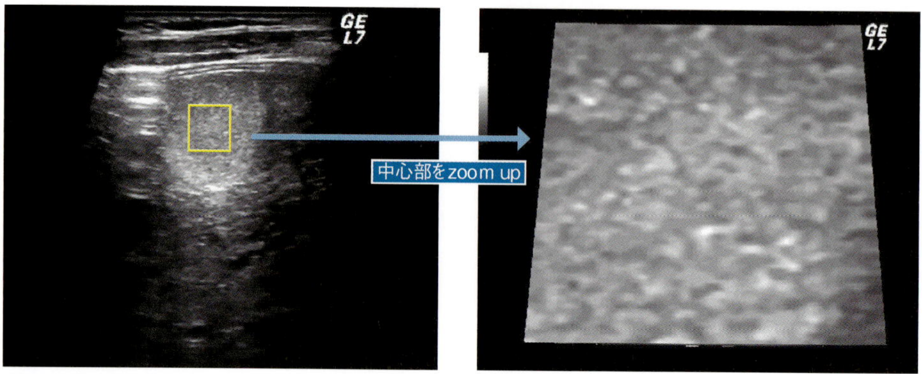

図5 糸ミミズサイン

カラードプラ，造影超音波検査で確実な所見をとらえる！

- 年齢とともに大きくなるという報告もあるが，肝癌のように急速かつ膨張性に発育することは少ない。
- 正円形ではないことが多いので，経過観察時の腫瘍径の記載には注意が必要。
- marginal strong echoは，肝実質と腫瘤内部の音響インピーダンスの差から生じる縁取りの高エコーであり，診断基準に記載されている重要な所見である。
- 腫瘤辺縁の厚い高エコー帯（肝癌の場合のbright loop pattern）とmarginal strong echoを混同しないように気をつける（**図6**）。
- カラードプラ検査においても，高感度ドプラの登場や加算画像の使用が可能となり，特徴的な像が得られる（**図7**）。

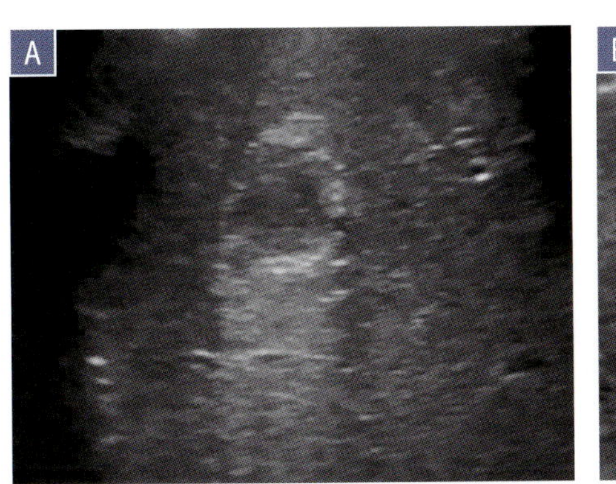
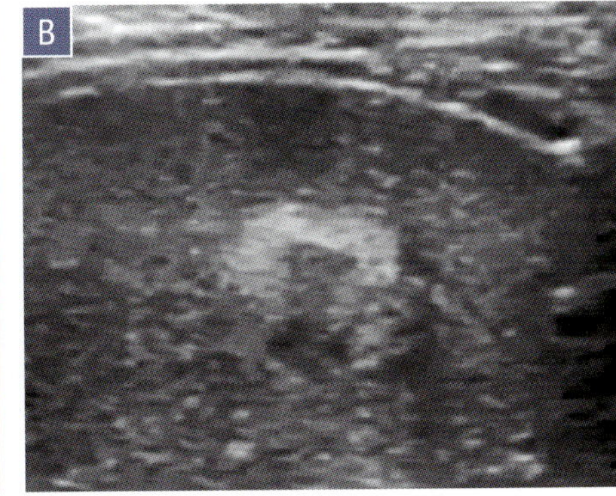

図6　肝血管腫と肝細胞癌のエコー像
A：肝血管腫（marginal strong echo）　B：肝細胞癌（bright loop pattern）

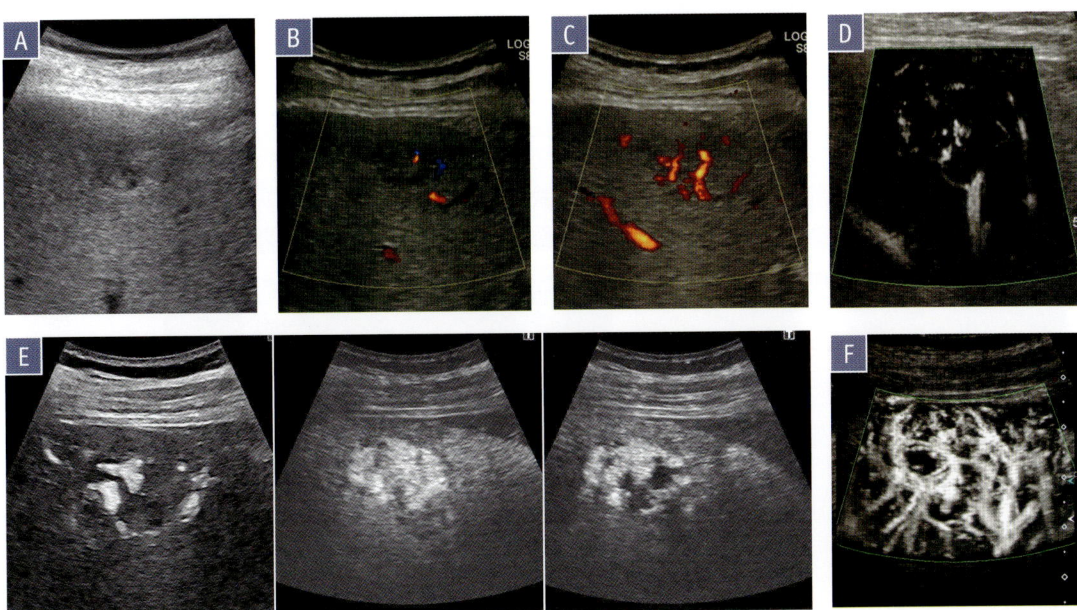

図7　肝血管腫の各モードの画像
A：B-mode　B：カラードプラ　C：パワードプラ　D：SMI（superb micro-vascular imaging）
E：造影超音波検査（動脈優位相～門脈優位相～後血管相）　F：造影超音波検査（加算像）

■腫瘍内部の血流は遅く，シグナルは描出されないため，腫瘍・非腫瘍部境界領域で細かく屈曲・蛇行した血管と内部のシグナル欠損像が特徴。

■造影超音波検査では，腫瘍辺縁から中心に向かい比較的造影時間の長い斑状の濃染像が特徴となり，確定診断に匹敵する（fill-in pattern）。

2 次の一手

様々な手段で特徴的なエコー所見を積極的にとらえにいく

■観察部位の変更や高周波リニアプローブの使用により，特徴的なエコー所見を積極的にとらえる。通常の観察で特徴的な所見が得られない場合には，積極的に体位変換を試みる。

■カラードプラのみでは血流の観察に限界があり，造影超音波検査が有用となる。

■造影超音波検査は時間・空間分解能が高く，5mm大の腫瘤性病変の評価も可能である。

治療適応となる場合

■腫瘍が極端に大きくなり臓器の圧排症状が出現する場合や，A-P shunt（動脈－門脈短絡）やA-V shunt（動脈－静脈短絡）などにより全身状態に影響を与える循環障害が出現する場合には治療適応となる（**図8**）。

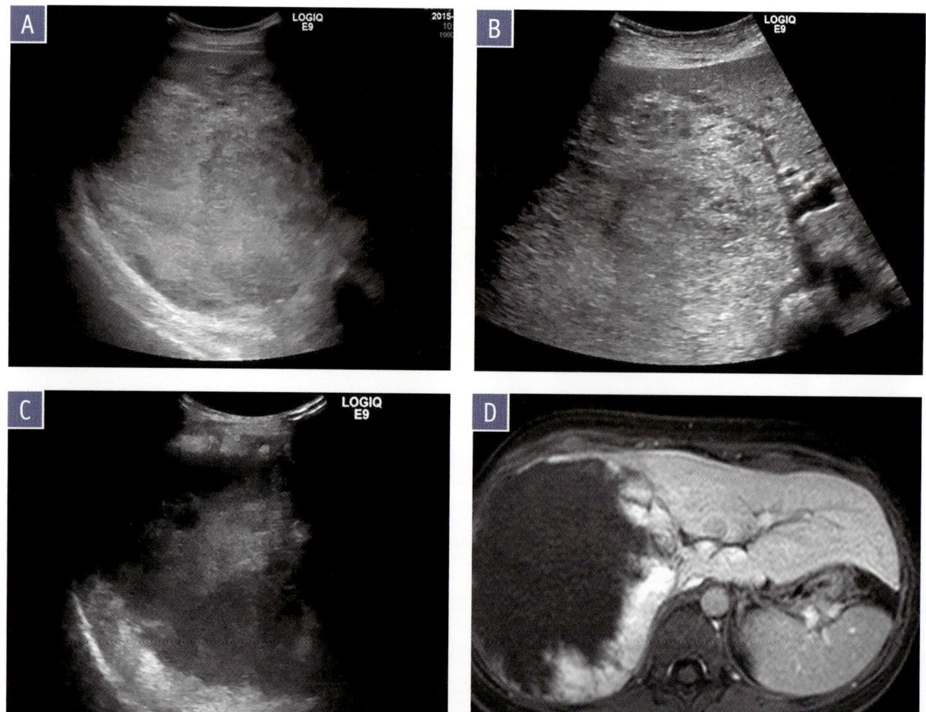

図8　巨大な肝血管腫のため手術となった症例
A：B-mode（右肋間走査）　B：B-mode（右肋骨弓下走査）
C：造影超音波検査（右肋間走査）　D：造影MRI検査（門脈優位相）

図8解説 右葉を占拠す
大きな腫瘍であり，腹部
満症状も強くなり手術が
行された。造影検査では
常に遅い血流であり，腫
辺縁のみに造影剤の貯留
認める。

■小さな腫瘍でもA-P shuntを有することがあるので注意する(**図9**)。

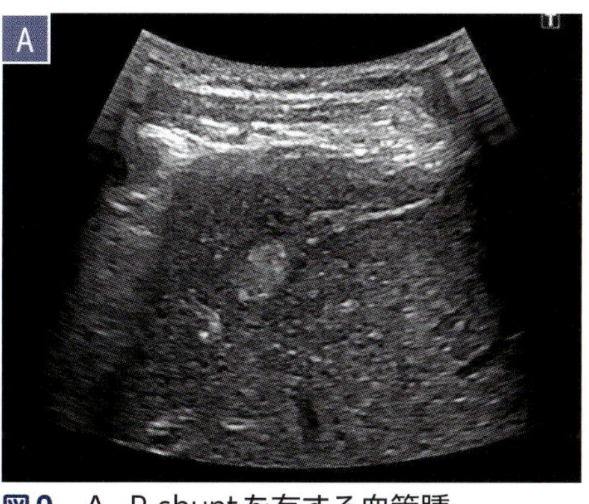

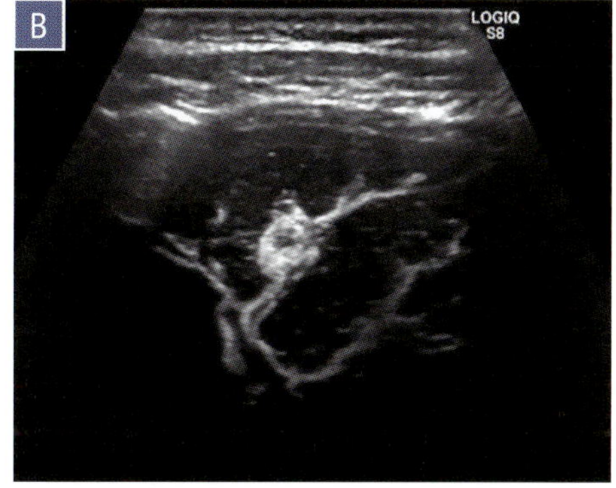

図9 A-P shuntを有する血管腫
A:B-mode B:造影超音波検査(動脈優位相)

図9解説 小さな血管腫であってもA-P shuntを有する症例があり，造影超音波検査でも早期に強い腫瘍濃染と末梢側の門脈枝の造影，さらには比較的早期からの欠損像を呈する。

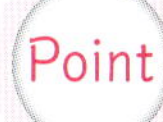

- 肝血管腫でも，血流が強く早期に腫瘍全体が濃染するhigh flow hemangiomaがあり，肝細胞癌との鑑別が困難となることがある(**図10**)。

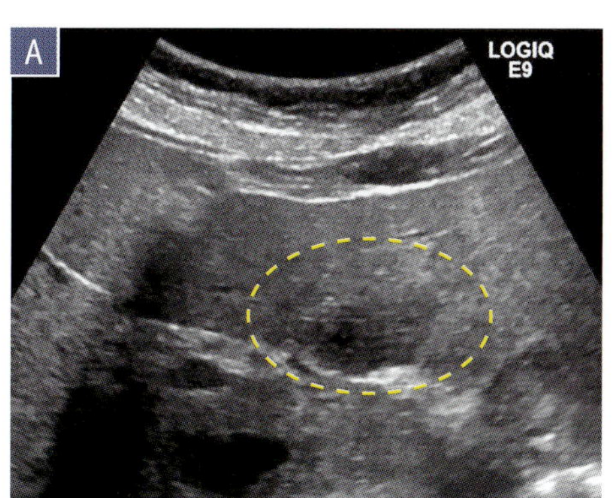

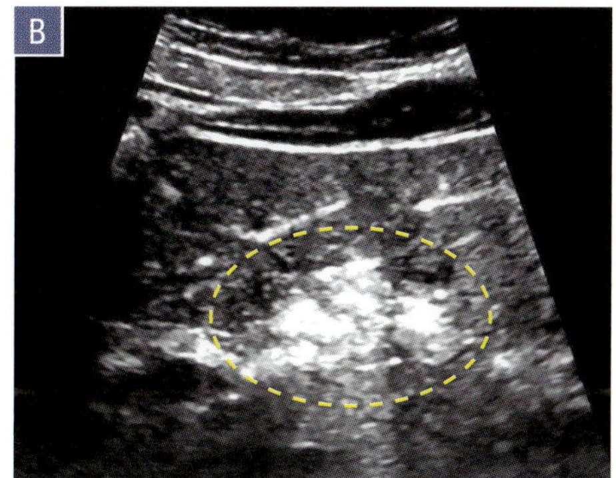

図10 high flow hemangioma
A:B-mode(正中横走査) B:造影超音波検査

図10解説 肝癌とほぼ同等の早期に腫瘍全体が強く濃染されるのが特徴となり，鑑別が困難な症例がある。

文献

1) 日本超音波医学会:肝腫瘤の超音波診断基準.(2019年11月閲覧)
https://www.jsum.or.jp/committee/diagnostic/pdf/39-3.pdf

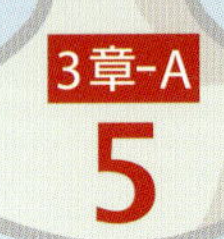

血管筋脂肪腫（angiomyolipoma；AML）の“Focus Point”

疾患解説

・血管，平滑筋，脂肪の3成分が種々の割合で混在する，成人男女にみられる良性腫瘍。

・再発症例もあり，一部低悪性度の報告もあるため経過観察は必要。

・近年，血管周囲に存在する多分化能を持つperivascular epithelioid cell由来の腫瘍とされ，PEComaとも呼称される。

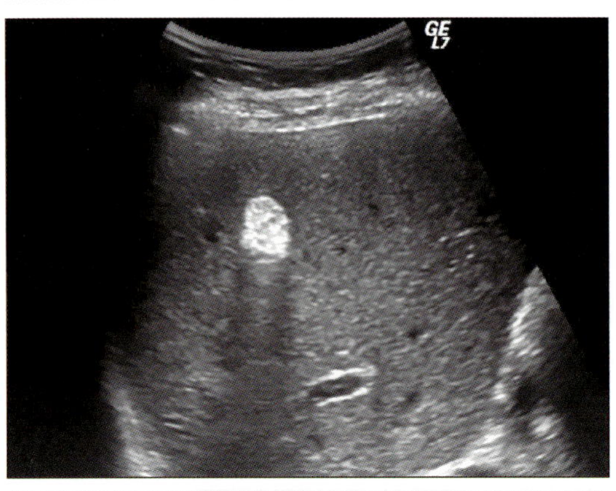

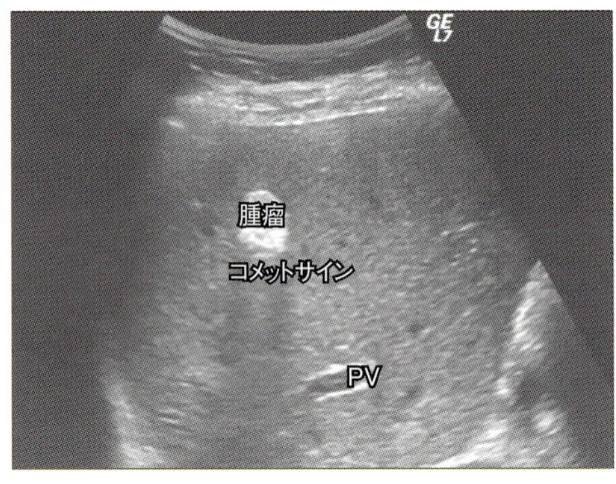

●AMLの症例画像

超音波診断に必要な所見

◎B-mode

▶腫瘍の組織構成成分によりエコー像は様々

▶著明な高エコー腫瘤が典型

▶低エコー腫瘤の場合はB-modeのみでの鑑別は不可

◎ドプラ検査・造影超音波検査

▶血管成分の多い症例で強い血流シグナル（動脈血）

▶造影超音波検査ではearly venous returnが特徴的な所見とされる

1 血管筋脂肪腫（AML）の“みかた”

脂肪化とearly venous returnが診断のポイント！

■AMLは健常肝に発生することが多く，基本的に特有の症状はない。また，特有の血液生化学検査パターンもない。

■中年女性の右葉に単発で発症する例が多い。

■大きな腫瘍で発見される場合に他臓器圧排症状，腹部膨満感，腹部腫瘤触知などの症状があり，治療適応となる。

■血管，平滑筋，脂肪の3成分が種々の割合で混在する腫瘍であり，それぞれの割合により様々な画像を呈するのが特徴となる。

■超音波検査で診断に至るのは，脂肪成分が多く著明な高エコー像を呈する場合のみといっても過言ではない（**図1**）。

■腫瘤全体ではなく一部のみ脂肪化している場合もあり，この脂肪化が診断のヒントとなることも多い。

■血管成分の多寡により濃染像も様々であるが，造影超音波検査で腫瘍濃染後に出現する早期の肝静脈排泄であるearly venous returnが特徴的な所見である。

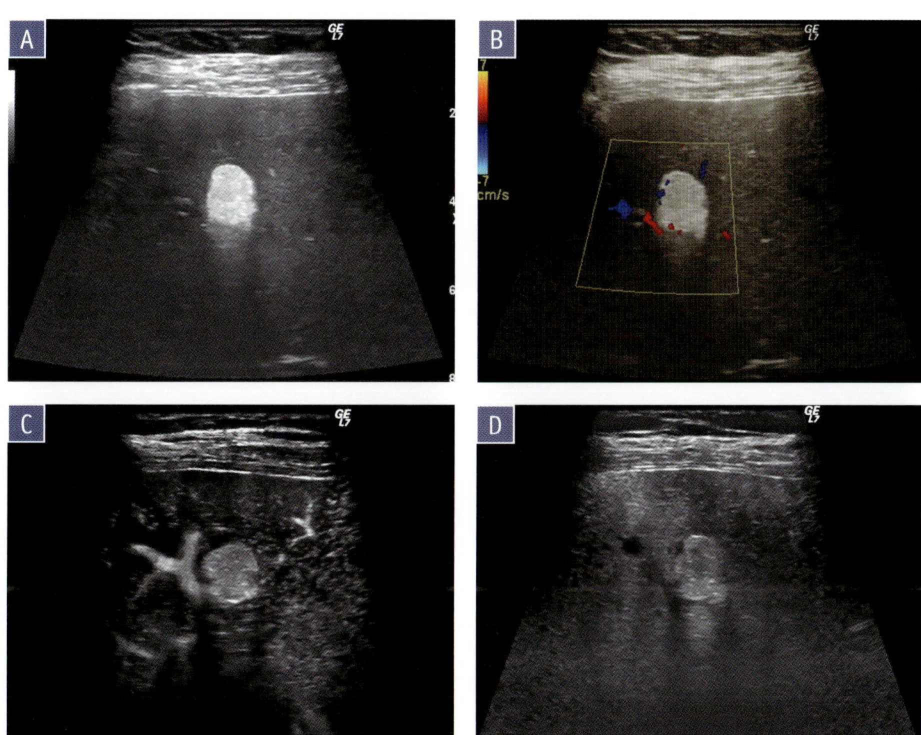

図1 AMLの超音波画像（右肋間走査）
A：B-mode（高周波リニアプローブ） B：カラードプラ
C：造影超音波検査（動脈優位相） D：造影超音波検査（後血管相）

図1解説 非常に強い高エコーを呈し，腫瘤背部にはコメットサインも認めている。造影超音波検査では淡い腫瘍濃染を認めている。

2 次の一手

■典型例ではCT・MRI検査で腫瘍内部の脂肪成分を描出して診断が可能となる。

■造影超音波検査とともに造影CTや血管造影などの造影検査でearly venous returnの有無を確認する。

■組織生検でメラノサイトを染色するHMB-45による免疫染色陽性で確定診断ができる。

3章-A

6 肝細胞腺腫の “Focus Point”

疾患解説

・正常肝に発生する良性の腫瘍性病変。

・癌と比較し，組織学的に異型性の乏しい肝細胞の増殖からなる腫瘍。

・2010年の新WHO分類により，肝細胞腺腫の分子病理学的性格を反映した免疫組織化学的診断法が導入され，4つの亜型に分類された。

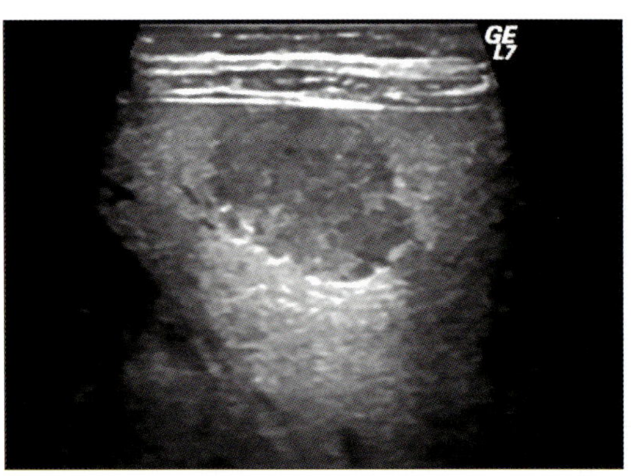

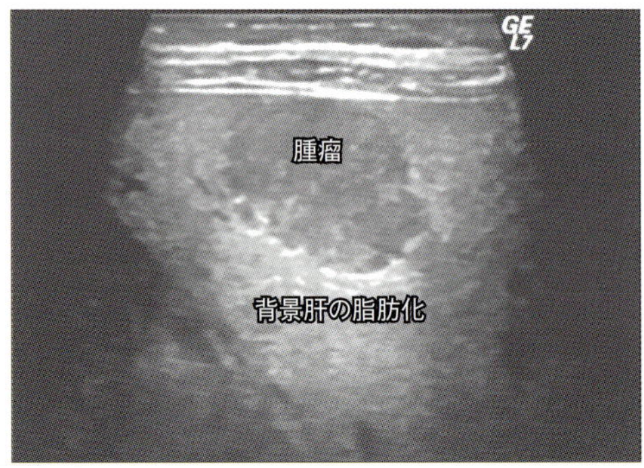

●肝細胞腺腫の症例画像

超音波診断に必要な所見

◎B-mode

▶ 比較的境界明瞭な類円形の腫瘤性病変

▶ 内部エコーは低エコー，等エコー，高エコーと様々

▶ 小さな腫瘍は内部エコーが均一

▶ 大きな腫瘍は内部エコーがモザイク様

◎ドプラ検査・造影超音波検査

▶ 血流の増加は軽度

▶ 血管の増生は少ない

▶ 血管の蛇行・不整がない

▶ 造影超音波検査では肝癌と比較し淡い腫瘍濃染像を呈する

▶ 造影超音波検査の後血管相で欠損像を呈さない
（ただし腫瘍内出血部は全時相で欠損像を呈する）

1 肝細胞腺腫の“みかた”

新WHO分類に基づく4つの分類

- 通常は無症状であり，“けんしん”などで偶然に診断される症例が多い。糖原病Ⅰa型において本症の合併が多く，スクリーニング検査で発見されることがある。
- 欧米では若年女性で多く報告され，経口避妊薬や蛋白同化ホルモンの長期服用との関連性も示唆されているが，わが国ではあまり多くない。
- WHO classification of tumors of digestive systemにおいて肝細胞腺腫は，遺伝子型により①hepatocyte nuclear factor 1α(HNF1α)不活化型(H-HCA)，②β-catenin活性化型(b-HCA)，③inflammatory HCA(I-HCA)，④分類不能型(u-HCA)，の4つの亜型に分類されている。

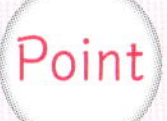

- 肝腺腫は腫瘍内出血や破裂症例，稀ではあるが癌の合併もあり経過観察が必要。

内部エコーは多彩な像を呈す！

- 内部エコーは様々で，低エコー，等エコー(**図1A**)，高エコーを呈し，後方エコーの増強を伴う。
- 小さな腫瘍は内部エコーが均一であるが，大きくなると腫瘍内出血を呈するため内部エコーが複雑になり，時にモザイク様となる(**図1B**)。

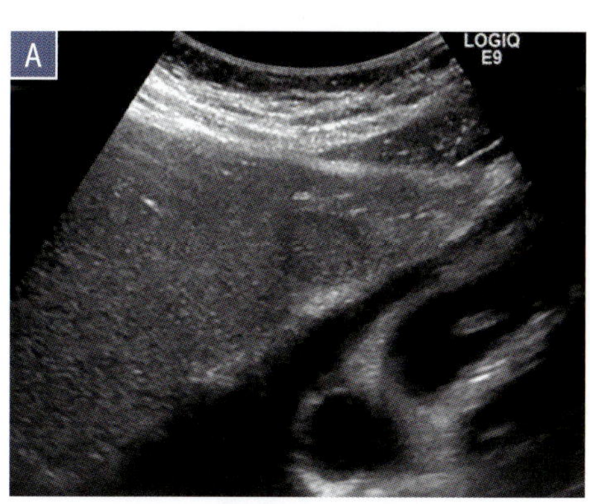

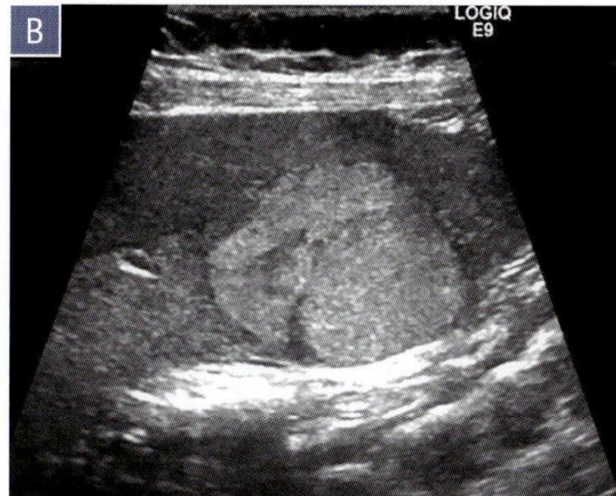

図1 肝細胞腺腫の様々な内部エコー
A：等エコー　B：モザイク様

図1A解説 小さな腫瘍では内部エコーが均質であることが多い。本症例も均質であり，後方エコーの増強（PEE）と側方陰影（LS）を認め，腫瘍性病変と指摘された。

図1B解説 大きな腫瘍では，内部の出血により複雑な像を呈し，一見するとmosaic patternを呈する症例もある。

2 次の一手

総合画像診断・免疫組織化学的診断を行う！

- 造影CT・造影MRI検査と併用で総合画像診断を行う。造影超音波検査も診断に有用となる(**図2**)。
- 動脈優位相では腫瘍濃染を呈し鑑別が困難となるが，後血管相では出血部以外は欠損像を呈さないことが鑑別のポイントとなる。
- 癌と異なり腫瘍内部に健常な肝細胞が残存しているためで，網内系を利用した検査が有用となる(SPIO造影MRI検査や肝シンチグラフィ，ソナゾイド®を用いた造影超音波検査もこれに当たる)。
- 超音波ガイド下の組織生検で診断を下す場合もあるが，針生検では正確な診断が困難となる場合もある。
- 組織学的に免疫組織化学的診断を行う。

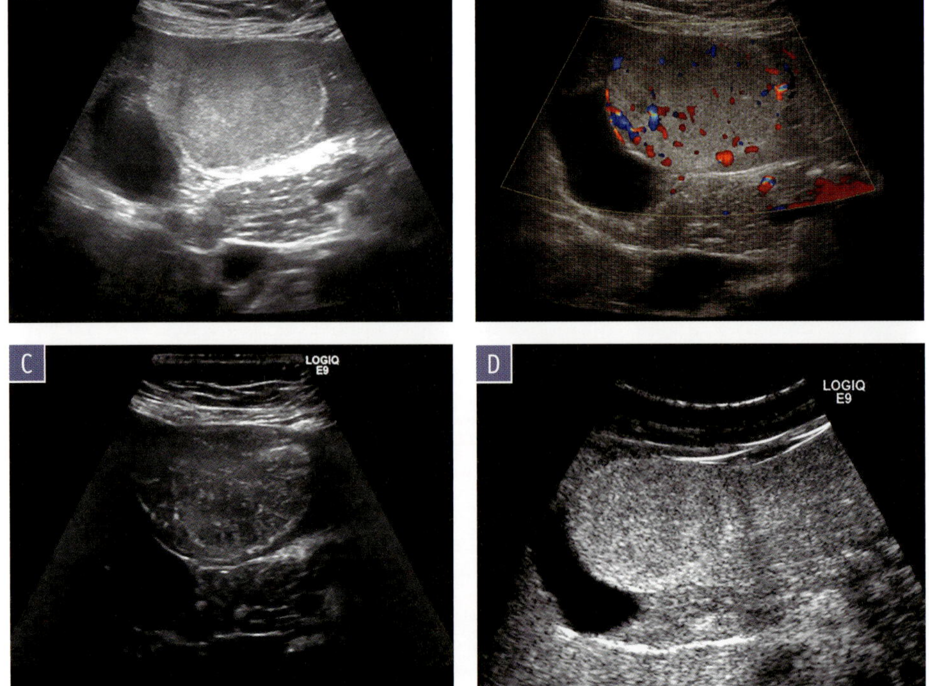

図2 肝細胞腺腫の超音波画像
A：B-mode（正中横走査）　B：カラードプラ
C：造影超音波検査（動脈優位相）　D：造影超音波検査（後血管相）

図2解説 S4の約5cm
肝細胞腺腫症例である。
部エコーは比較的均質で
り，高エコー像を呈して
る。造影超音波検査では
い腫瘍濃染は認めるも
の，腫瘍内の血管の不整
なく，後血管相で明確な
損像を呈さない。

肝細胞腺腫の画像診断を究めよう

肝細胞腺腫はわが国ではあまり頻度が高い疾患ではないものの，肝良性腫瘍として肝癌との鑑別が重要な疾患である。ここでは造影CT検査とEOB・プリモビスト造影MRI検査による肝細胞腺腫の画像を呈示するので，超音波診断の参考にして頂きたい。

①造影CT検査

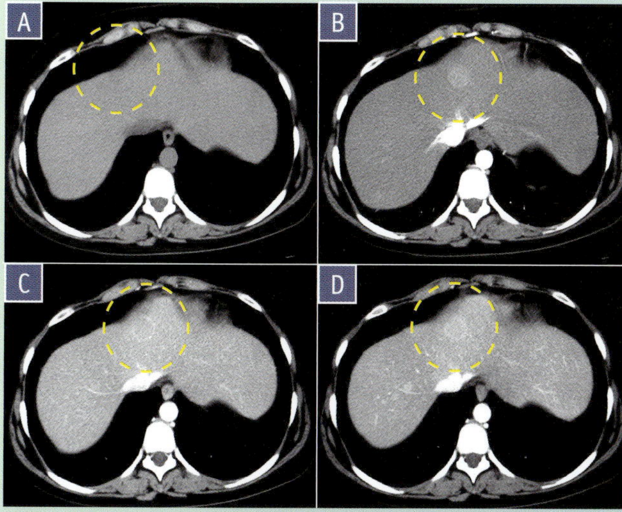

図3　造影CT画像（S4，17mmの肝細胞腺腫症例）
A：単純CT　B：造影（動脈優位相）　C：造影（門脈優位相）　D：造影（肝静脈相）

図3解説：単純CT検査では周囲肝と同等の吸収域であり，腫瘤は指摘できない。動脈優位相では均質な淡い腫瘍濃染像を認めている。腫瘍濃染は門脈優位相～肝静脈相まで持続し，欠損像は呈していない。

②EOB・プリモビスト造影MRI検査

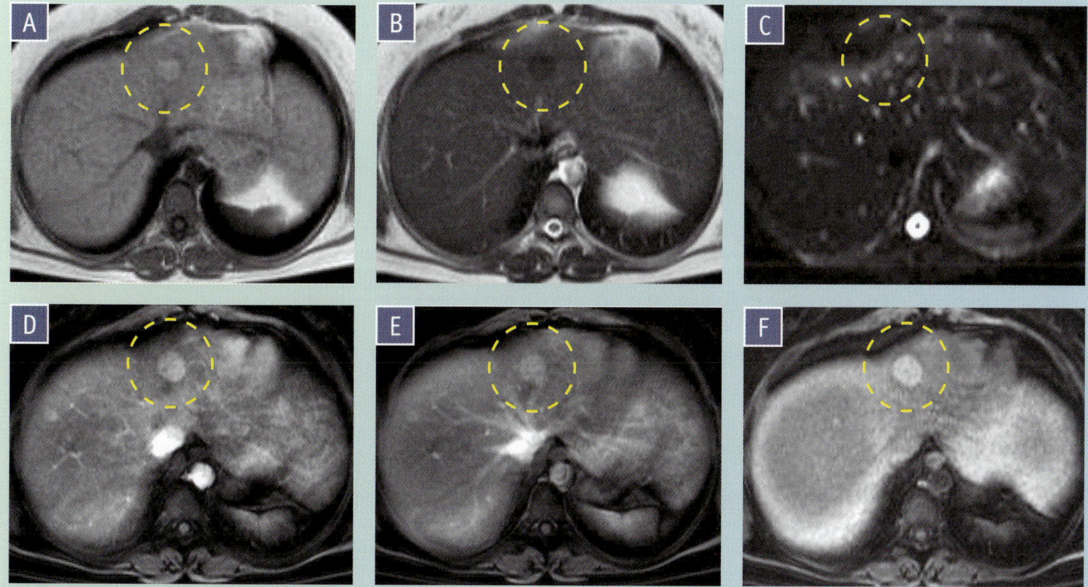

図4　造影MRI画像
A：T1強調画像　B：T2強調画像　C：拡散強調画像
D：造影（動脈優位相）　E：造影（門脈優位相）　F：肝細胞造影相

図4解説：T1強調画像で淡い高信号，T2強調画像で淡い低信号を呈している。拡散強調画像では腫瘤内に信号は認めていない。造影検査ではCTと同様，動脈優位相で淡い均質な腫瘍濃染像を認め，門脈優位相でもほぼ同程度の濃染像を持続している。肝細胞造影相でも内部の造影剤は残存しており，欠損像を呈していない。
肝細胞造影相における造影剤の残存は内部に健常な肝細胞が残存していることを示唆しており，これが肝細胞癌との鑑別に有用な点である。

3章-B 1

肝細胞癌（20mm未満）の“Focus Point”

疾患解説

・肝癌の中では肝細胞癌が約9割を占める。

・20mm未満の小型の肝細胞癌では早期肝細胞癌であることも多く，20mm以上の典型的な肝細胞癌における画像診断上の特徴とは異なるため注意が必要である。

・前癌病変⇒軽度異型結節⇒高度異型結節⇒早期肝細胞癌⇒古典的肝細胞癌という多段階的な発癌が特徴となる。

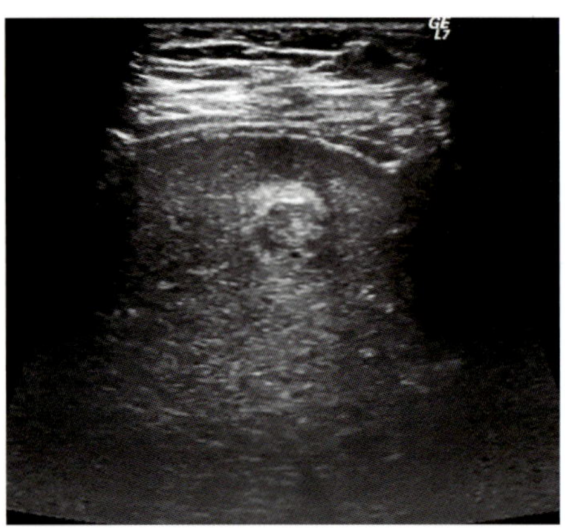

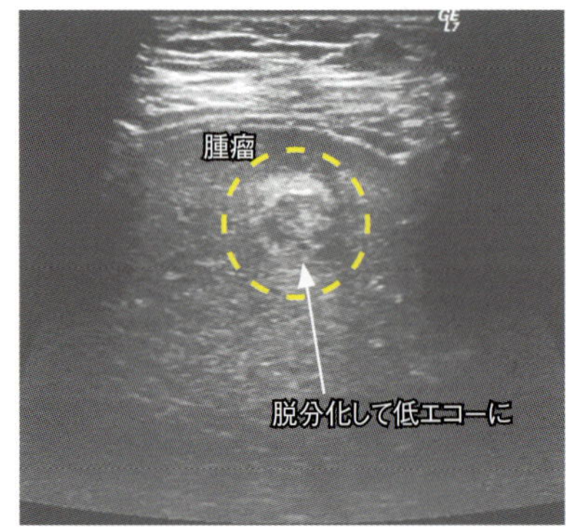

●肝細胞癌（20mm未満）の症例画像

超音波診断に必要な所見

◎B-mode

- ▶円形，類円形の腫瘤性病変
- ▶haloやmosaic patternは認めない
- ▶後方エコーの増強
- ▶内部エコーは様々である
- ▶高分化型は高エコーが多い
- ▶bright loop pattern

◎ドプラ検査・造影超音波検査

- ▶動脈血の増加は少ない
- ▶時に腫瘍内部および周辺に，線状もしくは点状シグナルを認める
- ▶内部の門脈血流の低下・欠損が特徴

1 肝細胞癌（20mm未満）の“みかた”

血流診断を含めた総合的検査や組織診で最終的な診断を行う

- 肝細胞癌は，前癌病変となる慢性肝障害をベースに多段階的に発癌することが特徴とされる。
- 早期肝細胞癌は腫瘤径が10mm前後であり，肝硬変で認める大再生結節や異型結節との鑑別は通常B-modeのみでは困難である。
- 早期肝細胞癌の特徴である脂肪化を伴う場合には，高エコー結節として描出されるため存在診断は可能となるが，境界病変の結節も高エコー像を呈することがあり，最終診断には血流診断を含めた総合的検査や組織診が必要である。
- 低エコー型の腫瘤は小さくても中分化型の要素を含んでいるものも多く，注意が必要となる（**図1**）。

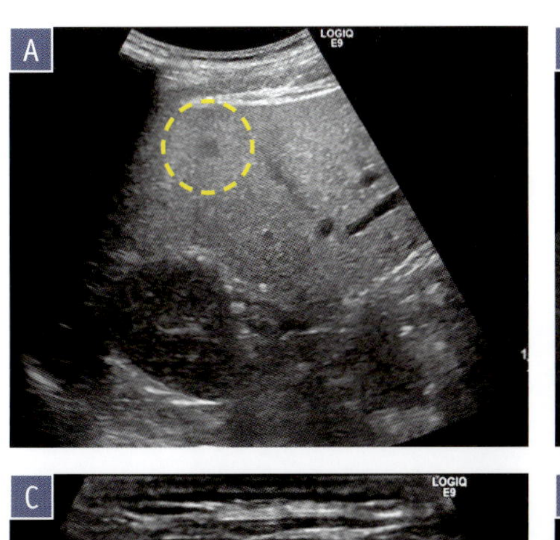

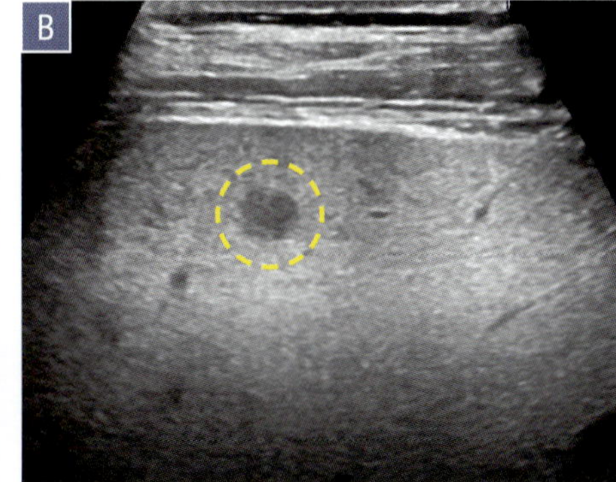

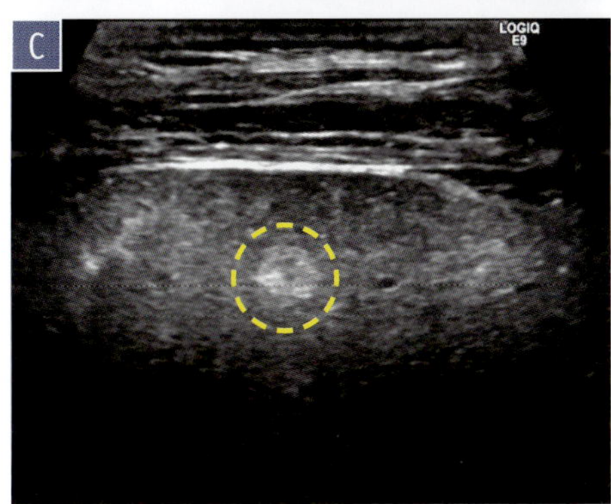

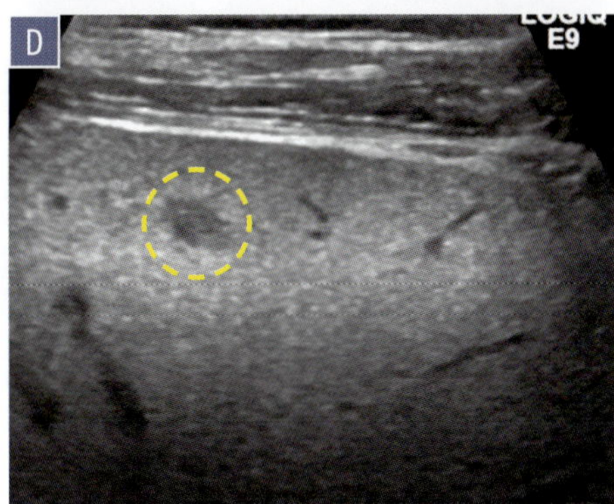

図1　低エコー型の肝細胞癌症例（約10mm）
A：B-mode（コンベックスプローブ：右肋骨弓下走査）　B：B-mode（高周波リニアプローブ：右肋間走査）　C：造影超音波検査（動脈優位相）　D：造影超音波検査（後血管相）

図1解説 慢性C型肝炎に合併したS6約10mmの肝細胞癌症例である。腫瘤径は小さいが，輪郭は明瞭である。造影超音波検査でも明確な腫瘍濃染と後血管相で明瞭な欠損像を呈しており，中分化型肝細胞癌と同様の血行動態を呈している。

診断に至るための重要な所見

- 20mm未満の肝細胞癌を見つけるポイントとして，B-modeで周囲の再生結節と比較し，やや大きめ，球形に近い，境界が明瞭，エコーレベルの低下，後方エコーの増強などが挙げられる。

- 早期肝細胞癌は，肉眼的には小結節境界不明瞭型に相当し，組織学的にも高分化型の肝細胞癌を指す（**図2**）。癌細胞は膨張性の増殖に至っていない段階であり，周囲肝組織へ癌細胞は肝細胞を置換するように増殖するため，境界は不明瞭なことが多い[1)]。
- 早期肝細胞癌の間は動脈の多血化にも至っていないため発育速度は遅い。したがって，癌の診断に至らなかった場合も的確な経過観察を行うことで予後に影響を与えないと考えられている。

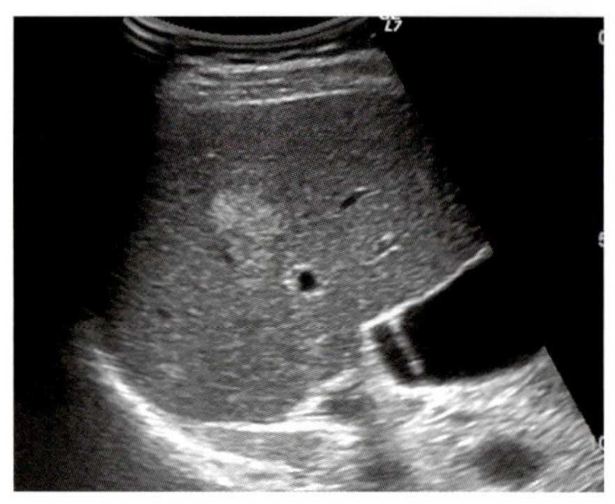

図2　高分化型肝細胞癌

- 高エコー腫瘤の内部に低エコー部分を認める場合は，高分化型の肝癌の内部に脱分化して中分化型の癌が出現したことを意味し，bright loop patternと呼ばれる重要な所見となる。
- 早期肝細胞癌はB-modeの形態変化のみでは診断に至らず，血流診断が必須となる。血流診断は動脈と門脈の両者の評価を行うことが重要である。
- 古典的肝細胞癌と異なり動脈血の増加を認めないため，腫瘍濃染を呈さないことが多く，門脈血の低下により診断を行う。
- ドプラで腫瘤内に門脈血流（定常流）を認める部分はまだ癌に至っていない証明となる（**図3**）。

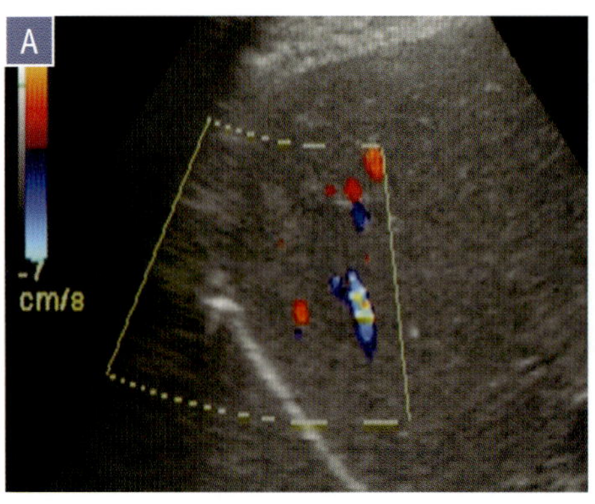

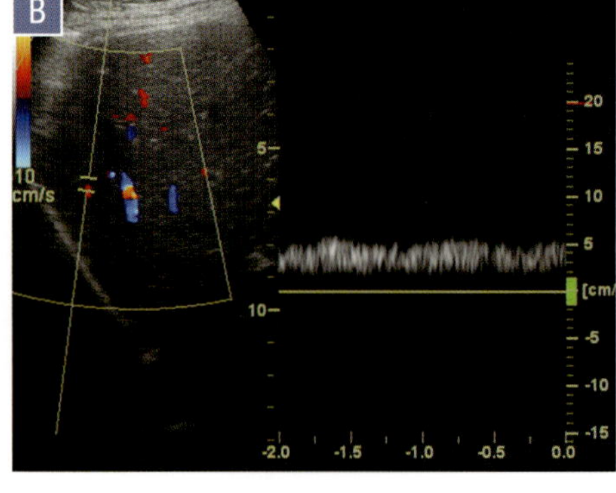

図3　慢性C型肝炎に合併した異型結節症例
A：カラードプラ（速度表示）（右肋間走査）　B：同部のパルスドプラ（FFT解析）

図3解説 S8に境界不明
な約15mmの等～やや高
コーの腫瘤を認める。カ
ードプラでは腫瘤辺縁に
流シグナルを認めてい
同部のFFT解析では定常
であり，門脈血であるこ
が確認された。

- 異型結節内に早期肝細胞癌を内包する場合があり，血流評価においては一部の血流変化が腫瘤全体を表すわけではないことに注意する。
- 造影超音波検査の動脈優位相では強い腫瘍濃染は呈さず，非腫瘍部と同等の造影剤が流入する場合もある。中分化型肝細胞癌と比較し腫瘤内部に血管として描出される本数は少ない（むしろ動脈血流の低下症例も多い）。
- 門脈優位相では肝実質と同程度，もしくは低下して造影される程度で，後血管相で周囲組織と比較して造影剤の取り込みが低下または欠損像を呈することで早期肝細胞癌と診断できる（**図4**）。

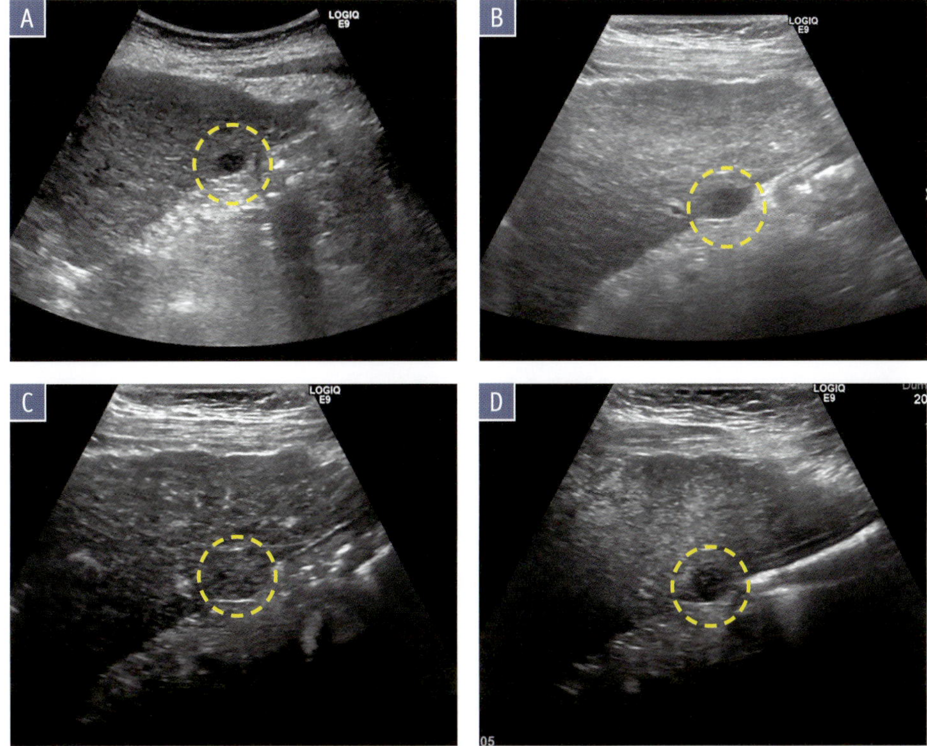

図4　早期肝細胞癌
A：B-mode（コンベックスプローブ：正中縦走査）　B：B-mode（高周波リニアプローブ：正中縦走査）
C：造影超音波検査（動脈優位相）　D：造影超音波検査（後血管相）

2 次の一手

その他の診断に役立つ様々な検査

- 早期肝細胞癌の診断には，造影超音波検査およびEOB・プリモビスト造影MRI検査が有用である（肝細胞造影相の欠損像のみが有所見となる場合が本疾患の初期段階といわれる）。
- 肝細胞癌の分化度診断は，動脈血と門脈血の比率の変化が組織分化度を反映するため，血流診断が主となる。血管造影下CT検査は純粋な門脈血・動脈血のみの評価が可能となるため診断に役立つ。
- 超音波ガイド下組織生検による診断が行われるが，異型性結節の中に癌を内包している場合も多く，少ない組織量で確定診断に至ることが困難な症例も多い。

文献

1）中島 収，他：肝臓．2011；52（7）：406-14．

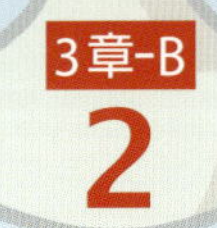

3章-B 2

肝細胞癌（20mm以上）の"Focus Point"

疾患解説

- 肝細胞癌は20mm以上になると高分化型の部分は少なくなり，画像診断上は中分化型の肝細胞癌の性質が色濃く出る。
- 特徴的な所見として，腫瘍周囲の線維性被膜，内部のモザイク様構造，そして豊富な動脈血と造影検査の腫瘍濃染像が挙げられる。
- 肝細胞癌は多段階発癌が特徴であり，1つの腫瘍の中に複数の分化度の癌細胞を認めるため，その配分により画像上の特徴が異なる。

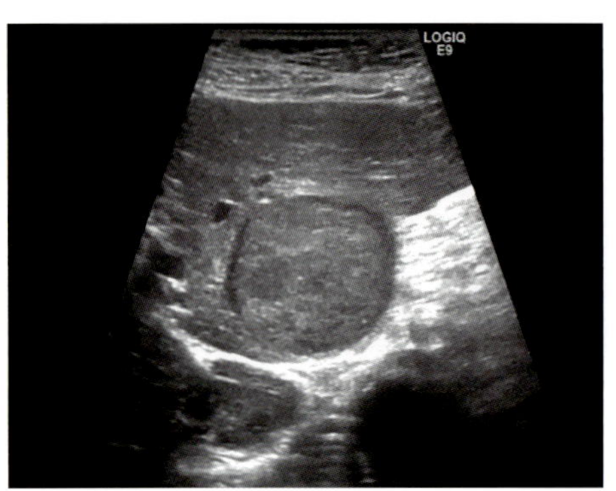

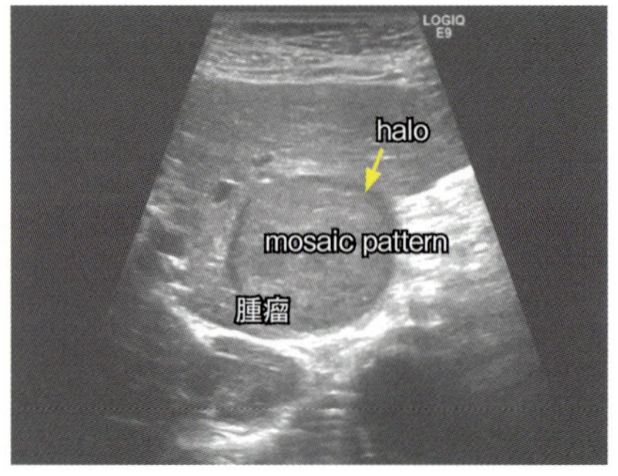

●肝細胞癌（20mm以上）の症例画像（単純結節型）

超音波診断に必要な所見

◎B-mode

- ▶辺縁低エコー帯：halo
- ▶内部エコーの不均質化：mosaic pattern，nodule in nodule
- ▶外側側方陰影：lateral shadow
- ▶後方エコーの増強：posterior echo enhancement（PEE）

◎ドプラ検査・造影超音波検査

- ▶動脈のバスケットパターン
- ▶門脈腫瘍塞栓やA-P shuntを進行例で認める
- ▶造影超音波検査でのバスケットパターンの血管構築と腫瘍濃染
- ▶造影超音波検査の門脈優位相～後血管相での欠損・不完全な欠損像

1 肝細胞癌(20mm以上)の“みかた”

高値となる3項目の腫瘍マーカー

- 肝細胞癌は，腫瘍特異性の高い腫瘍マーカーであるα-フェトプロテイン(AFP)，AFPの糖鎖構造の差異に基づいたレクチン親和性亜分画のAFP-L3分画，PIVKA-Ⅱの3項目が高値となるのが特徴。
- 腫瘍マーカーは早期癌では上昇しないこともあり，また肝癌がない肝硬変の場合でも軽度の上昇を認めることもあるため，経時的な変化が重要となる。
- PIVKA-Ⅱは，ワーファリンなどのビタミンK阻害薬を服用中の患者では異常高値(偽陽性)となることがあるので注意する。

特徴的な所見と肉眼分類

- 多段階発癌を背景に複数の分化度の細胞を含んでいるのが特徴であり，その割合によって多彩な内部エコーや造影超音波検査での腫瘍濃染像を呈する。
- mosaic patternは腫瘍の脱分化の表れであり，様々な分化度の腫瘍が含まれていて，その割合や分布，さらに腫瘍内壊死・出血などの割合により多彩な像を呈する。また，腫瘍内部に線維性隔壁を伴う症例もある。
- 腫瘍は膨張性発育を呈するため，20mm以上になると腫瘍周囲に“偽被膜”といわれる線維性被膜を形成するのが典型例の特徴となり，超音波検査のB-modeで低エコー帯として描出され“halo”と呼ばれる。
- 項目冒頭の症例画像は，「原発性肝癌取扱い規約」による腫瘍の肉眼分類における単純結節型であり，分類としてはこれに加えて単純結節周囲増殖型(図1)，多結節癒合型(図2)，浸潤型がある。このほかには早期癌を想定した小結節境界不明瞭型(☞3章B1)，一葉を占拠するような塊状型(図3)，両葉に小結節が散布するびまん型(図4)がある。
- lateral shadowは腫瘍が平滑であることを示す所見である。haloを有していてもlateral shadowが消失した症例では同部位の癌が被膜外に浸潤していることを示唆し，単純結節周囲増殖型と診断可能である(図1)。

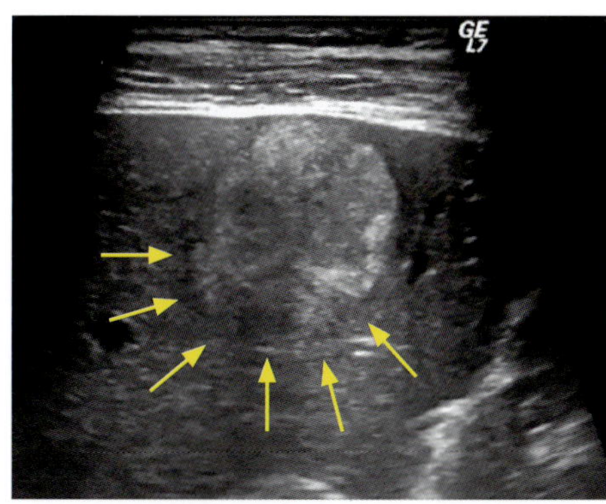

図1 単純結節周囲増殖型(肝細胞癌症例)
矢印の部分が周囲に増殖している

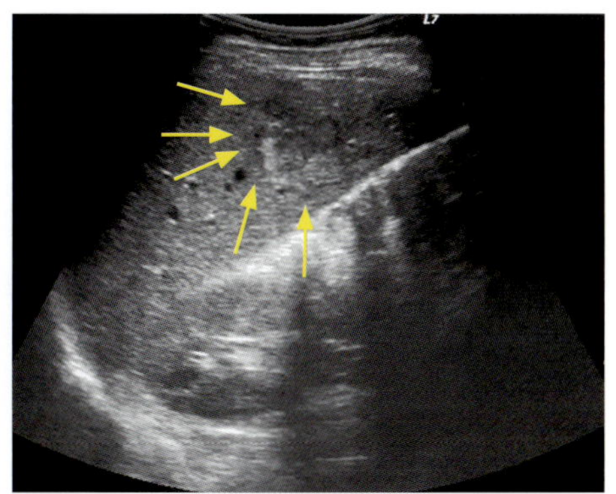

図2 多結節癒合型(肝細胞癌症例)

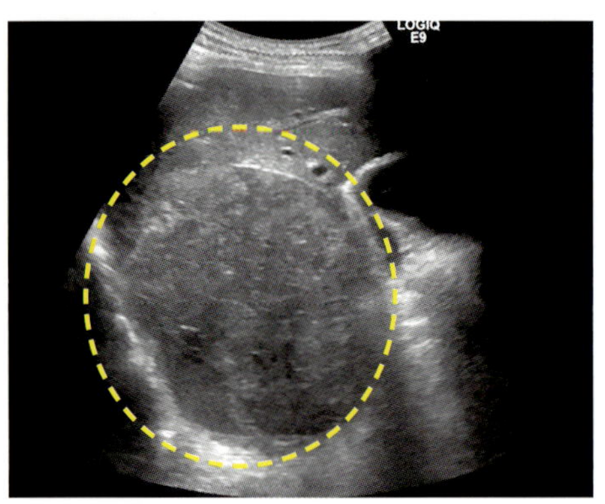

図3 塊状型（肝細胞癌症例）

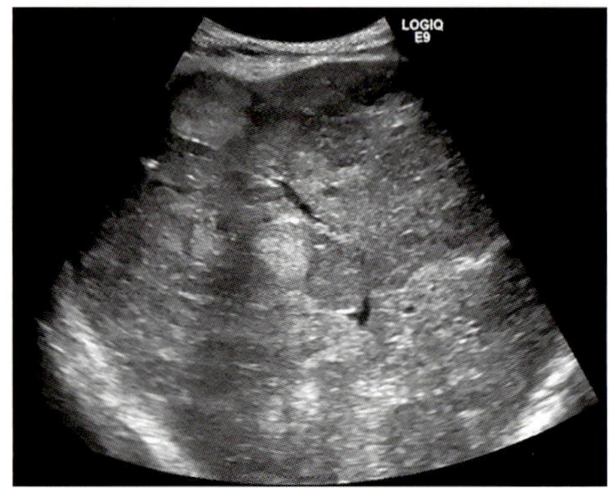

図4 びまん型（肝細胞癌症例）

- 単純結節型と比較し，単純結節周囲増殖型や多結節癒合型（塊状型，びまん型も）では門脈浸潤の割合が高くなる。
- 後方エコーの増強は，腫瘍部の音響透過性が非腫瘍部に比べて良いことを示唆する。
- 特徴的な所見はどの断面で見られるかわからないため，絶えず立体的なイメージを持って多方向から腫瘤を観察する心構えを持つことが重要となる。
- 血流評価では，動脈血の増加と動脈周辺から中心に向かうバスケットパターンも特徴となる。高感度ドプラや加算画像を用いることで評価しやすい。
- 造影超音波検査の動脈優位相では，バスケットパターンの血管構築と血管増生，不整な腫瘍血管と肝実質に比し強い濃染が特徴となる。
- 造影超音波検査の門脈優位相では，門脈血流の低下・欠損に伴い，肝実質に比し低下して造影される非造影部位の存在が特徴。しかし，動脈血の腫瘍濃染の排泄遅延により造影効果が残存する場合があるので注意する。
- 造影超音波検査の後血管相では，欠損もしくは不完全な欠損を呈するのが特徴となる（**図5**）。欠損を呈さない部分は前述のような排泄遅延や，内部における高分化や異型結節の細胞成分の残存が疑われる。

2 次の一手

治療方法は総合的な診断で決定！

- 腫瘍の質的診断のみでなく，脈管浸潤や転移（肝内・肝外）の有無も検討しながら総合的に診断し，治療方法を決定する。
- 腫瘍の肉眼分類や分化度診断には造影超音波検査が有用。
- 造影CTやEOB・プリモビスト造影MRI検査，血管造影下CT検査などを併用し，総合画像診断を行う。

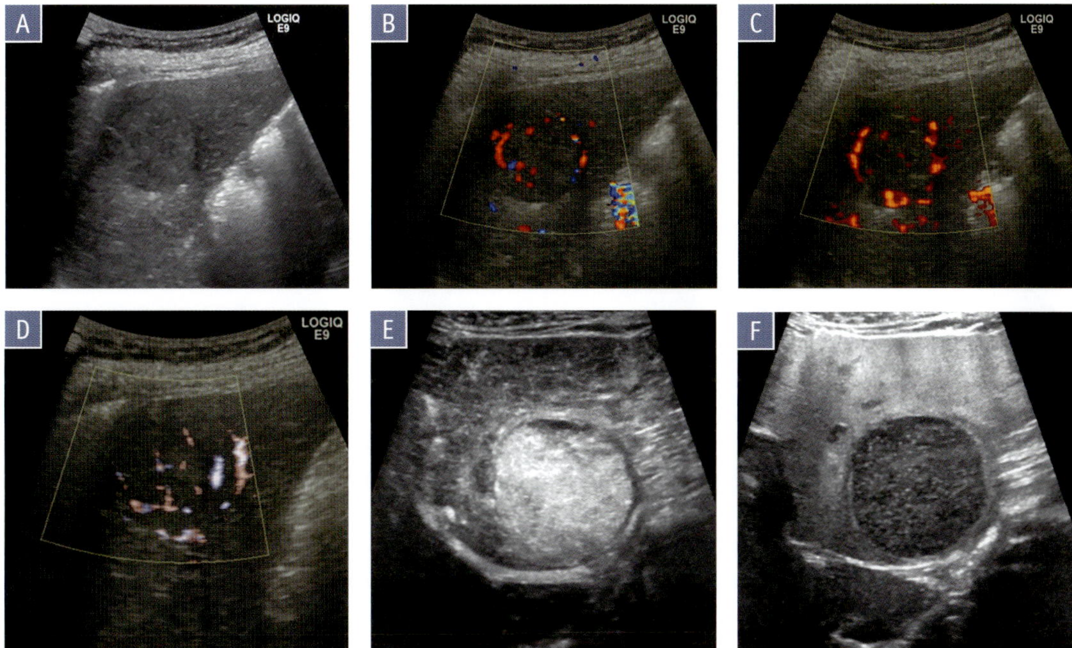

図5　肝細胞癌（20mm以上）の各モード画像
A：B-mode　B：カラードプラ　C：パワードプラ
D：高感度ドプラ　E：造影超音波検査（動脈優位相）　F：造影超音波検査（後血管相）

図5解説 ドプラでは，腫瘤周囲から中心に向かうバスケットパターンの動脈を認める。造影超音波検査では，動脈優位相の均質な腫瘍濃染と後血管相の明瞭な欠損像を認めている。

■小さな腫瘍でも脈管浸潤を有している症例はあるため，腫瘍径のみで安易に局所療法を選択することは避ける。

■血管造影下CT検査をすることで動脈血と門脈血を単独で造影することが可能であり，腫瘍の浸潤の程度を把握するためや他部位の存在診断の向上のために施行することがある。

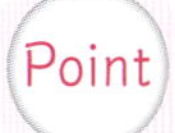

- 治癒後でも背景肝が肝硬変の場合には異所再発のリスクが年間20％弱あるため，定期的な経過観察が必要である。

肝細胞癌の画像診断を究めよう

肝細胞癌は肝悪性腫瘍の中で最も多く，他の画像診断も把握することは日常臨床においても重要である。いわゆる古典的肝細胞癌といわれる中分化型肝細胞癌の造影CT，造影MRI，血管造影（血管造影併用CT）像を呈示する。

①造影CT検査

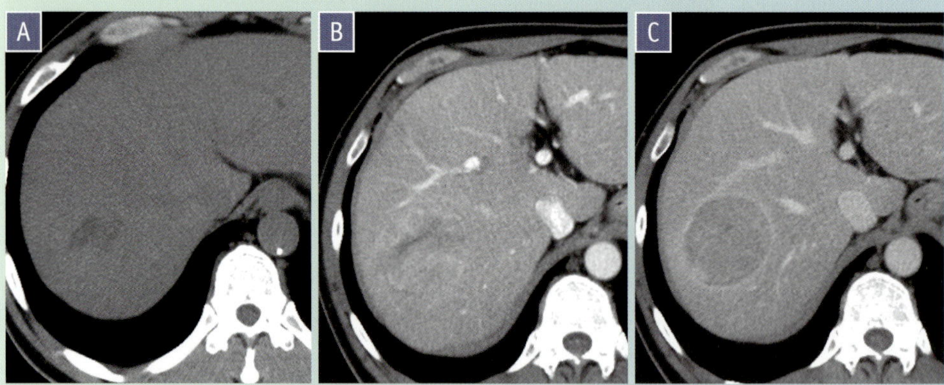

図6　造影CT画像
A：単純CT　B：造影（動脈優位相）　C：造影（門脈優位相）

図6 解説：S7，55mmの腫瘍であるが，単純CTで一部の低吸収域のみ指摘可能であり，腫瘤輪郭は不明瞭で，占拠部位が指摘しがたい。動脈優位相で内部の一部を除き周囲の肝臓より強い造影効果を認める。門脈優位相では，腫瘤内は周囲と比較し低吸収域となっており，周囲の被膜を示唆するリング状の濃染の残存を認める。

②EOB・プリモビスト造影MRI検査

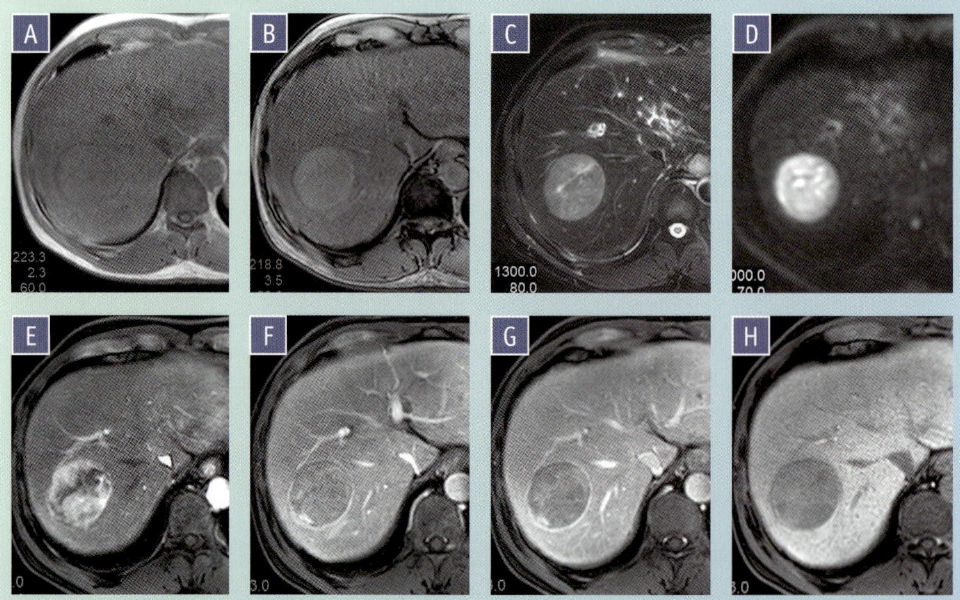

図7　EOB・プリモビスト造影MRI画像
A：T1強調画像（in phase）　B：T1強調画像（out of phase）　C：T2強調画像　D：拡散強調画像
E：造影（動脈優位相）　F：造影（門脈優位相）　G：造影（肝静脈相）　H：造影（肝細胞造影相）

図7 解説：T1強調画像のin phaseで等信号で被膜と思われる部分が帯状の低信号を示している。T1強調画像のout of phaseでやや高信号を呈しており，鉄沈着が示唆される。T2強調画像で高信号，拡散強調画像で強い高信号を呈する。造影検査では動脈優位相で強い内部不均質な造影効果の腫瘍濃染像を呈し，門脈優位相以降では欠損像を呈する。肝細胞造影相では境界明瞭で明確な欠損像を呈する。

③血管造影および血管造影下CT検査

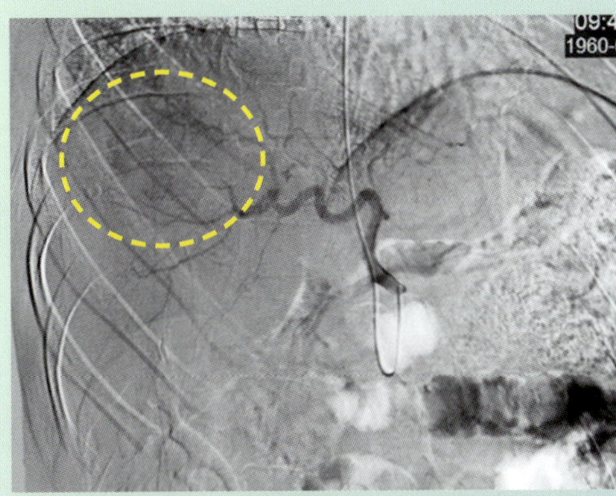

図8　腹部血管造影画像

図8, 9 解説：総肝動脈造影検査では，S7に淡い腫瘍濃染像を認める。肝動脈造影下CT検査では，第1相早期相で腫瘍周囲から中心に向かう不整の腫瘍濃染像と，第2相で腫瘍周囲にリング状の濃染を認め，いわゆる"コロナ濃染"といわれ，排泄静脈の領域を示唆している。

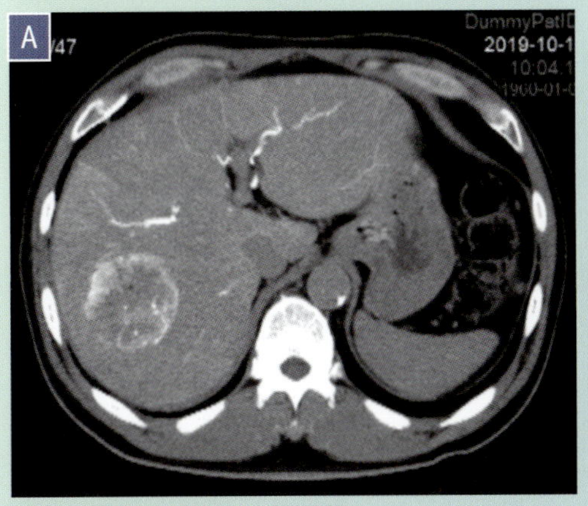

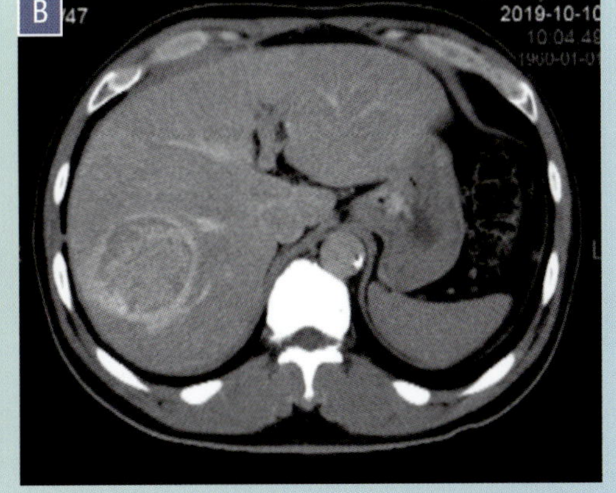

図9　肝動脈造影下CT画像
A：第1相　B：第2相

④上腸間膜経由の門脈造影下CT検査（CTAP）

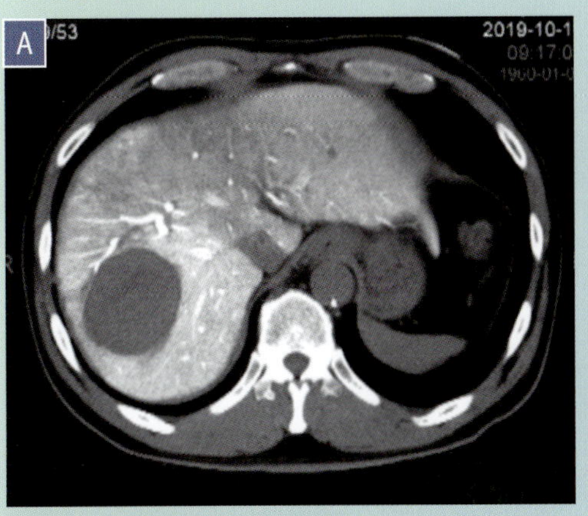

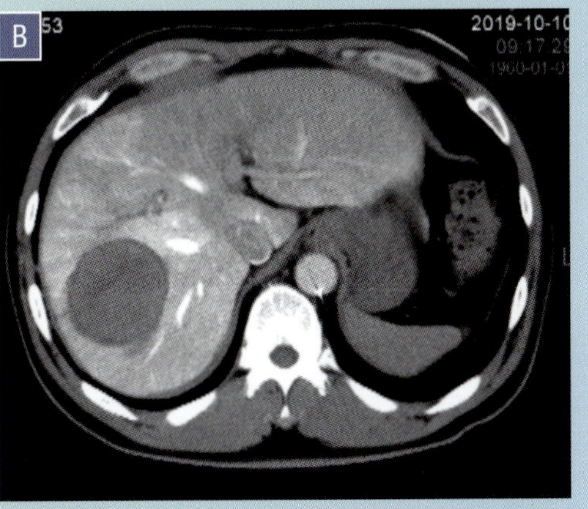

図10　門脈造影下CT画像
A：早期相　B：後期相

図10 解説：肝臓の非腫瘍部は門脈血流を受けており，門脈血流の有無は他部位における腫瘍の存在診断のほか，腫瘍の浸潤領域の判定に役立つ。

3章-B 3

肝細胞癌浸潤の“Focus Point”

疾患解説

・肝細胞癌は排泄静脈が門脈であることが多いため，門脈浸潤と肝内転移が多い。
・肝細胞癌の脈管浸潤は門脈浸潤，肝静脈浸潤，胆管浸潤の順に頻度が高い。
・肝細胞癌は背景肝自体が肝癌のハイリスクグループであるため，同時性・異時性に再発するのが特徴。

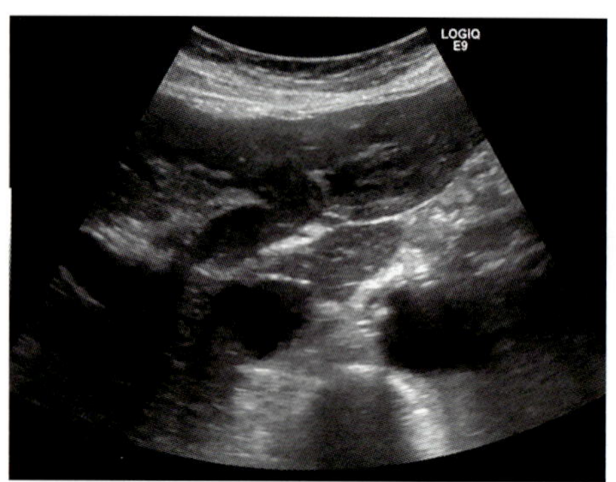

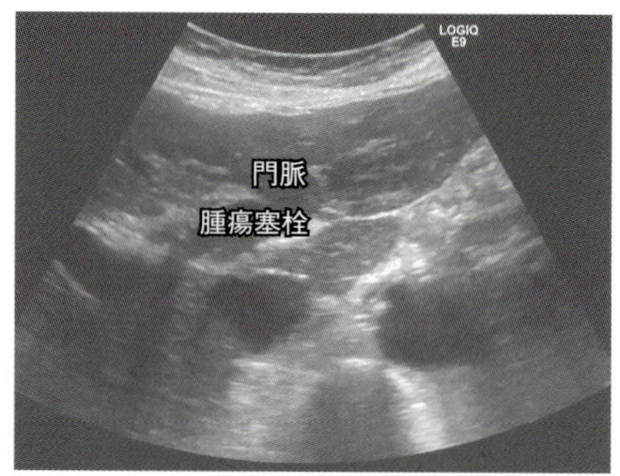

●肝細胞癌浸潤の症例画像

超音波診断に必要な所見

◎ B-mode

▶ 拡張した門脈，肝静脈，胆管の内部に描出される実質エコー
▶ 腫瘍と接していない部分にも出現する

◎ ドプラ検査・造影超音波検査

▶ 管腔内の充実性部分に動脈性の血流シグナル
▶ 門脈腫瘍塞栓以外は動脈血流が乏しい

1 肝細胞癌浸潤の“みかた”

門脈，肝静脈，胆管への浸潤の有無をそれぞれ丁寧に評価！

- 治療法の選択にも関与するため，肝細胞癌の診断時には必ず門脈，肝静脈，胆管への浸潤の有無をチェックする。
- 各脈管内が無エコーではなく実質エコーを伴う場合には，腫瘍塞栓を疑う（**図1**）。
- 腫瘍部周辺はもちろん，離れた場所にも存在することがあるので注意する。
- 門脈圧亢進症に伴う血栓や胆管では炎症性産物などの可能性もあるので，内部血流の有無で判断する。内部血流の判定はドプラ検査または造影超音波検査で行う（**図2**）。

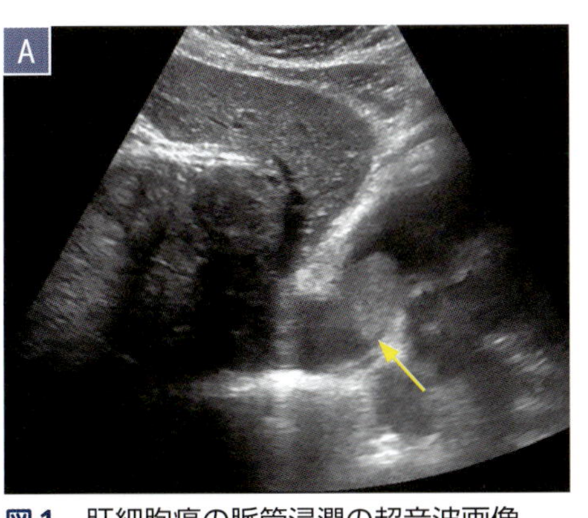

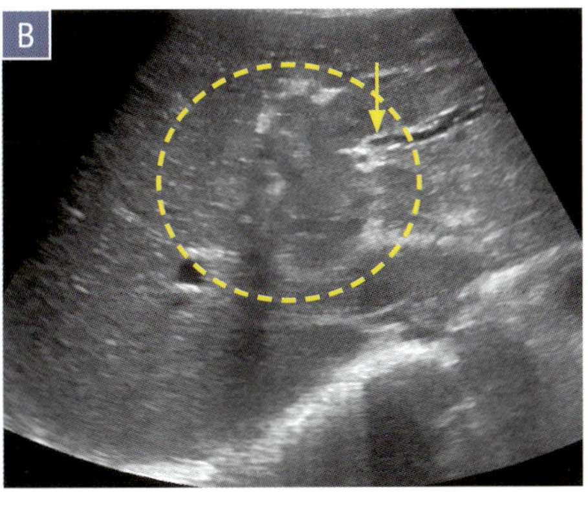

図1A解説 肝静脈浸潤から下大静脈内へ腫瘍塞栓が進展している。

図1B解説 肝門部の腫瘍（○）によって門脈左枝は浸潤により描出されず，胆管浸潤によりS3の末梢胆管の拡張を認める。

図1　肝細胞癌の脈管浸潤の超音波画像
A：静脈浸潤（正中縦走査）　B：門脈浸潤＋胆管浸潤（正中横走査）

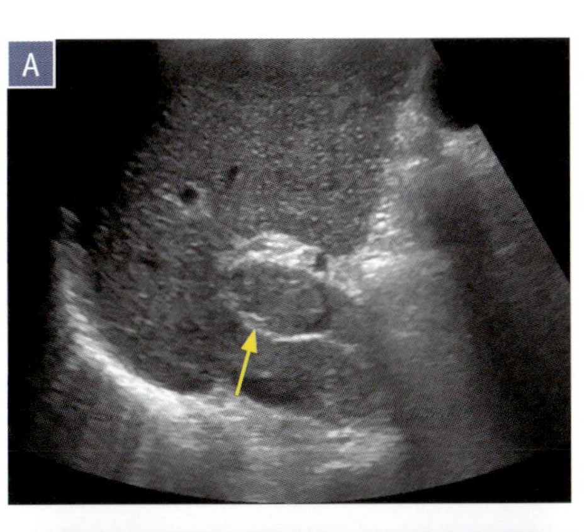

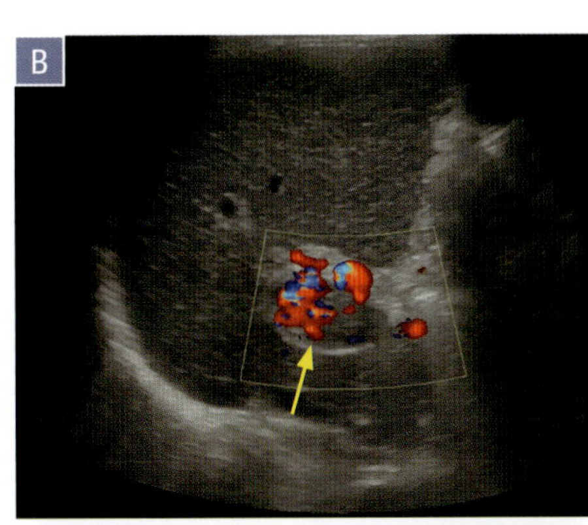

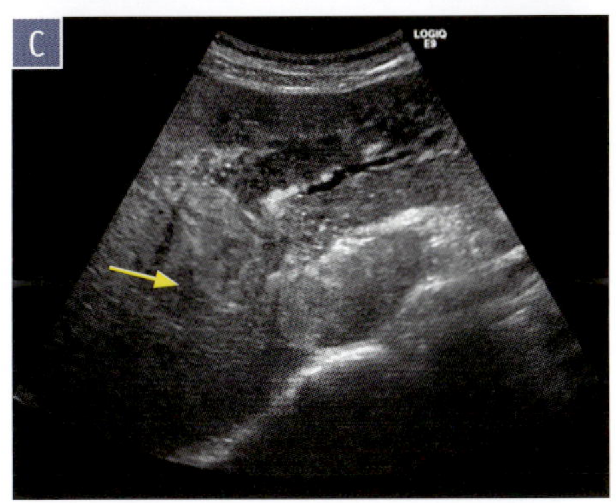

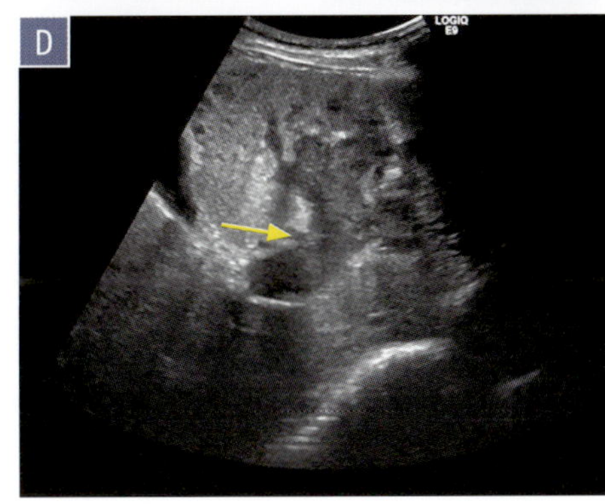

図2解説 門脈は腫瘍塞栓により拡張し内腔は腫瘍で充満され無エコーとなっていない（矢印）。カラードプラでは腫瘍塞栓内に動脈血を豊富に認めている。造影超音波検査では腫瘍とほぼ同等の造影効果を腫瘍塞栓内に認め，後血管相では欠損像を呈している。

図2　肝細胞癌の門脈浸潤の超音波画像
A：B-mode　B：カラードプラ　C：造影超音波検査（動脈～門脈優位相）　D：造影超音波検査（後血管相）

2 次の一手

- 造影CT・造影MRI検査，FDG-PET/CT検査などを併用し，肝臓のみならず全身の転移検索を行いstagingする。
- 局所の脈管浸潤の場合は手術適応もあり，切除可能か否かをまず見きわめる。
- 脈管浸潤，他臓器転移の場合などは肝動注療法を含めた化学療法が中心となる。
- 化学療法では近年，数種類の分子標的薬が使用可能となり，治療選択肢が増加している。

3章-B

4 肝細胞癌破裂の“Focus Point”

疾患解説

・“突然の激しい腹痛”の原因になることを念頭に置く。
・肝細胞癌は通常は無症状であるが，肝被膜への浸潤により疼痛を伴うことがあり，激しい痛み（時としてショックバイタル）の場合には肝細胞癌の破裂を疑う。
・大きな肝細胞癌や肝表面の腫瘍では肝癌の破裂症例もあるので注意が必要である。

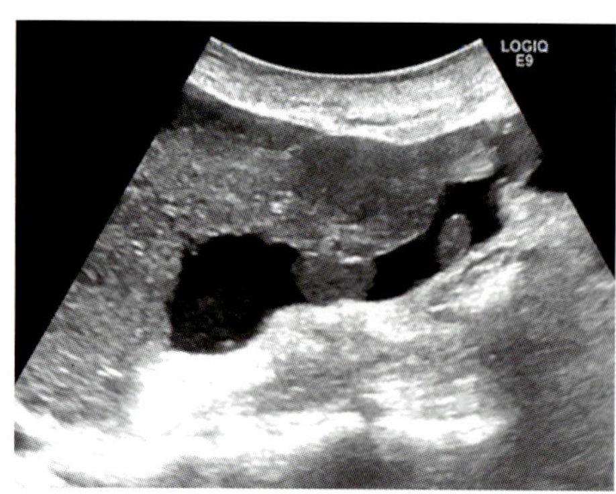

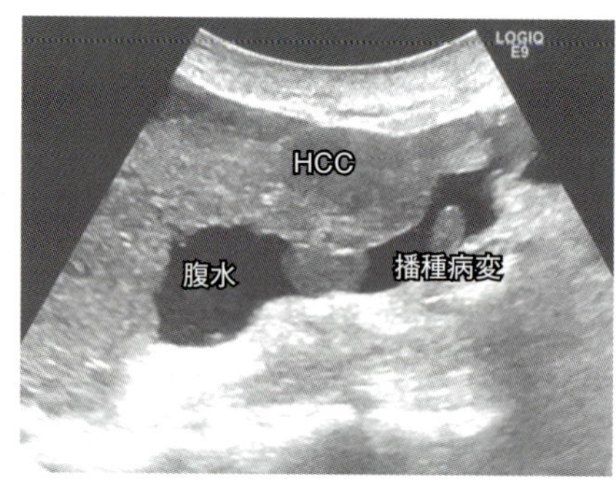

●肝細胞癌破裂の症例画像

超音波診断に必要な所見

◎B-mode

▶肝被膜直下に突出した腫瘤像
▶腹水中の点状エコーの存在

◎ドプラ検査・造影超音波検査

▶腫瘤内の動脈血流
▶造影超音波検査による腫瘍濃染像と腹水中への造影剤の漏出

1 肝細胞癌破裂の“みかた”

腹痛症例で肝内の腫瘤像，腹水を認めた場合に疑う！

■激しい腹痛で来院した場合，肝内の腫瘤性病変と試験穿刺による血性腹水の確認で確定診断となる。ショックバイタルになることもあるが，一時止血またはoozingのような状態で病院に搬送される場合が多い。

■腹水中のフィブリンを反映した点状エコーが血性腹水を疑う所見となる。

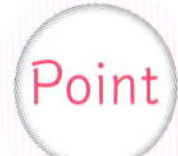

- 肝硬変合併症例も多く，肝腎症候群を併発する可能性が高いことから，造影CT検査を行う際には細心の注意が必要である。

緊急血管造影の効果的な施行タイミング

- 一時的でも止血している状態では，血管造影を施行しても出血箇所が不明となることも多いので，緊急血管造影のタイミングが問題となる。単純CT検査＋造影超音波検査で腫瘍濃染像と造影剤の腹水中への漏出を確認した場合に血管造影を施行するのが最も効果的といえる（**図1**）。
- 前治療歴がある場合や多発症例では出血部分が不明となることもある。

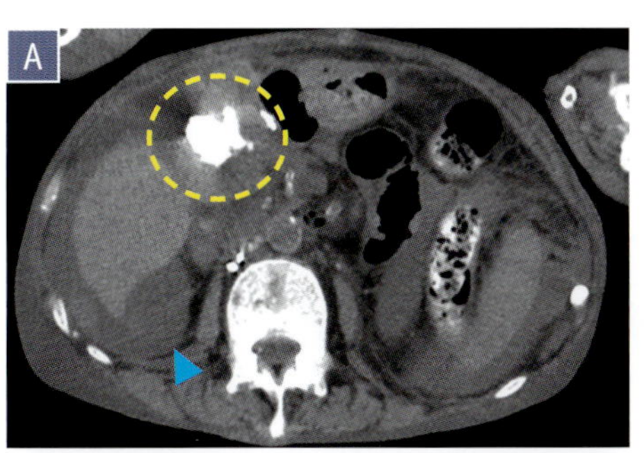

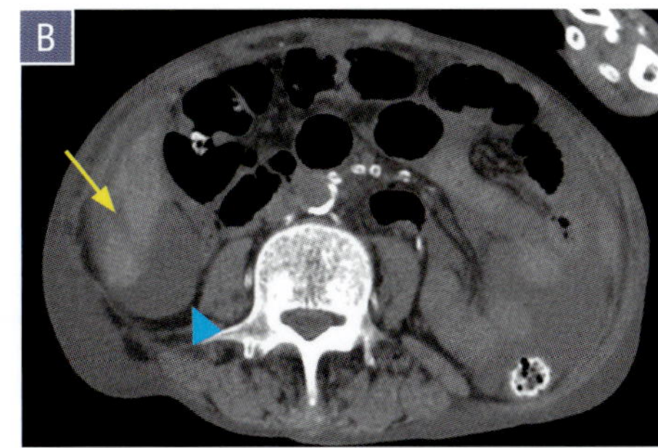

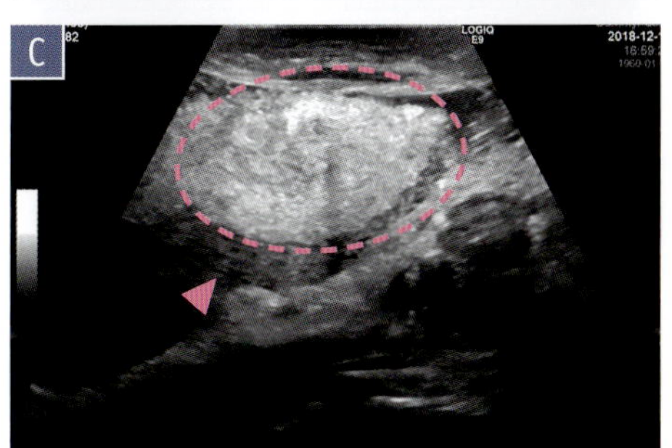

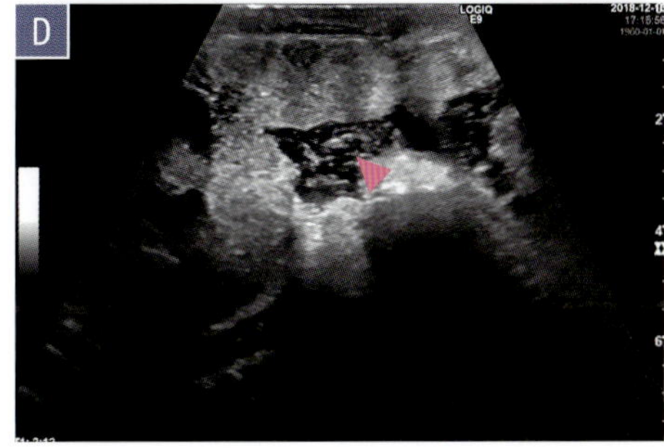

図1 肝細胞癌破裂症例
上段（A･B）：単純CT検査　下段（C･D）：造影超音波検査

図1解説 肝細胞癌に対する肝動脈塞栓療法後，経過観察中（**図1A**の○が治療後結節）に激しい腹痛で来院した症例。単純CT検査で肝周囲の腹水のCT値が高く出血が推測された（▶）。矢印の部分からの出血も疑われた。造影超音波検査でS6（**図1C**の○）の部分の腫瘍濃染と腹水内への造影剤の漏出が確認され（▶），緊急血管造影を施行し止血された。

2 次の一手

- 超音波造影剤は副作用がほとんどなく，腎機能障害のある例でも積極的に使用可能である。
- 腹水中に血液の漏出が確認された場合には，血管造影などによる緊急止血処置が有効となる。止血処置後に全身状態を整えて，再度待機的に癌の治療を行う。
- 癌が腹腔内に散布されたので，腹膜播種の可能性を念頭に置いて経過観察を行う。
- 止血処置により短期的な予後は改善する。全身状態の改善にも効果があり，止血後の手術症例や長期生存例も存在している。

5 肝内胆管癌の“Focus Point”

疾患解説

・肝原発悪性腫瘍の中で肝細胞癌について多い（約5～10%）。

・左右の肝管の分岐部を含む一次分枝より肝側に生じる，肝内の胆管上皮あるいはそれに由来する細胞からなる上皮性悪性腫瘍。

・組織学的にはほとんどが腺癌。特殊な例として扁平上皮癌，腺扁平上皮癌，肉腫様肝内胆管癌，粘液癌，淡明細胞癌，細胆管癌などがある。

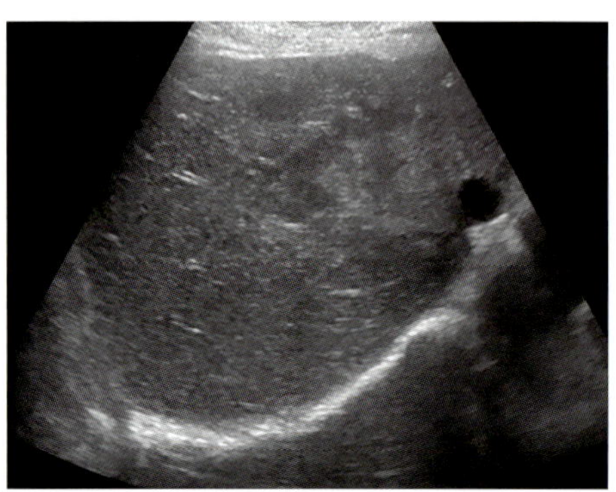

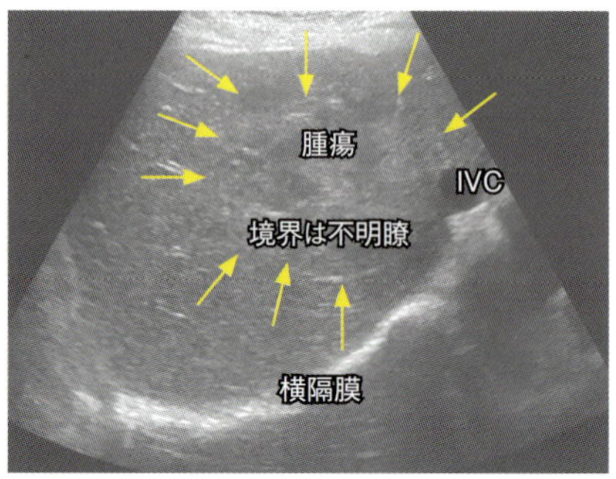

●肝内胆管癌の症例画像

超音波診断に必要な所見

◎B-mode

▶腫瘤形態は不整形（八つ頭状の形態）

▶境界は不明瞭

▶エコーレベルは様々

▶比較的均質な内部エコー

▶腫瘤内部に既存血管が走行

▶末梢胆管の拡張

◎ドプラ検査・造影超音波検査

▶腫瘤周辺の脈管の圧排所見

▶腫瘤内部の既存血管（動脈・門脈）の残存

▶ドプラで観察される腫瘤内部の血流は少ない

▶造影超音波検査の動脈優位相で淡い腫瘍濃染像

▶腫瘤辺縁および周辺に見られるリング状濃染

▶造影超音波検査の門脈優位相～後血管相で比較的早期からの明瞭な欠損像

1 肝内胆管癌の"みかた"

肉眼分類，腫瘍マーカーの特徴

- 「原発性肝癌取扱い規約」の腫瘍肉眼分類では，腫瘤形成型（mass forming type），胆管浸潤型（periductal infiltrating type），胆管内発育型（intraductal growth type）の3基本型に分類される。
- 腫瘍マーカーとしてはCA19-9やCEAの上昇が特徴として挙げられるが，肝細胞癌ほどの腫瘍特異性はない。
- 肝細胞癌と異なり，早期からリンパ節転移などの肝外転移も多いため，CTやMRI検査などで全身の精査を行って治療方法を決定する。

造影超音波検査で癌の領域を評価！

- 腫瘍被膜などを有さず，置換性の浸潤増殖が特徴であるため，腫瘤性病変として指摘されにくい特徴があり，癌の境界を見きわめるためには造影剤を使用して評価を行うことが重要。
- 腫瘤輪郭が不明瞭なため，末梢胆管の拡張のみが指摘され，腫瘤が描出できない症例もある（**図1**）。
- 各造影検査では，腫瘤内部が線維組織に富むため造影後期相まで造影効果の残存を認めることも特徴。背景肝が正常例であることも多く，肝血管腫との鑑別が必要となる場合がある。
- 造影超音波検査では，大きな腫瘤において壊死部は全時相を通して欠損像を呈する。
- 動脈優位相早期より淡い腫瘍濃染に続くリング状の濃染効果を呈する（**図2**）。
- 胆管閉塞がある場合，胆管炎の併発により炎症性の腫瘤周囲の濃染を認めることがあり，腫瘤部のみの濃染ではないことに注意が必要となる。

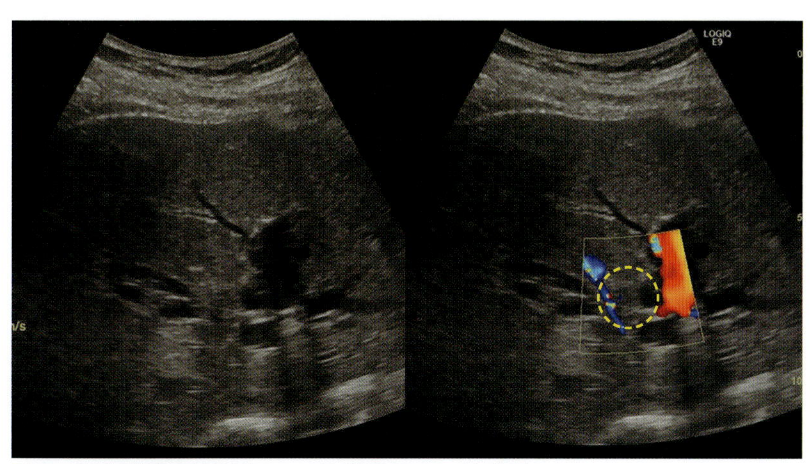

図1 肝内胆管の拡張（B-mode併用カラードプラ）
正中横走査，2画面表示

図1解説 腫瘤部分はB-modeでは不明。カラードプラで拡張胆管と門脈・肝静脈の鑑別が可能。○の部分が閉塞部であることより腫瘤が疑われる。

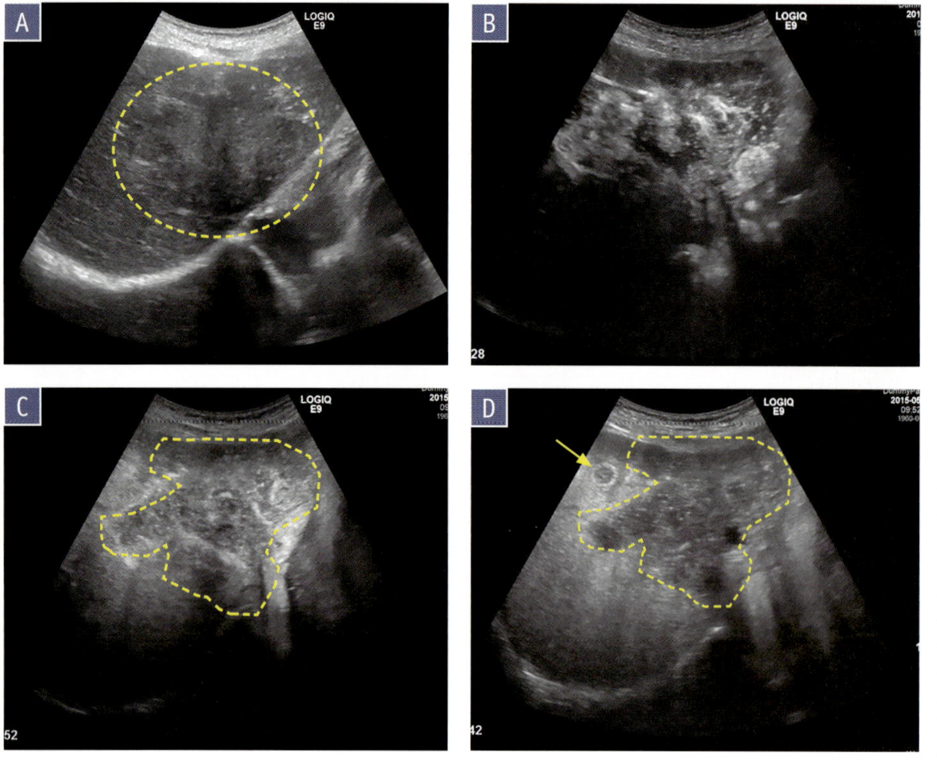

図2　肝内胆管癌の造影超音波画像（右肋骨弓下走査）
A：B-mode　B：動脈優位相　C：門脈優位相　D：後血管相

図2解説 B-modeでは境界不明瞭で不整形の低エコー腫瘤として描出される（**図2A**の○）。造影超音波検査の動脈優位相では，腫瘤周囲から内部に向かう不整な動脈とそれに伴う濃染を認める。門脈優位相になると腫瘤内部がほぼ濃染され，周囲に縁取られる造影効果も認めている。後血管相では腫瘤輪郭が明瞭になるとともに肝内転移巣も描出されている（矢印）。

2 次の一手

根治療法は手術のみ！　腫瘍の範囲を正確に見きわめよう

- 背景肝が健常な症例からも発生するため，発見動機がなく，大きな腫瘍となってから初めて指摘される症例も多い。
- 根治的な治療法は手術のみとされる。肝門部への進展の程度により切除範囲が決定するため，腫瘍の範囲をしっかりと診断することが重要。その他の治療としては，肝動脈塞栓療法の効果も低く，化学療法が中心となる。
- 閉塞性黄疸や胆管炎を併発することがあり，ドレナージ・内瘻などを的確に行うことが予後改善のポイントとなる。

肝内胆管癌の画像診断を究めよう

胆管癌は肝内の胆管上皮，あるいはそれに由来する細胞からなる上皮性悪性腫瘍であり，組織学的に肝細胞癌と異なるため，画像診断も同じ肝腫瘍でも異なる点に注意が必要となる。
以下に造影CT検査，EOB・プリモビスト造影MRI検査の画像を呈示するので，肝細胞癌症例と比較して参考にして頂きたい。

①造影CT検査

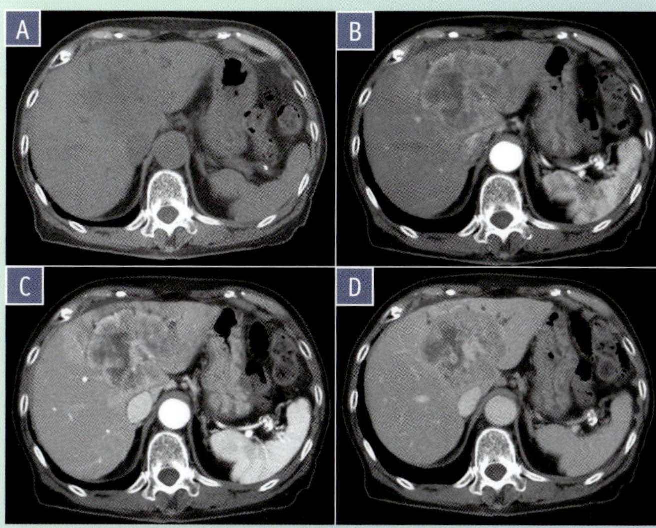

図3 解説：単純CT検査で不整形の低吸収域として描出され，末梢の肝内胆管の拡張を認める。動脈優位相では腫瘤の周囲のみ造影され中心部は造影されないが，門脈優位相にかけて造影効果は広がっている。造影により腫瘤輪郭および拡張胆管が明瞭となる。

図3　肝内胆管癌の造影CT画像
A：単純CT検査　B：造影（動脈優位相）　C：造影（門脈優位相）　D：造影（肝静脈相）

②EOB・プリモビスト造影MRI検査

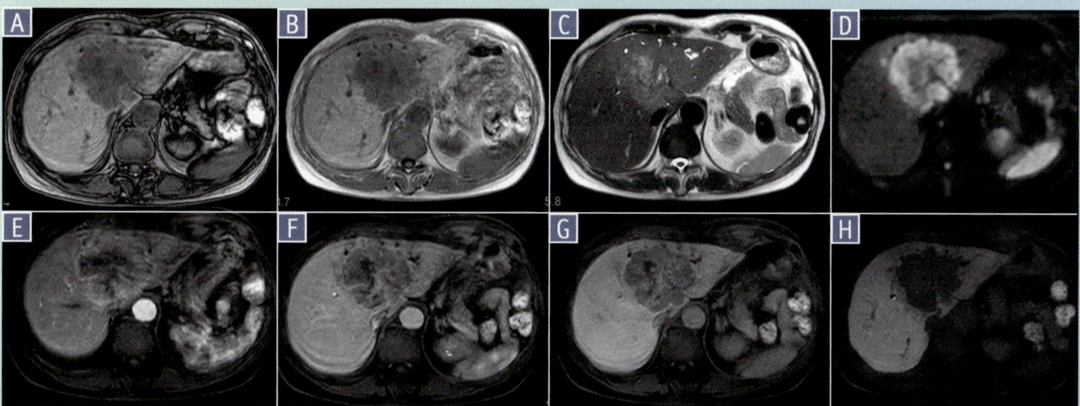

図4　肝内胆管癌のEOB・プリモビスト造影MRI画像
A：T1強調画像（in phase）　B：T1強調画像（out of phase）　C：T2強調画像　D：拡散強調画像
E：造影（動脈優位相）　F：造影（門脈優位相）　G：造影（肝静脈相）　H：造影（肝細胞造影相）

図4 解説：T1強調画像で低信号，T2強調画像で高信号，拡散強調画像で強い高信号を呈する。
造影効果はCTと同様であり，動脈優位相で内部の造影効果を認めるが，均質な造影ではなく不均質な造影効果が出る。造影部分は肝静脈相にかけて徐々に広がっている。肝細胞造影相では腫瘤輪郭が明確になり，拡張胆管とともに病変の広がりを評価しやすい。

3章-B 6 混合型肝細胞癌の“Focus Point”

疾患解説

- 混合型肝細胞癌は，同じ腫瘍内に肝細胞癌（hepatocellular carcinoma；HCC）と胆管細胞癌（cholangiocellular carcinoma；CCC）の両成分が混在する腫瘍。
- 原発性肝悪性腫瘍の0.4～2.5％といわれる。
- 肝炎ウイルス陽性者も多く，安易にHCCとしないことが大切。
- 肝内胆管成分は腺癌，粘液産生を伴うことが多い。最終診断には組織の特殊免疫染色が必要。

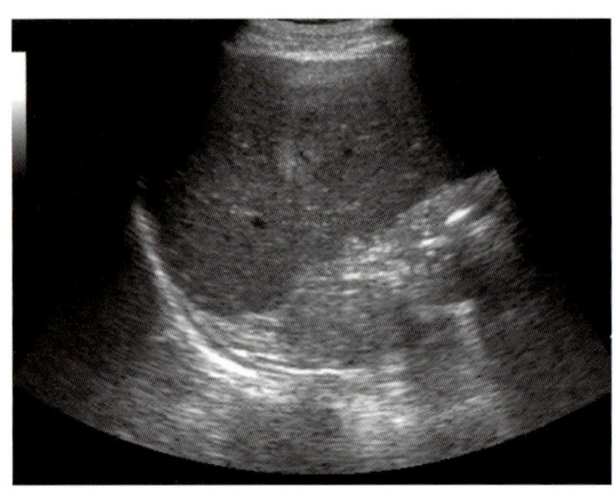

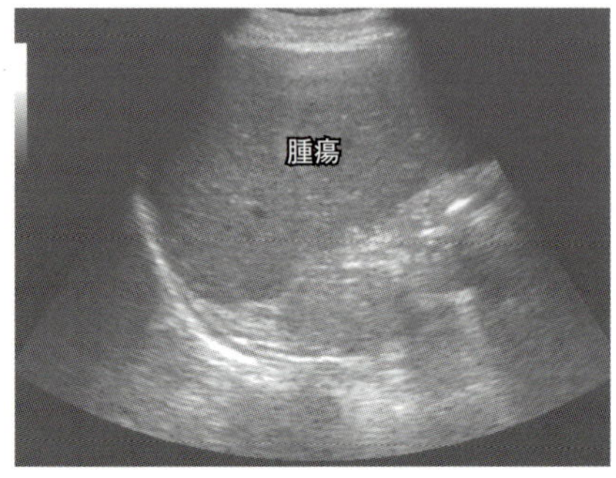

●混合型肝細胞癌の症例画像

超音波診断に必要な所見

◎B-mode

- ▶典型像はない
- ▶halo，mosaic patternは呈さないことが多い
- ▶HCC多結節癒合型やCCCとの鑑別は困難

◎ドプラ検査・造影超音波検査

- ▶動脈血の多寡はHCCの成分の割合による
- ▶造影超音波検査での濃染像
- ▶造影超音波検査で正確な肉眼形態の評価

1 混合型肝細胞癌の“みかた”

通常のHCCやCCCと異なる場合に疑う！

■ HCCとCCCの部分の割合により様々な像を呈するが，HCCの部分が前面に出るため，術前に正しく診断される割合は低い。

- 肝炎ウイルス陽性者も多く，背景肝に慢性肝障害を伴う症例にも出現するので注意が必要で，安易にHCCとしないことが重要である。
- 線維性被膜などを有さないためhaloを認めない。形態的には多結節癒合型の像を呈し，CCCより腫瘍濃染像が強いなど，通常のHCCやCCCと異なる場合には同疾患を疑う（B-modeではCCCの形態で，腫瘍濃染像はHCCに類似するなどの画像所見の乖離が診断のヒントになる）。
- 造影超音波検査ではHCC部分の割合により腫瘍濃染像の強さが変わるが，濃染像の多寡による評価は困難である（**図1**）。
- CA19-9，CEAの上昇を伴うことがあるので，診断の際の参考にする。
- 最終診断は組織学的な特殊免疫染色で行われる。

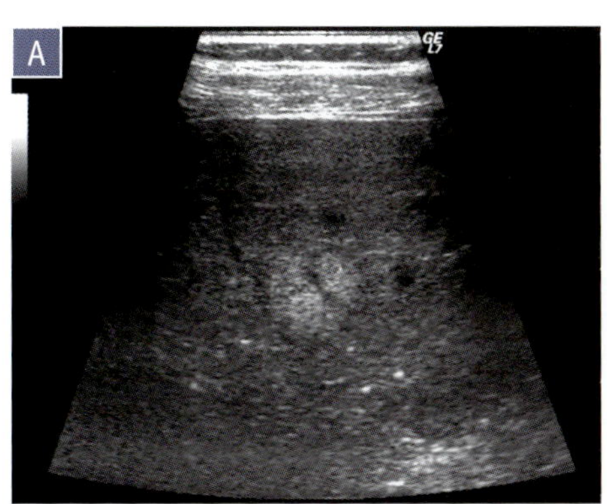

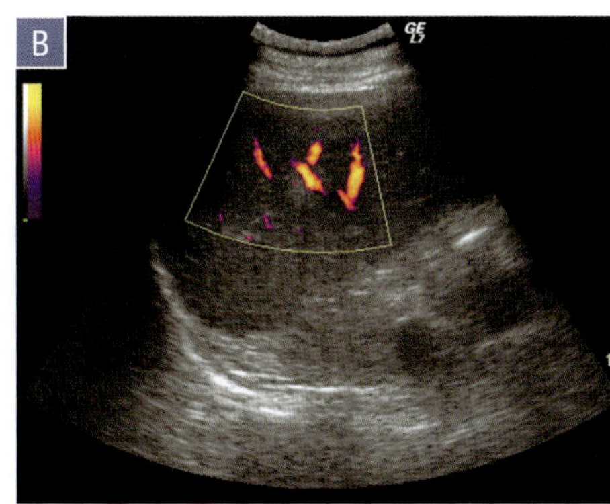

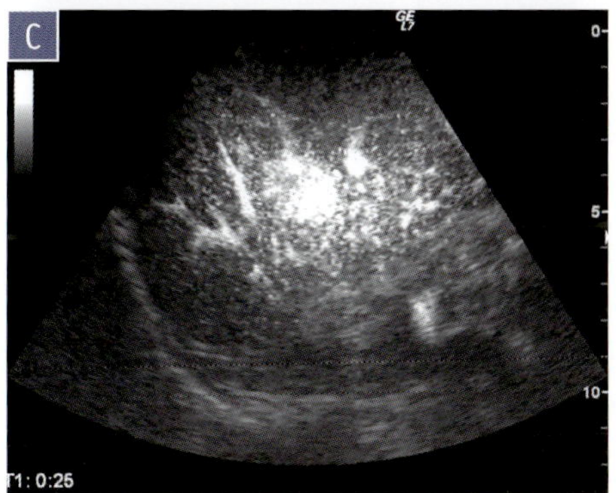

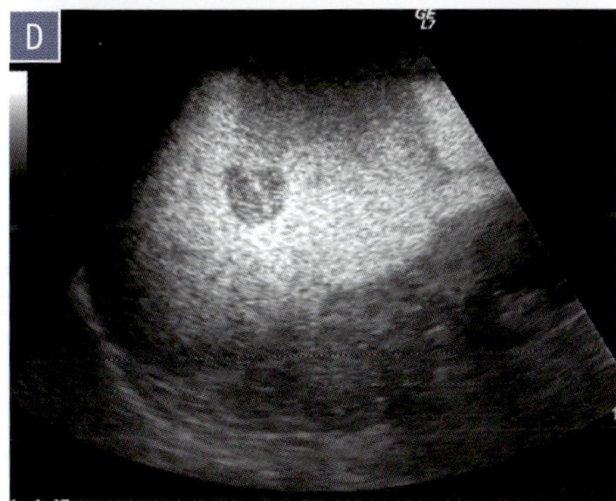

図1　混合型肝細胞癌の各モード画像（右肋間走査）
A：B-mode（高周波リニアプローブ）　B：パワードプラ
C：造影超音波検査（動脈優位相）　D：造影超音波検査（後血管相）

図1解説 B-modeではS7に約25mmの淡い高エコー腫瘤を認める。halo，mosaic patternは認めていない。同部のパワードプラでは腫瘤内部に門脈が貫通しているのが確認される。造影超音波検査では動脈優位相の均質な腫瘍濃染と後血管相の欠損像でHCCと同じパターンを呈している。

2 次の一手

治療は手術が第一選択！

- 予後はHCC，CCCと比較して悪いという報告があるため，手術が第一選択となる。
- 本疾患を疑う場合には，安易な内科的治療を行わない。
- 造影超音波検査，CT・MRI検査などでの総合画像診断を行う。

3章-B 7

転移性肝腫瘍の"Focus Point"

疾患解説

・肝臓は転移性肝癌が多くみられる臓器であり，特に膵癌，肺癌，乳癌，胆嚢癌，胆管癌からの転移が多い。
・転移経路としては直接浸潤，血行性，リンパ行性が挙げられる。

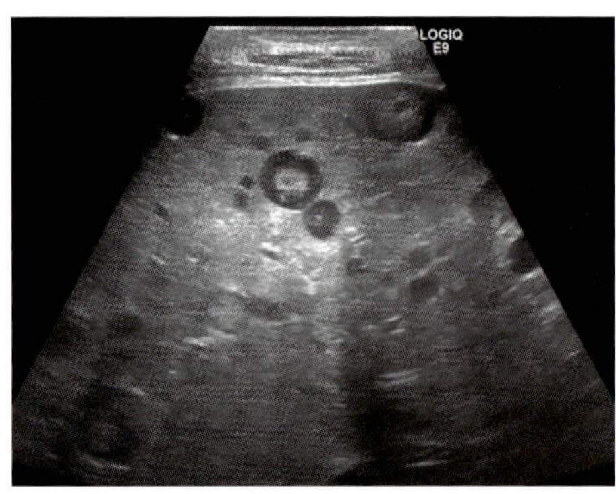

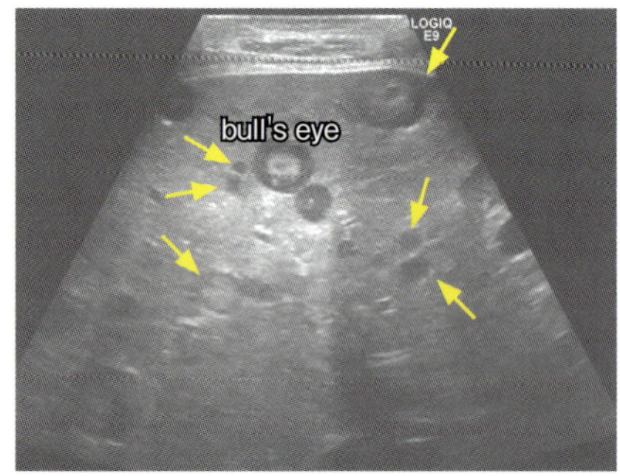

● 転移性肝腫瘍の症例画像

超音波診断に必要な所見

◎ B-mode

- 転移性肝腫瘍に典型像はない
- 腫瘍輪郭は小さなものでは円形，腫瘍径の増大とともに不整形になる
- bull's eye (target) sign
- 高エコー型 (cluster signを含む)
- 低エコー型
- 混在型
- 混合型 (中心部無エコー型)
- 境界不明瞭な腫瘍も多い

◎ ドプラ検査・造影超音波検査

- 腫瘍内部の血流は少ない
- 腫瘍周辺部に血流信号
- 腫瘍周辺の血管の圧排
- 腫瘍内に既存血管の残存
- 造影超音波検査で腫瘍内の淡い濃染像に続くリング状濃染と早期の欠損像

1 転移性肝腫瘍の"みかた"

エコー像は原発巣の性質により多様！

■ 転移病巣が肝臓に出現した場合の特異的な症状や採血データなどはなく，原発巣の症状が主となる。

- 原疾患のstaging目的での検査や治療後の経過観察，腫瘍マーカーの上昇などで発見される。
- 腫瘍が小さい段階では球形の腫瘍が多いが，腫瘍径の増大とともに輪郭が不整形を呈し，境界も不明瞭となる。
- 基本的には転移性肝腫瘍の画像診断の典型像はなく，原発巣の性質により様々なエコー像を呈する（**図1**）。
- あえて特徴を探すとすると，多発，中心部の壊死像，造影超音波検査でのリング状の濃染が挙げられる。
- B-modeでは存在診断が困難な場合も多く，B-modeのみで転移巣の有無を判断することは推奨できない。
- ストレインエラストグラフィが有用なことも多い（**図2**）。
- 造影超音波検査は時間・空間分解能が高く，数mm大の腫瘍が指摘可能であり，転移性肝腫瘍の存在診断にはきわめて有用である（**図3**）。
- 造影超音波検査の後血管相で明瞭な欠損像を呈する。背景肝が健常の場合には肝細胞癌と比較し早期（2分以降）から欠損像として描出され，腫瘍輪郭の評価にも適している。

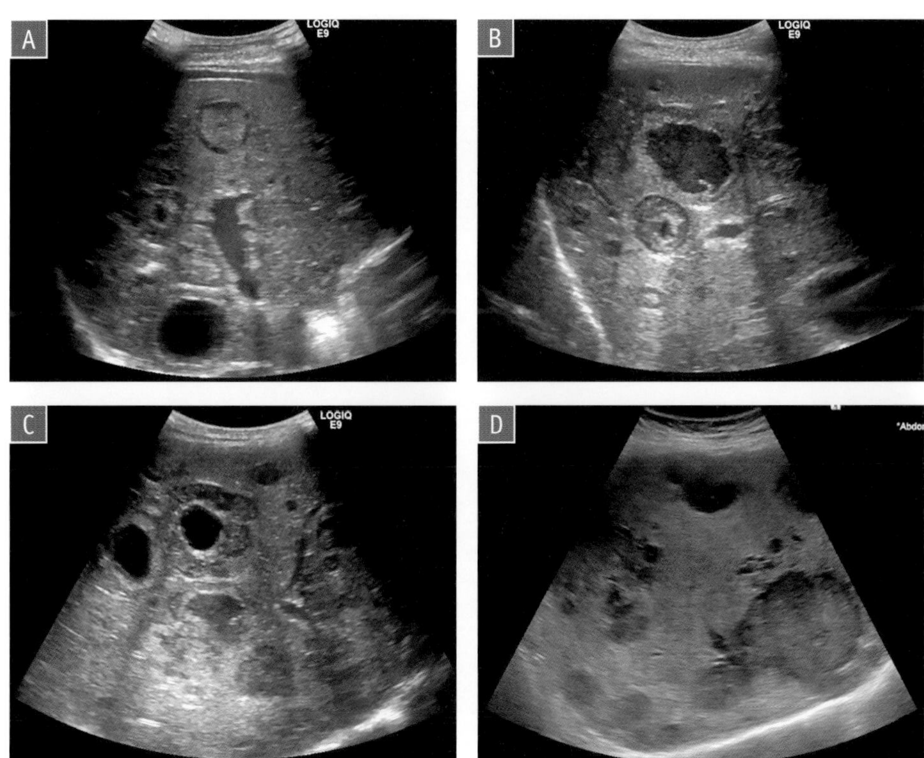

図1　転移性肝腫瘍の様々なエコー像
A：高エコー　B：低エコー　C：中心部壊死　D：多発

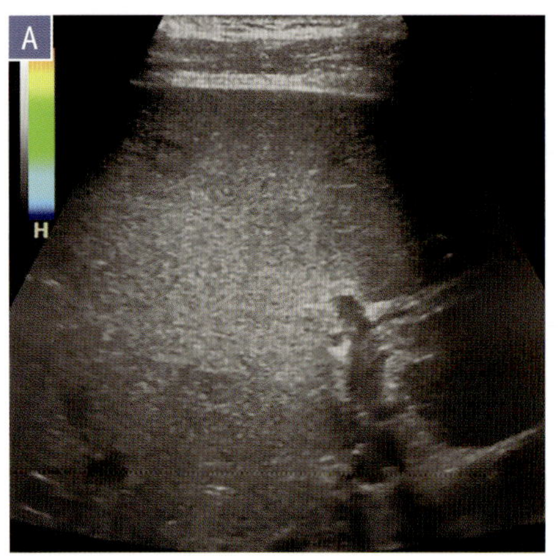

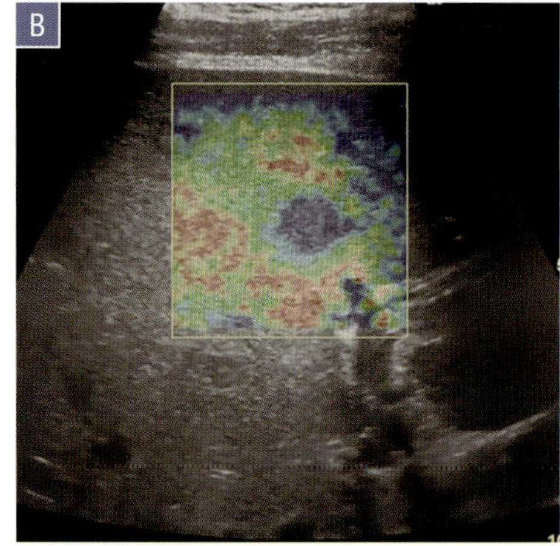

図2　ストレインエラストグラフィで指摘可能な腫瘍（右肋間走査）
A：B-mode　B：ストレインエラストグラフィ

図2解説 B-modeでは腫瘤性病変が指摘しにくい場合でも，ストレインエラストグラフィにより指摘可能な場合がある。

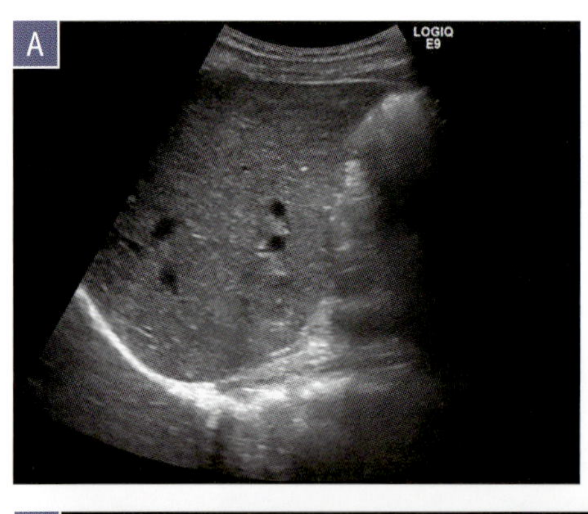

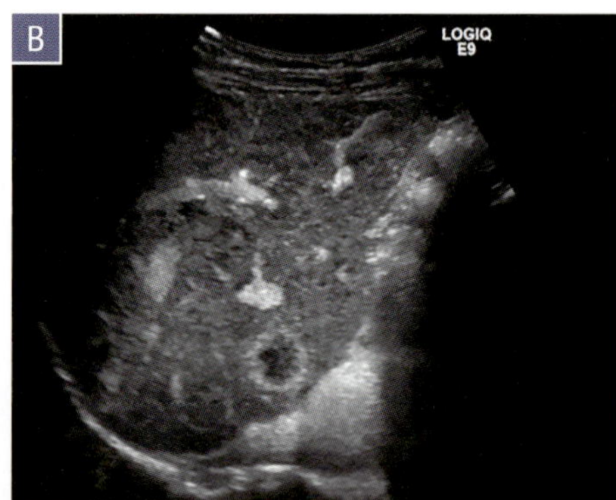

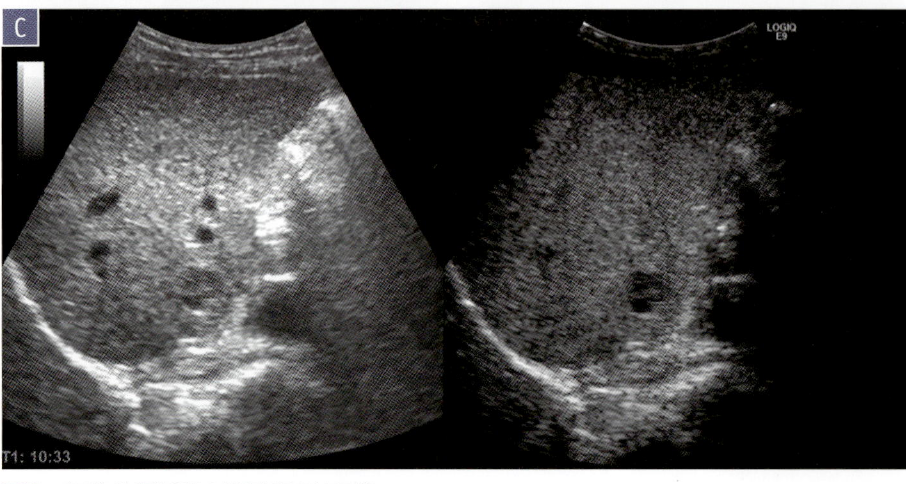

図3　転移性肝腫瘍の造影超音波画像
A：B-mode　B：造影超音波検査（動脈優位相）　C：B-mode併用造影超音波検査（後血管相）

図3解説 B-modeでは腫瘤は把握しにくいが，造影超音波検査では動脈優位相でリング状の濃染を認め，後血管相では明瞭な欠損像として描出される。後血管相は特に腫瘍の存在診断の向上に有用である。

2 次の一手

治療は全身化学療法が中心。CT・MRI検査などで全身検索を行う！

- 治療は，原発巣のコントロールが第一となる。
- 全身の中の肝病変として，基本的には全身化学療法が中心となる。
- 造影超音波検査，CT・MRI検査やFDG-PET検査などでの全身検索が必要である。
- 原発巣の性質によるが，病巣が肝臓のみに限局している場合には全身化学療法以外の治療法として手術療法，内科的な局所療法，肝動脈にカテーテルを留置して行う動注化学療法の併用などがある。
- 近年では化学療法も，分子標的薬や免疫チェックポイント阻害薬など複数の選択肢が出てきている。

4章
1 総説：胆道の“みかた”

1 超音波検査で行う胆嚢・胆管の評価

- 胆嚢は，超音波検査で唯一といってもよいくらい1断面でその全景が見える臓器である。しかし1断面の評価ではなく，端から端までプローブを振って胆嚢の全域が1つの動画に収まる感覚が大切である。もちろん胆嚢のみでなく，胆管の観察も含めて行い，それぞれ長軸・短軸の2方向で連続的に評価することが重要である。
- 腹部超音波スクリーニング検査の基準断面25枚（☞ **1章5**）における胆嚢・胆管の画像保存は，⑫右肋骨弓下斜走査（胆嚢），⑬右肋骨弓下縦走査（胆嚢），⑭右肋骨弓下斜走査（肝外胆管：近位胆管～遠位胆管），⑮右肋間走査（胆嚢）の4枚であり，この場所でプローブを大きく振り，臓器全体の評価を行うこととしている。また，遠位胆管の短軸状の観察は⑪正中斜走査（膵頭部）に含まれている。

2 胆嚢・胆管の特徴と解剖

- 胆道とは，肝細胞から分泌された胆汁が十二指腸に流出するまでの全排泄経路の肝外胆道系を指す。毛細胆管を形成する肝細胞－胆管細胞レベルが胆汁排泄の起始部となり，十二指腸へ排泄される〔毛細胆管→細胆管→小葉間胆管→肝内胆管→左右の肝管→（胆嚢→胆嚢管→）総肝管→総胆管→膵管と合流→ファーター乳頭→十二指腸〕。
- 肝内胆管は胆管の二次分枝およびその末梢，左右肝管は胆管一次分枝，肝外胆管は左右肝管合流部下縁から十二指腸壁に貫入するまでとし，二等分（原則として胆嚢管合流部を二等分点とする）した肝側を近位胆管，十二指腸側を遠位胆管とする（**図1**）。
- 胆嚢は長さ約7～10cm，幅3～4cmの西洋梨状の袋で，成人で約50～60mLの容積を持つ。胆嚢盲端部から胆嚢管移行部までを長軸上に三等分し，底部，体部，頸部に分類され，特に胆嚢頸部の袋状に拡張した部分を胆嚢膨大部ないしハルトマン嚢（Hartmann’s pouch）と呼んでいる（**図1**）。
- 周囲臓器としては，外側と内側に肝S5，S4，背側に右腎，背側から内側にかけて十二指腸，下方に大腸が存在し，このガス像を上手く避けることが描出のコツといえる。
- 胆嚢壁は粘膜層，粘膜下層，筋層，漿膜層からなり，粘膜筋板・粘膜下層がないことが大きな特徴として挙げられる。さらに，胆嚢固有筋層・胆管線維筋層が脆弱であり，肝床部（肝臓に付着する部分）では漿膜が欠損している。胃と異なり，深部においては境界部分が脆弱なため，これが早期癌の時機を逸すると進行が早い理由ともいわれる。

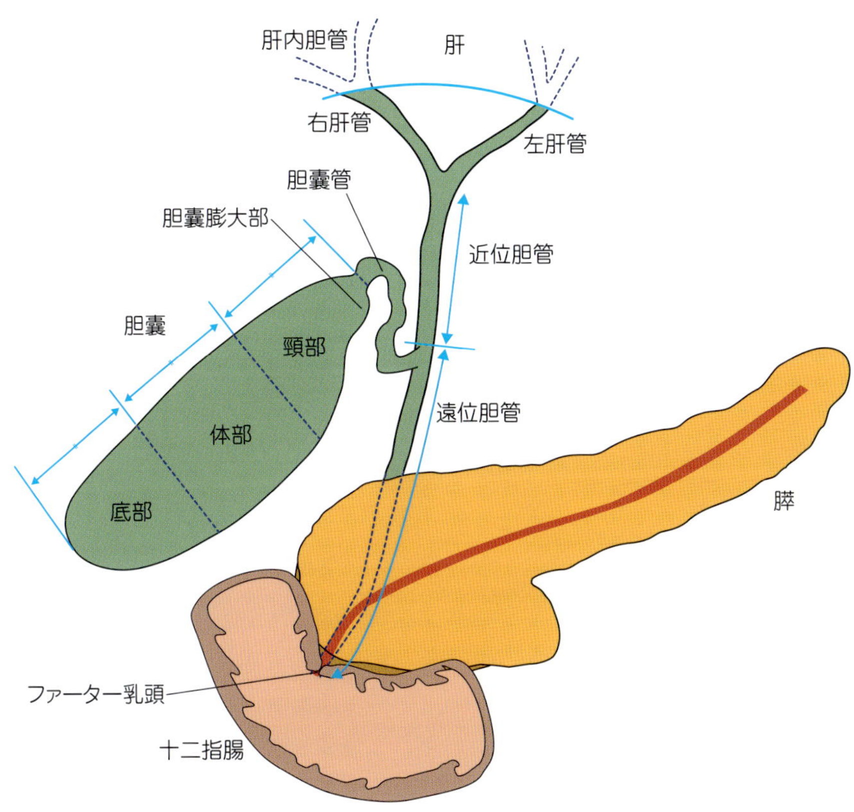

図1 胆道の解剖図

■超音波検査では，胆嚢壁は以下のような3層構造に描出される。

> **胆嚢壁の層構造**
> 第1層高エコー：境界エコー+粘膜層（m）
> 第2層低エコー：固有筋層（mp）/線維筋層（fm）+漿膜下浅部線維層（ss線維層）
> 第3層高エコー：漿膜下深部脂肪層（ss脂肪層）+漿膜層（s）+境界エコー

3 走査法のテクニックと観察・評価のポイント

■「腹部超音波検診判定マニュアル」に記載されている胆嚢・肝外胆管のカテゴリーおよび判定区分を次頁に示す（**表1**）[1]。

体位変換を行い，描出範囲を広げよう！

■悪性腫瘍の診断において，胆嚢病変では深達度，胆管病変では病変の範囲が治療法に関わるため重要となる。

表1　胆嚢・肝外胆管のカテゴリーおよび判定区分

超音波画像所見	カテゴリー	超音波所見（結果通知表記載）	判定区分
胆嚢			
隆起あるいは腫瘤像（ポリープ）			
有茎性			
5mm未満	2	胆嚢ポリープ	B
5mm以上，10mm未満	3	胆嚢腫瘤	C
ただし，点状高エコーあるいは桑実状エコーあり	2	胆嚢ポリープ	B
10mm以上	4	胆嚢腫瘍	D2
広基性（無茎性）	4	胆嚢腫瘍	D2
ただし，小嚢胞構造あるいはコメット様エコーを伴う	2	胆嚢腺筋腫症	C
付着部の層構造の不整あるいは断裂を伴う	5	胆嚢腫瘍	D1
壁肥厚 注1)			
びまん性肥厚（体部肝床側にて壁厚4mm以上）	3	びまん性胆嚢壁肥厚	D2
ただし，層構造・小嚢胞構造・コメット様エコーのいずれかを認める	2	胆嚢腺筋腫症	C
壁の層構造の不整あるいは断裂を伴う	4	胆嚢腫瘍	D2
限局性肥厚（壁の一部に内側低エコーあり）	4	胆嚢腫瘍	D2
ただし，小嚢胞構造あるいはコメット様エコーを伴う	2	胆嚢腺筋腫症	C
腫大（短径36mm以上）	3	胆嚢腫大	D2
ただし，乳頭部近傍までの下部胆管に異常所見なし	2	胆嚢腫大	C
結石像（石灰化像や気腫像を含む）	2	胆嚢結石または胆嚢気腫	C
壁評価不能	3	胆嚢結石　胆嚢壁評価不良	D2
デブリ（結石像とわけて記載）	3	胆泥	D2
異常所見なし	1	胆嚢異常なし	A
描出不能	0	胆嚢描出不能	D2
胆嚢摘出後	0	胆嚢摘出後	B
肝外胆管			
隆起あるいは腫瘤像（ポリープ）	4	胆管腫瘍	D2
付着部の層構造の不整あるいは断裂を伴う	5	胆管腫瘍	D1
壁肥厚（壁厚3mm以上あるいは内側低エコーあり）	3	胆管壁肥厚	D2
粘膜面不整	4	胆管腫瘍	D2
層構造不整	5	胆管腫瘍	D1
胆管拡張（8mm以上，胆嚢摘出後は11mm以上）	3	胆管拡張	D2
ただし，乳頭部近傍までの下部胆管に異常所見なし	2	胆管拡張	C
結石像（石灰化像や気腫像を含む）	2	胆管結石または胆管気腫	D2
ただし，胆道系手術の既往があり，体位変換で移動	2	胆管気腫	B
デブリ	3	胆泥	D2
異常所見なし	1	異常なし	A
描出不能 注2)	0	描出不能	C

注1）小嚢胞構造やコメット様エコーを伴う壁肥厚では隆起性病変の併存に注意する
注2）胆嚢や肝内胆管に異常所見がある場合は事後指導をD2とする

（文献1，p10より転載）

■走査法のテクニックとして，肝外胆管の観察においては，遠位胆管まで背臥位で観察が不十分なときは，左側臥位への体位変換を推奨している。これは肝臓が左側に移動しacoustic windowとなり，描出範囲が広がるためである。この際，自分の手に被検者の腹部が乗るくらいの腹臥位に近い状態が最も描出しやすいと考える。

診断のみならず病態把握を意識して施行しよう！

■胆道の超音波検査は，腫瘍性病変の有無を確認するのみならず，結石などの存在も多いこと，胆汁の流出障害により胆道感染症を併発する場合があることなどを念頭に置いて行うことがポイントといえる。

■胆嚢炎・胆管炎といったドレナージなどの緊急処置が必要となるケースもあることから，超音波検査には診断のみならず，治療のタイミングを逃さないための病態把握の意味合いも含まれることを認識する必要がある。

■そこで，超音波検査のポイントとして，大きく以下の7項目が重要となる。

超音波検査での胆道の"みかた"─7つのpoint

1. 連続的に観察を行う
2. 正常の壁構造の理解と先天性の形態異常の有無
3. 閉塞・腫大の有無（間接所見が重要）
4. 壁肥厚の有無（層構造の確認を含む）
5. 内腔変化の有無（結石や炎症性変化の有無）
6. 腫瘤性疾患の有無
7. 癌の合併（進展度）の有無

■これらは単独ではなく，それぞれ重複する病態が多いことに注意する。つまり，胆石＋胆嚢炎＋胆嚢癌，胆管膵管合流異常＋胆管癌などに例えられるように，複数の病態が混在することが多いのが特徴である。また，結石や炎症性産物により癌の合併診断がしにくい点にも注意が必要となる。

■胆嚢は，胆嚢底部が腹壁直下に位置することもあり，通常の設定では近距離干渉帯となることで病変を見逃してしまう部位でもある。見えにくいと感じたときには，フォーカス位置を体表近傍に再設定する，拡大撮影を行う，体位変換や走査部位を変えてある程度距離を保つ，などの工夫をすることが大切である。また，周波数を上げることで分解能も上昇するため，積極的に高周波リニアプローブを使用することを推奨する。

文献

1） 日本消化器がん検診学会/日本超音波医学会/日本人間ドック学会：腹部超音波検診判定マニュアル．2014.（2019年11月閲覧）
http://www.jsgcs.or.jp/files/uploads/Abdomen_ultrasonic_wave_manual201407.pdf

2 胆石症の“Focus Point”

疾患解説

・胆石はその存在部位により胆嚢結石症，総胆管結石症，肝内結石症に分類される。
・胆石成分により，コレステロール系胆石，色素胆石，その他の胆石に分類される。
・胆石の危険因子は，40～50歳，女性，肥満，白人，経産婦とされる。肥満には糖尿病・脂質異常症が含まれ，近年の食文化の変化とともに，わが国でも増加傾向にあることが推測される。
・胆石合併胆嚢癌の割合が多いことを念頭に置く。

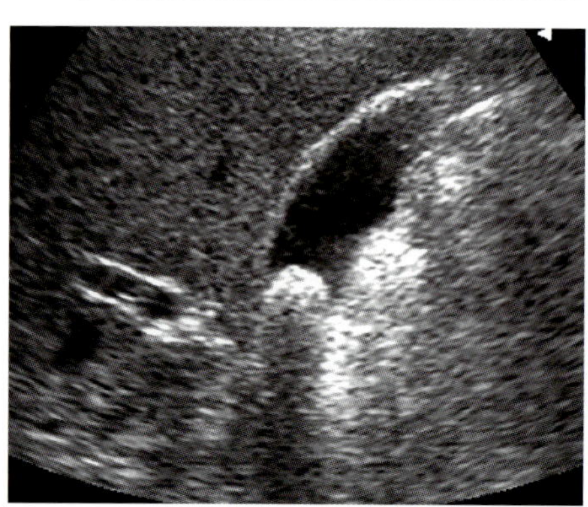

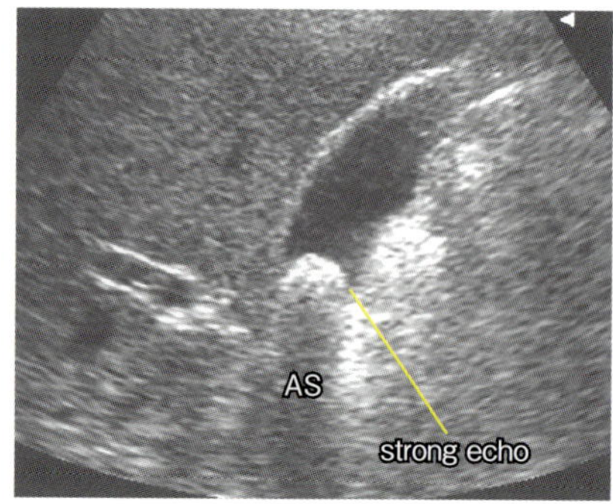

●胆石症の症例画像

超音波診断に必要な所見

◎B-mode

- ストロングエコー（strong echo）
- コメットサイン（comet sign）
- 音響陰影（acoustic shadow；AS）
- デブリエコー（debris echo）

◎ドプラ検査・造影超音波検査

- 胆石と腫瘍性病変との鑑別に有用
- 石灰化成分を反映した特殊アーチファクトのシグナルを利用して胆石を証明する
- 胆石に伴う急性胆嚢炎や癌との鑑別における壁の血流変化の評価には有用

1 胆石症の“みかた”

胆石合併胆嚢癌が多いことを意識しながら胆嚢壁の観察を行おう！

■胆嚢は超音波検査で臓器全体を描出できるため，特に胆石症は超音波検査を始めようと思うきっかけとなる疾患である。しかし，死角も多いため解剖を熟知していないと見逃し症例を経験して痛い目を見ることも多い臓器である。

■胆嚢結石ではコレステロール系胆石，胆管結石では色素胆石が多く，存在部位による頻度の違いがある。

■胆石の有無を診断するのみでなく，胆石の分析を行うとともに，胆石合併胆嚢癌の割合も多いことを念頭に置き，胆嚢壁の観察を詳細に行う。胆石で隠された部分がある場合には体位変換などを行って胆石を移動させ，壁の観察を行うことが大切である。

知っておきたい重要な所見・用語

■超音波検査で胆嚢を観察し，胆石症を診断する上で重要な所見・用語を以下で紹介する。

- **ストロングエコー**（strong echo）：超音波の強い反射体を示す高エコーを指す。特に，健常の胆嚢は綺麗な胆汁で満たされているため超音波の透過性も良く，高分解能で微小結石も拾い上げることが可能となる（**図1**）。石灰化成分が多いほど白さは強くなる（冒頭の症例画像）。
- **音響陰影**（acoustic shadow；AS）：石灰化成分の強い胆石や骨で出現する後方エコーが黒くなる部分。超音波が透過しがたい組織の後方でエコーが減弱あるいは消失した領域を指す（**図2**）。
- **コメットサイン**（comet sign）：コメット様エコー（comet-like echo）と同義語。強いエコーの後方に彗星のように尾を引くエコー。多重反射などが一因とされ，アーチファクトの一種でcomet-tail artifactとも呼ばれる（**図3**）。
- **デブリエコー**（debris echo）：液体の中に現れる膿や胆砂などの沈殿物に由来するエコーで，スラッジエコー（sludge echo）と同じものを指す。胆汁の排泄障害や胆嚢炎・胆管炎の炎症性産物などにより出現する。本所見のみでも，末梢側での閉塞が否定できないため要精査の適応となる（**図4**）。

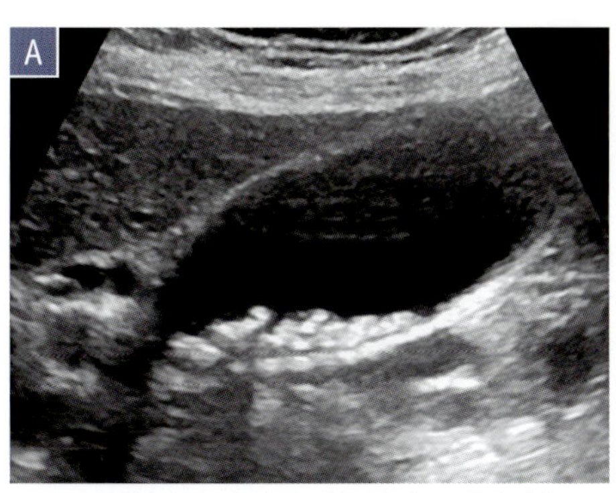

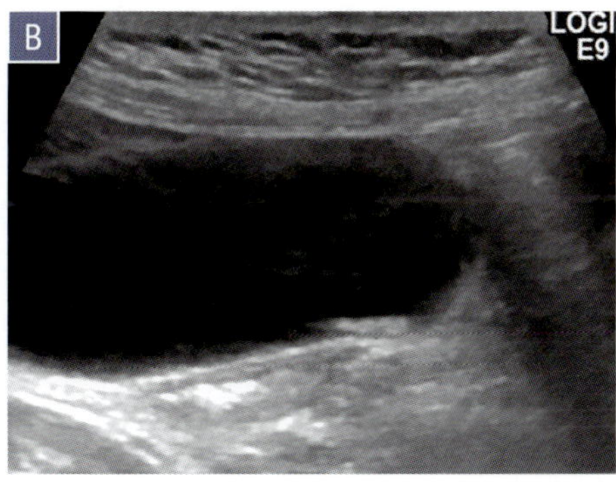

図1 胆嚢内の小結石（右季肋下縦走査）
A：胆嚢内に多発している小結石　B：高周波リニアプローブでの観察により描出できた小結石

図1解説 胆嚢内の小結石が超音波検査では明瞭に描出されている。よく観察するとASも確認できる（**図1A**）。高周波リニアプローブで観察すると，直径1～2mmの微小結石も指摘できることがある（**図1B**）。

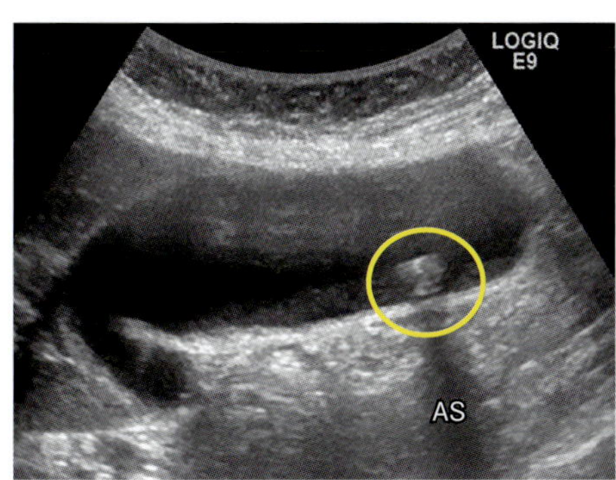

図2 音響陰影

図2解説 ○のストロングエコーの背側にASを認める。硬化の強い胆石で明瞭に描出される。

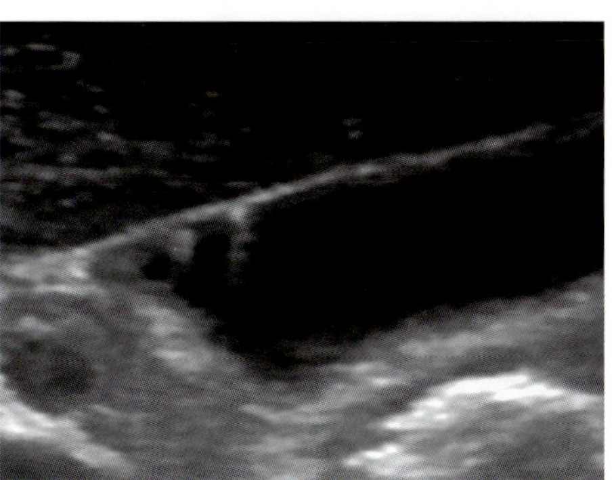

図3 コメットサイン

図3解説 胆嚢壁の背側にコメット様エコーを認める。壁内の嚢胞様変化などを反映して描出される。

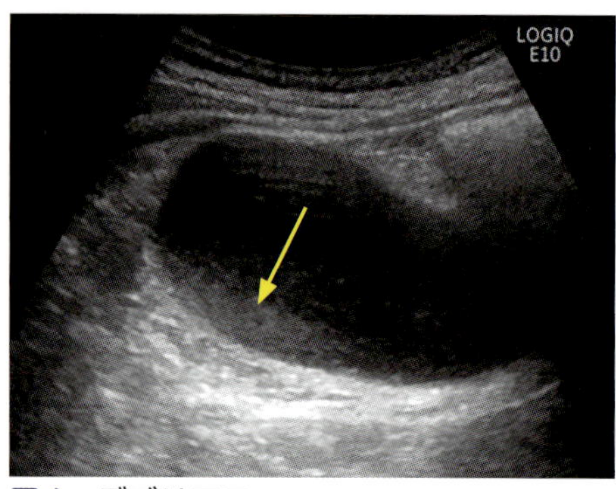

図4 デブリエコー

図4解説 胆嚢内の点状エコーが胆砂である。体位変換や呼吸性変動を確認することでアーチファクトとの鑑別が可能となる。

純コレステロール胆石は内科的な治療適応となる！

- 胆石の有無のみならず，治療適応を意識した観察が重要である。
- 超音波検査では，10mm以上となる比較的大きな結石であるコレステロール系胆石と，10mm未満のその他の小結石に大きく分類する。
- コレステロール系胆石には，純コレステロール胆石，混成石，混合石がある（**図5**）。この中で純コレステロール胆石のみ機能が保たれていれば内科的な治療適応となるので注意する。純コレステロール胆石は石灰化成分がないため，胆石の背側がASではなくコメットサインを呈し，高エコーとなっていることが特徴である。

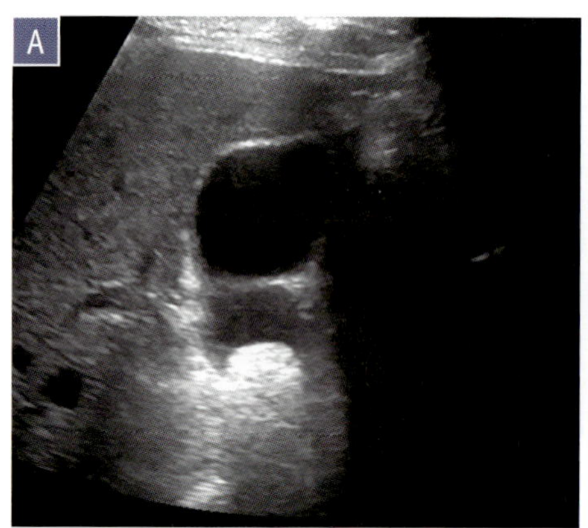

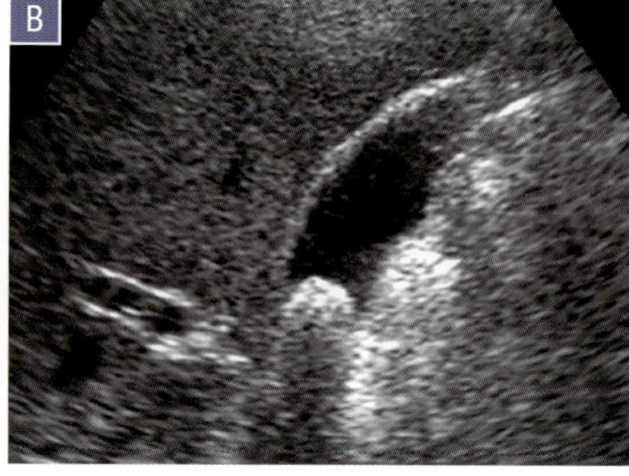

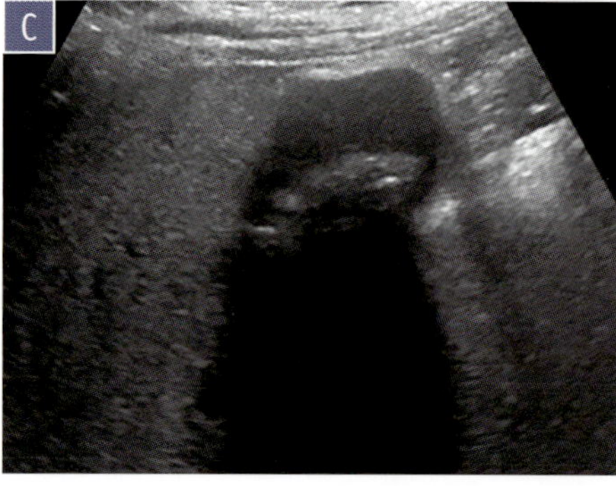

図5 コレステロール系胆石
A：純コレステロール胆石　B：混成石　C：混合石

- カラードプラで，石灰化成分を反映した特殊アーチファクトのシグナルを利用して結石を証明する場合がある。血流とアーチファクトの鑑別は，動画で拍動の有無を観察するほか，実際の動脈ではありえないほどの速さの流速レンジに設定しても出現するカラーシグナルによりアーチファクトとの鑑別が可能となる（**図6**）。
- カラードプラは，胆石に伴う急性胆嚢炎の際に壁の血流が消失し壊死性胆嚢炎に至っていないかを判定する際や，癌との鑑別において壁の血流変化の評価を行う上で有用となる。

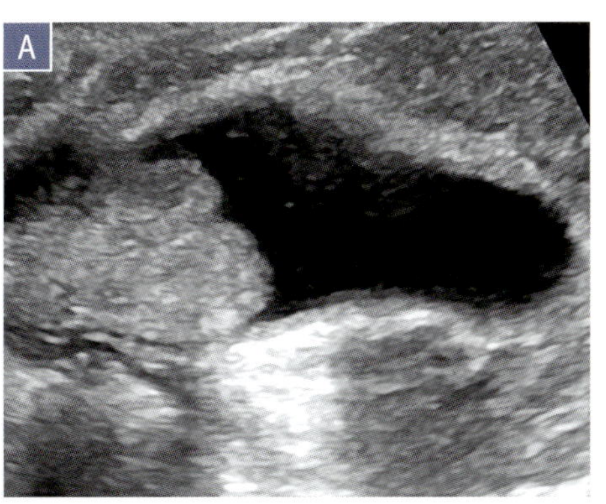

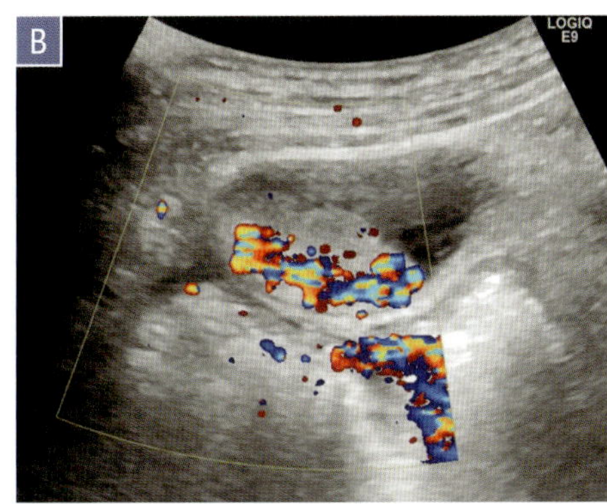

図6解説 twinkling artifactとは結石の後方にカラードプラ上，多色の帯状所見が出現することを指す。流速レンジを上げても消失しないことで，脈管とアーチファクトとの鑑別が可能である。

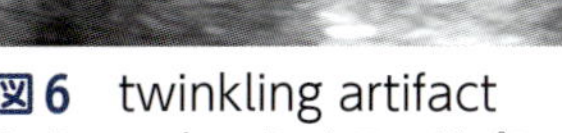
図6　twinkling artifact
A：B-mode　B：カラードプラ

2 次の一手

治療適応の有無を判断！　過去の胆石発作を中心に病歴を聴取しよう

- 胆石の一部が肝外胆管にはないのを確認することが重要（中枢側の胆管拡張がない場合でも，総胆管結石が存在する場合がある）。
- MRI検査のMR胆管膵管撮影（MRCP）は非侵襲的な検査であり，肝外胆管の結石の有無を胆管の拡張や胆管膵管合流異常とともに確認するのに有効である。
- 胆石がある場合は，治療適応の有無を判断することが臨床におけるポイントである。
- 胆石溶解療法においては画像上の特徴のみならず，胆汁の排泄機能も治療効果に関与することを念頭に置く。
- 超音波検査を施行しながら，過去の胆石発作の有無を中心とした病歴を聴取することも重要である。被検者が明確に胆石発作を自覚していることは少なく，胃痛と思っている場合もあり，膵炎の既往や原因不明の熱・腹痛，便の状態なども併せて聴取する。
- 過去に発作を起こした症例では再発作のリスクが高いため，他の状況と併せて考え，計画的手術を予定するほか，脂肪制限食の食事指導を行う（腹痛の既往がない胆石症は，経過観察症例において発作を起こす頻度が年2～4％と低いため，経過観察としている）。
- 結石の存在部位が閉塞を起こしやすい部位か？　胆嚢腫大や胆泥など，胆汁の流出障害を示唆する所見はないか？　などを確認することも重要である。

4章 3

急性胆嚢炎の“Focus Point”

疾患解説

・急性胆嚢炎と慢性胆嚢炎の急性増悪に分類される。

・急性胆嚢炎は胆石発作に引き続き発症することが多い。

・ドレナージなどの必要性も考慮しながら，治療介入の時期を逃さないことが重要。

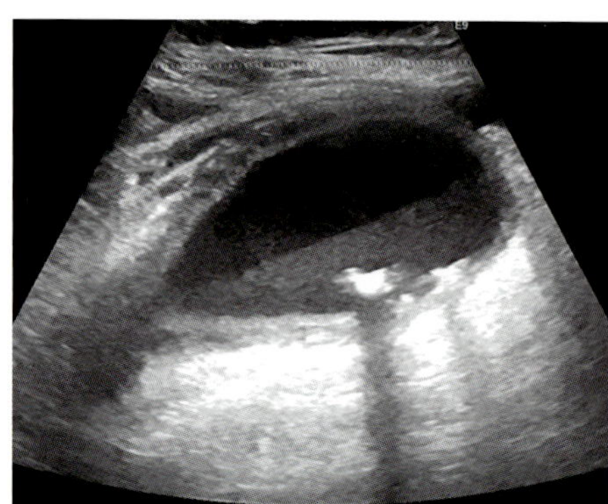

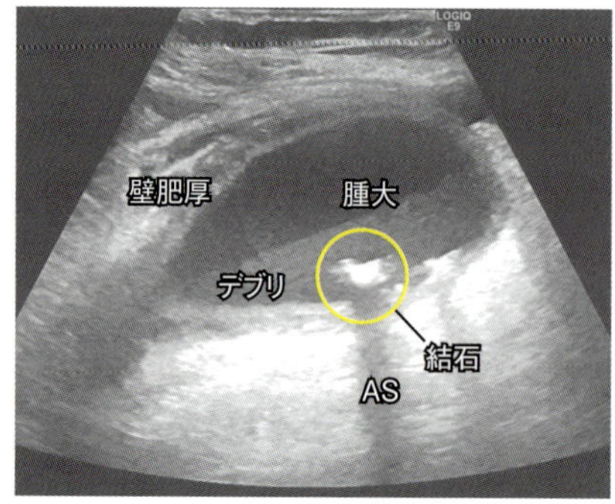

● 急性胆嚢炎の症例画像

超音波診断に必要な所見

◎ B-mode

▶ 胆嚢腫大（最大短径36mm以上）

▶ 胆嚢壁の肥厚（4mm以上）

▶ 結石および胆泥の貯留

▶ 層構造を呈する胆嚢壁肥厚（進行癌では層構造が崩れる）

▶ 胆嚢周囲膿瘍に発展すると肝臓側は低エコー化する

◎ ドプラ検査・造影超音波検査

▶ 炎症性の動脈血の増加を認める

▶ 癌と異なり血管の不整像は少ない

▶ 血流の有無により壊死性胆嚢炎への進展評価を行う

1 急性胆嚢炎の"みかた"

減圧処置の必要性も考慮しながら，治療介入の時期を逃さない！

- 胆石発作は食後2時間から就寝後2時間ほどの時間帯に好発する，心窩部を中心とした疝痛発作である。胆嚢炎は胆石発作に引き続き発症することが多い。
- 胆石発作時の理学的所見にはMurphy徴候（吸気時の右肋骨弓内側部の圧痛）があるが，この部位の超音波検査を施行した際の圧痛をsonographic Murphy signと呼び，臨床診断において有用である。
- 病態の急激な悪化も想定されるため，治療開始および二次検査は迅速に行う。
- 重症例では胆嚢内圧の上昇により胆嚢内部の細菌が肝臓側の門脈へ移行し，敗血症となるため減圧処置をすることが有効となる。したがって，穿刺を含めたドレナージの処置が必要か否か見きわめる意識を持って，胆嚢の緊満感，閉塞部位・状態などを観察することが重要である。

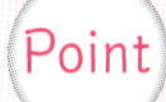

- 絶食・抗菌薬投与で治療効果が得られない場合はドレナージなどの処置が必要となるため，初診時のみならず頻回に超音波検査を行うことが重要。

2 次の一手

急速な進行を念頭に置き，迅速に検査を施行！

- 全身状態が良好であれば，超音波内視鏡で肝外胆管も含めた胆道の詳細な評価を行う。
- 急性胆嚢炎➡急性化膿性胆管炎➡播種性血管内凝固症候群（disseminated intravascular coagulation；DIC）と急速に進行するため，次に行うべき検査を迅速に施行する。多臓器不全に陥ると造影CTの造影剤が使用できなくなるので，十分注意する。
- 胆嚢周囲膿瘍など肝臓側の評価には造影剤を用いた検査，造影CT・MRI検査が有用となる（造影超音波検査は保険適用外）。

4章

4 慢性胆嚢炎の“Focus Point”

疾患解説

・慢性胆嚢炎は急性増悪時にも急性胆嚢炎のような激しい症状を呈さないこともあるので注意が必要。

・慢性炎症のため胆嚢壁の硬化があり，再発作時に胆嚢腫大を呈さない症例がある。

・慢性胆嚢炎では胆嚢癌との鑑別が重要であるが，内腔が結石により描出不良となることが臨床上の問題となる。

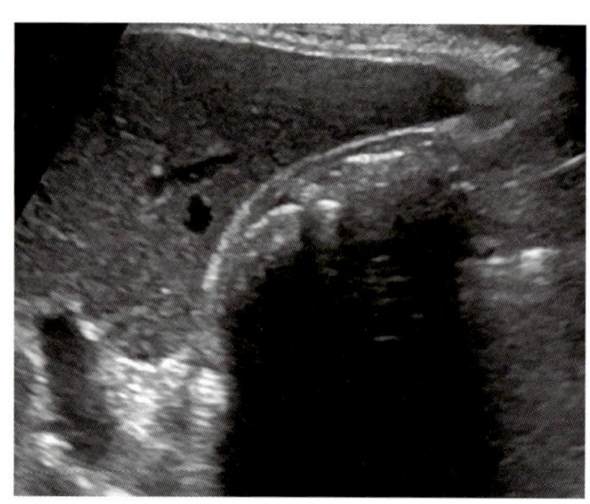

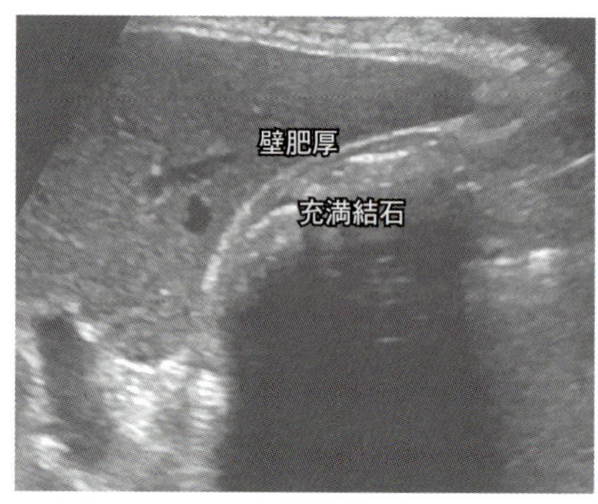

●慢性胆嚢炎の症例画像

超音波診断に必要な所見

◎B-mode

- 胆嚢壁の肥厚（4mm以上）を認める症例が多い
- 結石の存在
- 充満結石となる症例も多い
- 癌と異なり壁の不整は少ない

◎ドプラ検査・造影超音波検査

- 癌ほどの血流の増加はない
- 胆嚢周囲膿瘍になると血流増加が著しくなる
- 肝臓側への浸潤の評価が重要

1 慢性胆嚢炎の“みかた”

慢性炎症により胆嚢壁は硬化像を呈し，再発作時にも胆嚢腫大は呈さないことが多い！

■慢性胆嚢炎は繰り返す胆石発作により起こることが多く，内部に結石の存在を示すことが多い（冒頭の症例画像）。

- 慢性の炎症変化により胆囊壁は硬化像を呈しているため，食事の際の収縮能が低下し無機能胆囊になっていることが多い。したがって，再発作時にも胆囊腫大は呈さないことが多いので注意が必要となる。
- 再発作・感染の合併は画像では把握できないことも多く，臨床症状および採血データを併用して診断を行う。
- 炎症性の血流増加はあるため，ドプラでも血流シグナルは認めるが，癌ほどの血流増加ではないことが特徴となる（**図1**）。
- 胆石嵌頓などによる胆囊内圧の上昇から胆囊粘膜の損傷やRokitansky-Aschoff sinus穿破を起こし，組織球による貪食で肉芽腫性炎症を生じる黄色肉芽腫性胆囊炎という病態もあることを理解しておく。
- 慢性胆囊炎では胆囊壁のびまん性または限局性の壁肥厚や壁内の低エコー領域，さらに肝臓との境界が不明瞭となる症例が多く，B-modeのみでは胆囊癌との鑑別が困難となる。

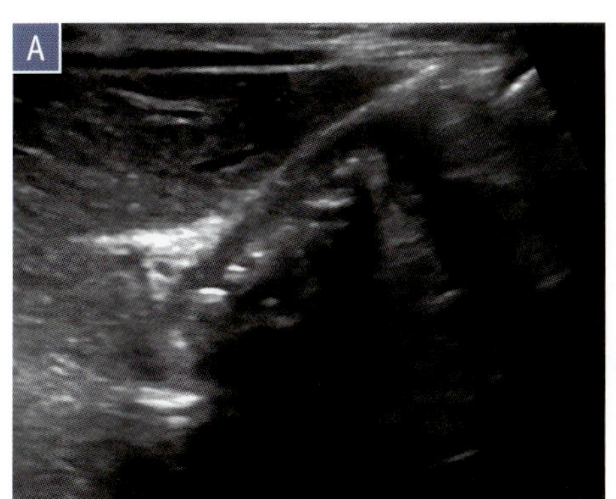

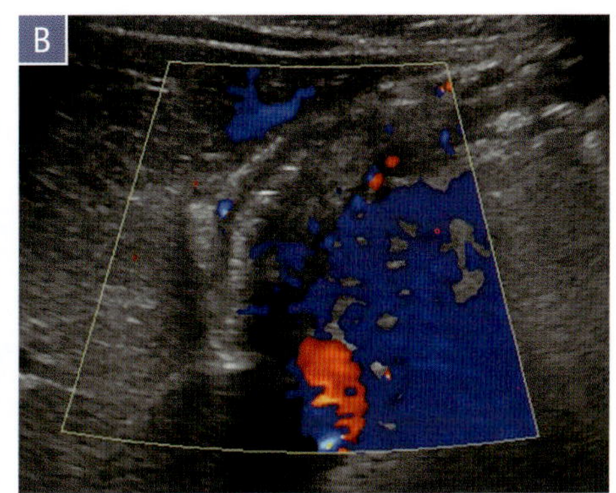

図1　慢性胆囊炎の各モード画像
A：B-mode　B：カラードプラ

2 次の一手

超音波内視鏡での評価に加え，造影CT・MRI検査も適時併用！

- 超音波内視鏡での胆囊の詳細な評価が重要。
- 胆汁の排泄機能を消失している症例も多く，萎縮傾向や充満結石の像を呈することが多い。この場合は壁が全周性に観察できないため，造影CT・MRI検査など他の検査を併用する必要がある。
- CT・MRI検査で悪性疾患や炎症の程度を把握するためには造影検査が必須であり，腎機能の状態を含めた造影剤の適応に注意を要する。

4章 5

胆嚢腺筋腫症の“Focus Point”

疾患解説

・組織学的にはRokitansky-Aschoff sinus（RAS）と平滑筋，線維組織の増生により胆嚢壁がびまん性および限局性に肥厚する過形成疾患。

・RASが胆嚢壁1cm以内に5個以上あり，胆嚢壁が3mm以上肥厚したものを胆嚢腺筋腫症とし，それ未満を過形成としている。

・胆嚢腺筋腫症は，その肥厚部分により底部限局型（fundal type），分節型（segmental type），びまん型（generalized type）に分類される。

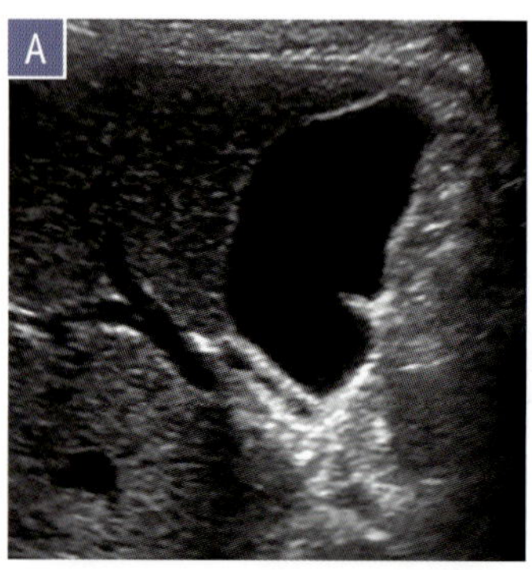

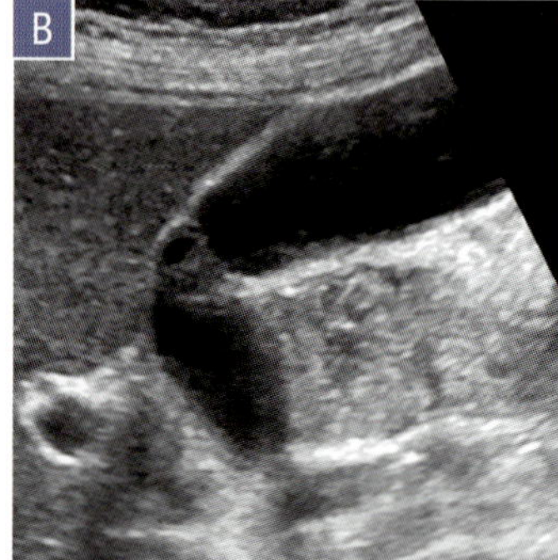

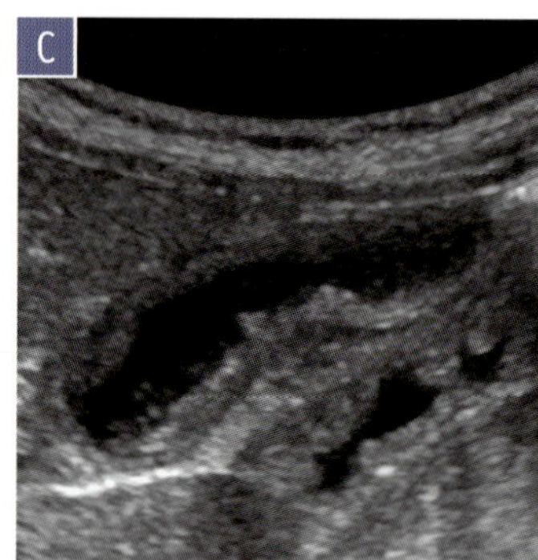

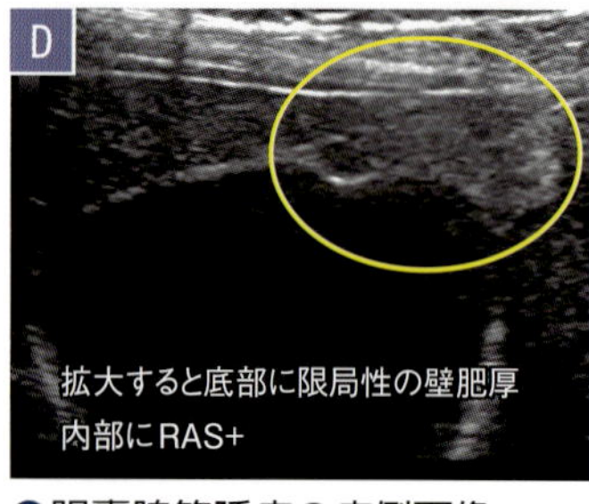

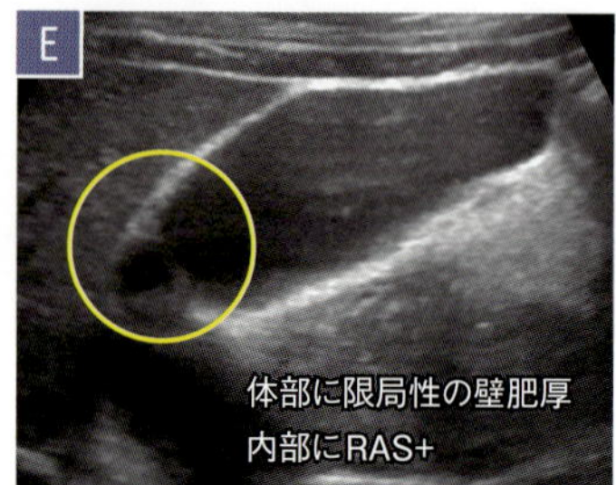

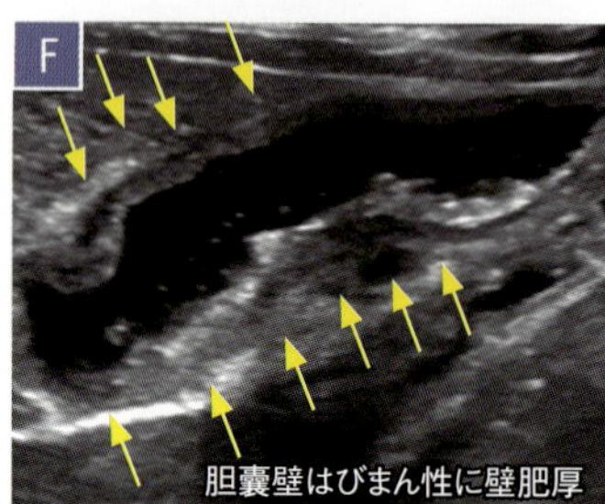

●胆嚢腺筋腫症の症例画像
A・D：限局型（底部）　B・E：分節型　C・F：びまん型
A～C：コンベックスプローブ　D～F：高周波リニアプローブ

超音波診断に必要な所見

◎ B-mode

▶ 胆嚢壁の肥厚（限局性またはびまん性）

▶ 壁内のcomet-like echo

▶ 壁内の微小無エコー域

▶ 憩室様の部分以外は粘膜面が平滑

◎ ドプラ検査・造影超音波検査

▶ 血流シグナルの増加

▶ 血管の軽微な不整

1 胆嚢腺筋腫症の"みかた"

粘膜面の詳細な観察で癌との鑑別を行う

■胆嚢腺筋腫症は，胆嚢疾患では合併率も高く，質的診断を行う上で必要な概念である。

■壁の肥厚と壁内の微小無エコー域やcomet-like echo（☞4章2）が特徴。

■RASの増生は，慢性胆嚢炎や胆石合併例の手術標本でも高頻度に合併している。

■本疾患自体は良性疾患であるため重点が置かれず，組織診断の報告書には記載されない傾向もあるので注意する。

■底部限局型は胆嚢隆起性病変と，びまん型や分節型は進行胆嚢癌との鑑別が重要。

■炎症性変化により血流増加があるので，癌との鑑別は粘膜面の不整の有無により行う。

■憩室様の変化の部分以外は健常な粘膜のため表面が平滑なのが特徴であり，詳細に観察することで癌との鑑別が可能。

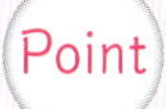

●胆嚢腺筋腫症に癌が合併することがあるので注意が必要（高頻度ではない）。

2 次の一手

■RASは胆嚢壁の憩室様変化であり，内視鏡的胆道造影などで証明可能となる。

■精査としては超音波内視鏡で粘膜面の観察を行い，胆嚢癌との鑑別を行う。

■壁内のRASや壁内石灰化は造影CT検査で，壁内のcystic lesionはMRI検査で描出されやすい。

■炎症性病変であり，造影検査では胆嚢腺筋腫症の部分は濃染されるため，濃染の有無だけで癌とは診断しないことが重要。

■血管造影による直接造影でも炎症性の血管増生と濃染を認めるため，癌との鑑別が困難となることも多い。

4章
6 胆囊ポリープの“Focus Point”

胆嚢ポリープとは粘膜の限局性隆起性病変の総称であり，腫瘍性病変（良性・悪性）のほか，腫瘍様病変も含まれる。胆嚢の非上皮性の非腫瘍性病変には，コレステロールポリープ，肉芽ポリープ，リンパ性ポリープ，粘膜過形成，過形成性ポリープなどが挙げられる。
ここでは最も頻度の高いコレステロールポリープと，癌との鑑別が重要となる腺腫について解説する。

1 コレステロールポリープの“Focus Point”

疾患解説

- 肝のコレステロール生成系に異常をきたし，遊離コレステロールがエステル化して胆嚢粘膜に沈着したものをいう。
- びまん性に沈着するものをコレステローシス，コレステロール沈着部が隆起したものをコレステロールポリープと呼ぶ。
- 組織的には，泡沫状の組織球が粘膜固有層に出現し，隆起性病変を形成する。肉眼的に多発する黄色の隆起性病変がコレステロールポリープの特徴である。
- 治療適応はなく，正しく診断されれば，腫瘍性病変ではないので経過観察のみでよい。

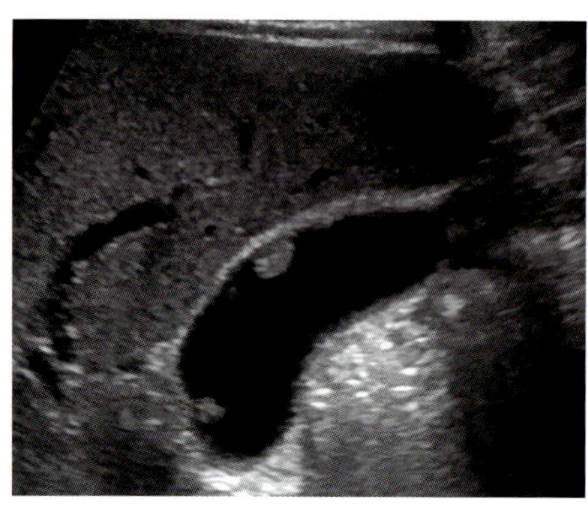

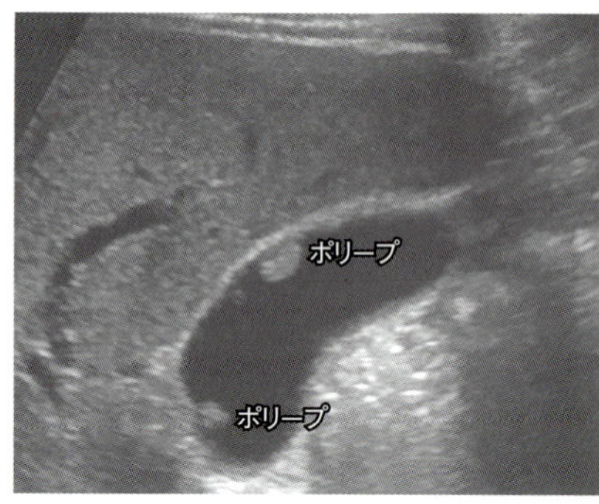

●胆嚢コレステロールポリープの症例画像

超音波診断に必要な所見

◎B-mode

- 多くは10mm以下
- 多発している
- 桑実状である
- 微細点状高エコースポットを有する
- 広基性ではない（有茎性）

◎ドプラ検査・造影超音波検査

▶粘膜固有層に泡沫状の組織球が浸潤した病態のため，健常粘膜は残っており，ドプラ検査や造影超音波検査でも淡い血流シグナルを認める

▶血管が細く，血流も弱いのが癌との鑑別ポイント

1 コレステロールポリープの"みかた"

点状高エコースポットが代表的な所見！

■胆囊における高エコー域とは，周辺部より高いエコーレベルを示す領域とされている。したがって点状高エコースポットとは，健常時の胆囊壁の高エコーより高輝度の点状（スポット状）エコー像を指す。これはコレステロールポリープに特徴的な所見（**図1A**）であるが，ポリープ内のコレステリンの沈着を反映するもので，ポリープの径が大きくなると少なくなる。

■比較的大きなポリープでは内部に無エコー域を認める（**図1B**）。

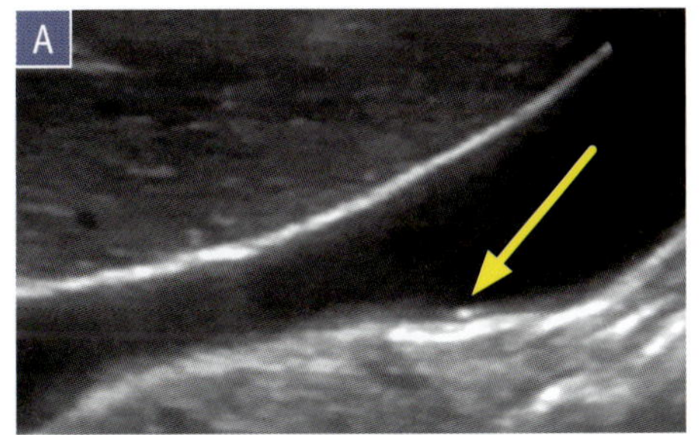

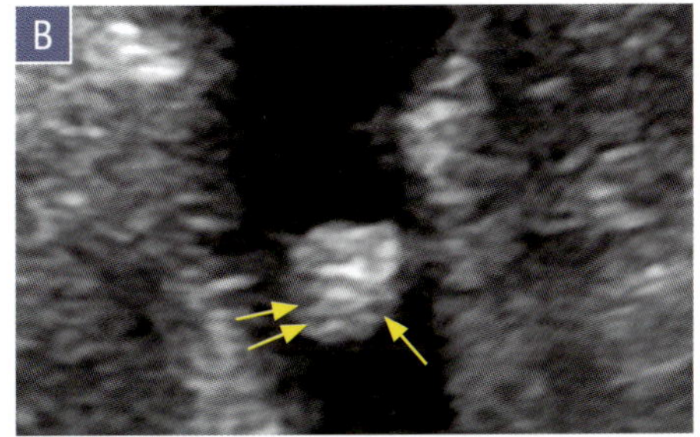

図1 コレステロールポリープ
Bは内部に点状の無エコー域を認める

ポリープの動きを見て診断につなげる

■有茎性といっても，糸状の茎であることが画像診断上の最も大きなポイント（**図2**）であり，胆囊壁とポリープの付着部をよく観察することが鑑別上は重要である。

■大動脈の拍動，呼吸性の移動，プローブの振動，体位変換時にポリープの茎を軸とした可動により診断が確定することがある。超音波検査の特徴である，動きも含めた診断は臨床上重要である（**図3**）。

■複数のポリープが接することで大きなポリープとして評価される場合があるので注意する。

■各種検査法の血流感度は上昇しており，コレステロールポリープも血流は認めるため，血流の有無のみで悪性化の診断はできなくなった。今後，血管構築や血管の多寡による判断が必要になる。

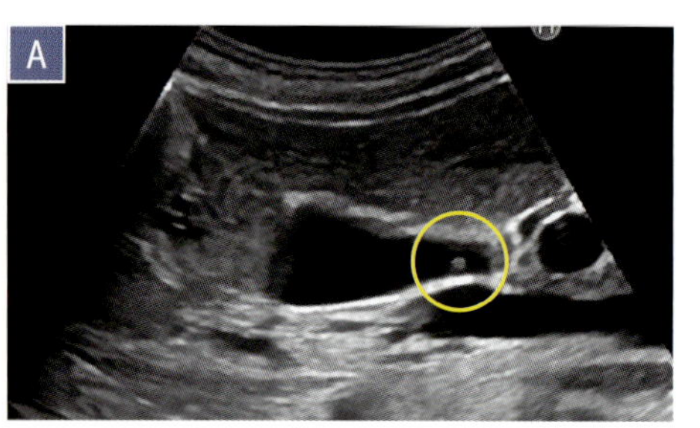

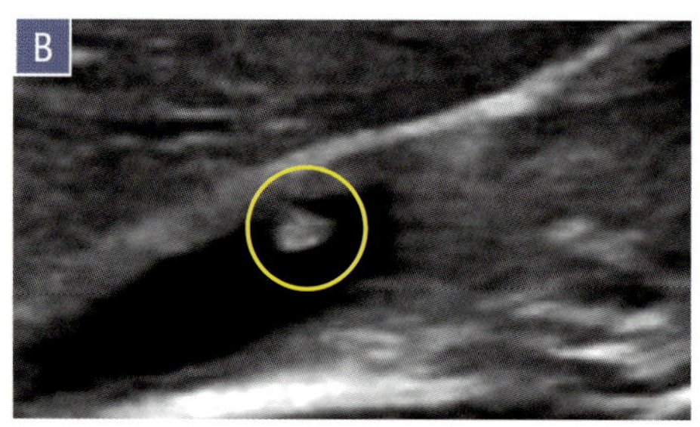

図2 胆嚢ポリープの細い茎
A：コンベックスプローブ（右季肋下縦走査） B：高周波リニアプローブ

図2解説 コンベックスプローブでは把握できない症例でも，高周波リニアプローブにより茎が描出可能となる症例もある。有茎性といっても，糸状の茎であることが画像診断上の最も大きなポイント。

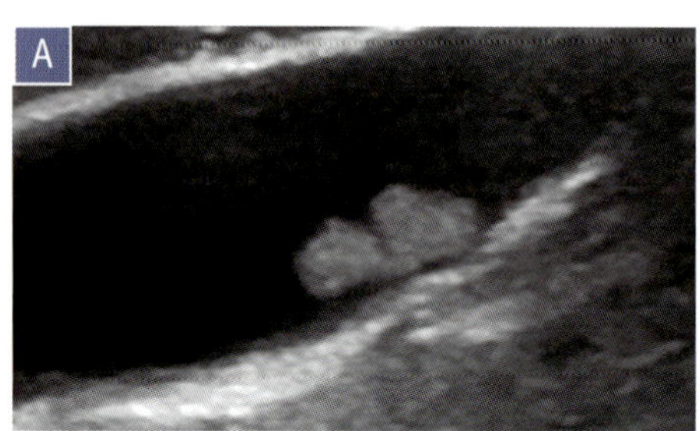

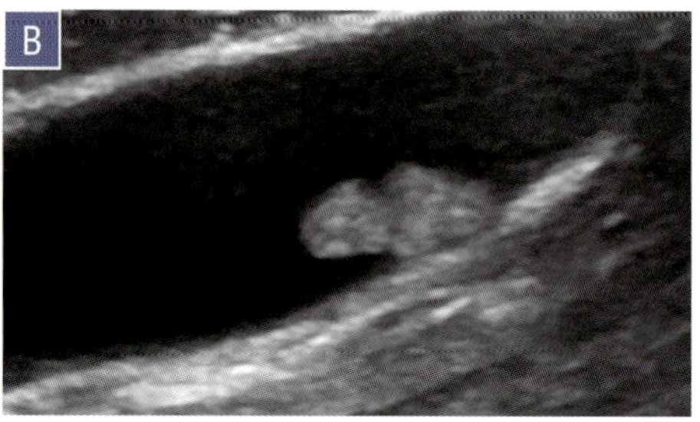

図3 胆嚢ポリープの動的変化

Point

- 胆嚢癌のハイリスクグループではないが胆嚢粘膜は有しており，同部より癌が発生することはありうるので，経過観察時にはしっかりとした形態評価が大切である。

2 次の一手

- 超音波内視鏡で詳細な形態観察を行う。
- その他のポリープとの鑑別には造影CTが有用。
- 組織診による確定診断は胆嚢では施行できないため，増大傾向を認めた場合には治療適応となることもある。

2 胆嚢腺腫の“Focus Point”

疾患解説

・腺腫とは組織学的に腫瘍性の異型は伴うが，癌の異型度には達しないものをいう。
・肉眼的には隆起型であり，組織学的に管状腺腫がほとんどを占める。
・一部に癌を内包する腺腫内癌の状態の時期もあり，胆嚢癌との鑑別が重要。

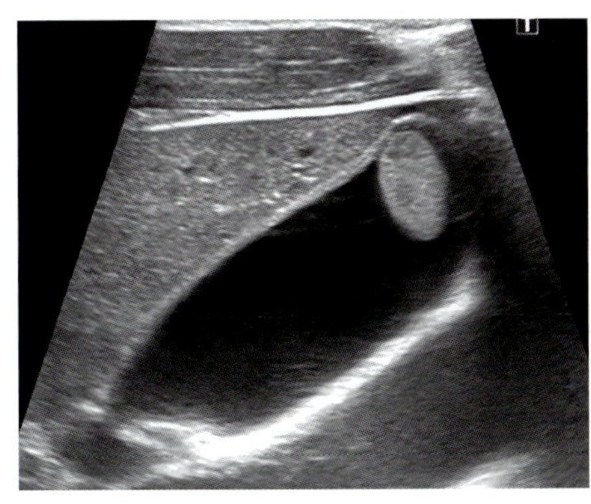
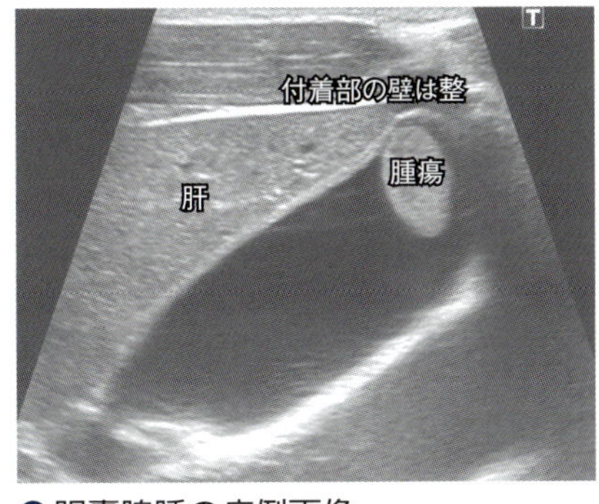

●胆囊腺腫の症例画像

超音波診断に必要な所見

◎B-mode

- 基本的には単発性
- 有茎もしくは亜有茎性
- 表面の平滑な隆起性病変
- 内部エコーはコレステロールポリープと比較し低エコー
- 付着部の胆囊壁の不整像はない

◎ドプラ検査・造影超音波検査

- 茎からの血流シグナルが流入
- 付着部の胆囊壁内の著明な血流増加は認めない

1 胆囊腺腫の"みかた"

- 画像診断では胆囊腺腫と腺腫内癌を明確に鑑別することは困難である。そのため，腫瘍の大きさも診断・治療の根拠のひとつとなりうる。
- 多施設集計報告によると，胆囊隆起性病変の割合として，10mm以下ではコレステロールポリープが半数以上を占め，16mm以上になると胆囊癌が半数以上を占めるとされている。11～15mmでは腺腫の割合が最も多く，全体の19%を占めている。

2 次の一手

- 腺腫自体は悪性疾患ではないため経過観察でもよいが，腺腫内癌も存在するため，大きさにより治療適応となる症例がほとんどである。
- 治療法は手術のみとなる。

4章
7 胆嚢癌の“Focus Point”

疾患解説

・胆嚢癌は胆嚢および胆嚢管に原発する癌であり，リンパ節転移の有無は問わず，組織学的進達度が粘膜内または固有筋層内にとどまるものを早期胆嚢癌としている。
・Rokitansky-Aschoff sinus内の上皮内癌は，それが胆嚢内のどの層にあっても粘膜内癌とする。
・胆嚢癌の肉眼的分類は，隆起の状態と壁内浸潤様式により乳頭型(乳頭膨張型と乳頭浸潤型)，結節型(結節膨張型，結節浸潤型)，平坦型(平坦膨張型，平坦浸潤型)，充満型，塊状型，その他(潰瘍型や顆粒状隆起型など)に分類される。
・胆嚢癌はほとんどが原発性であり，その組織型は腺癌であることが多い。
・高齢者に多く，70歳代が発症のピークとなる。男女比は女性が男性の約2倍である。
・胆石の合併率が50～70%と高い。

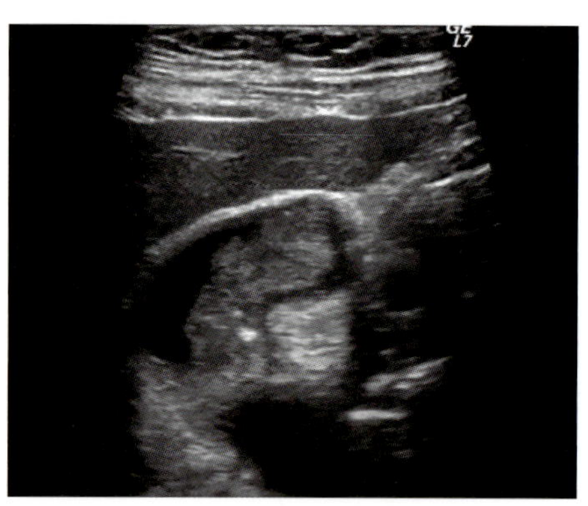

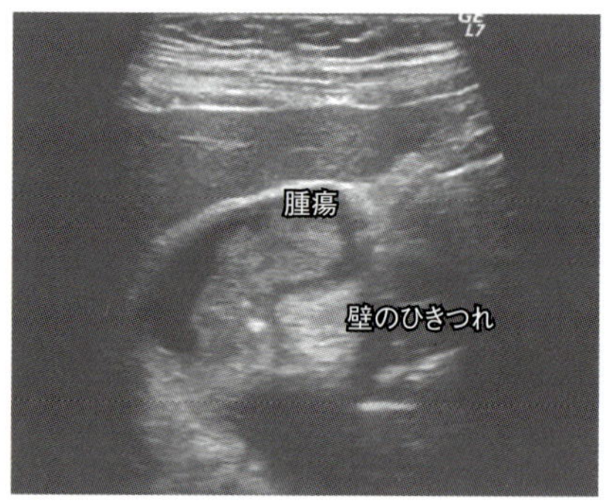

●胆嚢癌の症例画像

超音波診断に必要な所見

◎B-mode

▶最大径15mm以上の隆起性病変は癌が最多
▶肉眼形態は隆起型。典型例では広基性隆起や丘状隆起
▶有茎から亜有茎性の隆起は癌を内包する場合がある。広範囲の顆粒状隆起も悪性所見
▶進行癌では壁の層構造破壊や不整・断裂を伴う
▶内部エコーは様々だが，やや不整・低エコーの部分を含む

◎ドプラ検査・造影超音波検査

▶隆起部分に動脈血の流入
▶表示血管の増加と不整像
▶肝転移の評価では造影超音波検査が有用(保険適用は肝腫瘤性病変)

1 胆嚢癌の"みかた"

腫瘍最大径に注目して鑑別！

■早期癌は無症状。合併胆石による胆嚢炎や胆管炎の症状で受診し，偶発的に発見される症例が多い。進行症例では閉塞性黄疸や肝障害，腫瘤触知が発見動機となることがある。

■早期癌はB-modeのみでは腺腫などとの鑑別が困難な症例が多い。腫瘍最大径が鑑別のポイントとなり，最大径15mm以上の隆起性病変では癌が最も多い割合を占める。

壁の層構造の変化やひきつれの有無から深達度を推測しよう

■超音波検査で発見される症例のほとんどが乳頭型や結節型の隆起型であり，任意断面ではなく内腔全体を丁寧に観察することが重要。

■胆嚢癌の治療においては深達度が重要となるため，癌が疑われた場合には壁の層構造の変化やひきつれの有無を詳細に観察し，深達度を推測する。

■早期のポリープ様の小隆起性病変においては，類円形～不整形の有茎から亜有茎性の隆起である。

■広範囲の顆粒状隆起（**図1**）も胆嚢癌の所見となるので注意が必要。

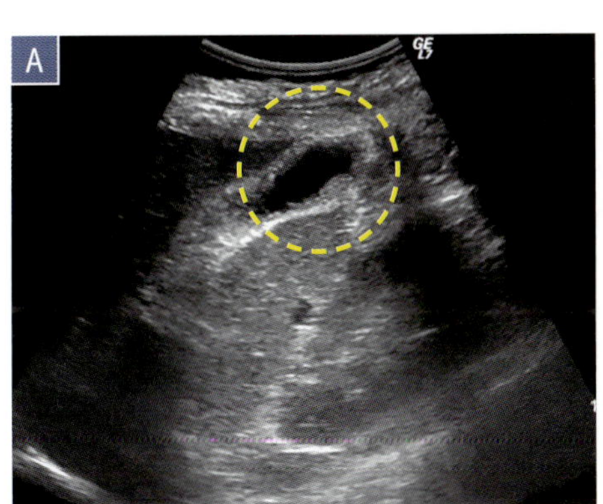

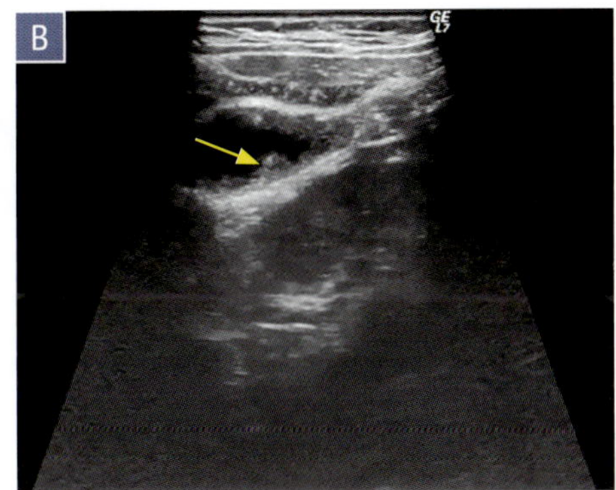

図1　顆粒状隆起
A：コンベックスプローブ　B：高周波リニアプローブ

■典型例では広基性隆起や丘状隆起であり，内部エコーは様々であるが，エコーレベルはやや不整で低エコーの部分を含むのが特徴となる。

■進行癌では，壁の層構造の不整・断裂を伴う。特に，病巣深部の低エコーの不整な肥厚や漿膜層を含む第三層の高エコーのひきつれなどが特徴的な所見である。

■壁肥厚性の病変では，粘膜面の不整と内部エコーの低エコー化が特徴（**図2**）。

■胆嚢腺腫やコレステロールポリープと比較し，動脈血の増加が鑑別のポイントとなり，ドプラ検査も有用となる。特に，動脈の血流が速くなることと，表示血管数の増加と不整が特徴となる。

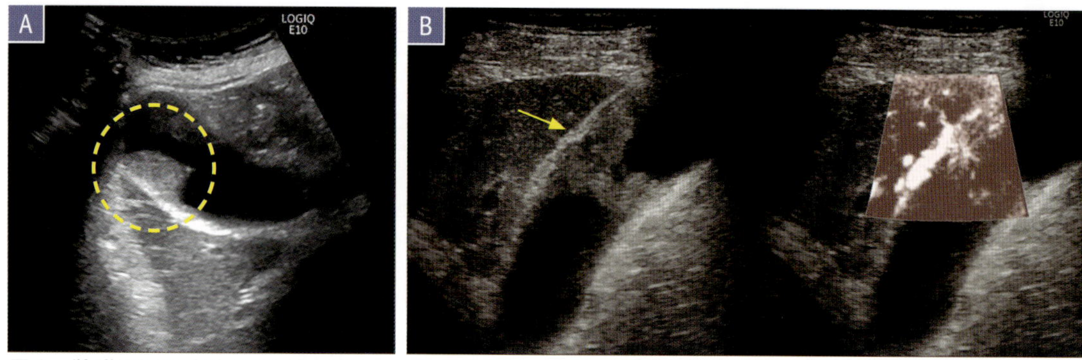

図2 漿膜浸潤胆囊癌症例（内側低エコーの肥厚）

2 次の一手

根治療法は手術のみ！

- 総合画像診断を行う。
- 深達度の評価は術式にも影響するため重要である。
- 肝臓への直接浸潤および遠隔転移の評価には造影超音波検査が有用である。
- 手術のみが根治療法である。他は黄疸や胆管炎に対する対症療法となる。
- 癌の診断の場合，腹腔鏡下の切除は明確な治療法として確立されていないので注意する。
- 閉塞性黄疸を呈する症例では，減黄処置が必要となる（☞ **p121：コラム**）。

閉塞性黄疸の"みかた"

黄疸患者が来院した場合，初診時に超音波検査を行うことで簡便に肝実質性黄疸（体質性黄疸を含む）か，閉塞性黄疸かを判断できる。特に胆道系に疾患がある場合には胆汁の排泄障害を起こすことが多く，主病変自体は描出されなくても中枢側の胆管が拡張するため，間接所見として超音波検査で発見されることも多い。

実際の検査の場では，拡張した胆管を連続性に末梢まで描出することが大切であり，拡張胆管の範囲で解剖学的な閉塞部位の推測がつくことになる。その後，問診を行い発症の状況を聴取しながら原因となる病態（**表1**）を部位とともに推測することで，より早期に最終診断にたどりつくことができる。

表1 閉塞性黄疸をきたす疾患

良性疾患	悪性腫瘍
1）総胆管結石 2）肝内結石 3）胆石，Mirizzi症候群 4）膵炎（急性・慢性） 5）胆管狭窄（瘢痕） 6）回虫症	1）胆管癌，肝門部胆管癌 2）膵癌 3）胆嚢癌 4）乳頭部癌 5）悪性腫瘍の胆管周囲リンパ節転移

閉塞性黄疸に対してはドレナージ術を優先しなければならない症例もある。胆道内圧の上昇は重症化の要因となるため，減圧目的で経皮的，経内視鏡的にドレナージが行われる。
近年は内視鏡および周辺機器の進歩もあり，経内視鏡的な処置が多くなっているのが特徴である。下記にいくつかのドレナージ術を紹介する。

- 経皮経肝胆管ドレナージ（percutaneous transhepatic cholangio drainage；PTCD）
- 経皮経肝胆嚢ドレナージ（percutaneous transhepatic gallbladder drainage；PTGBD）
- 内視鏡的経乳頭的胆嚢ドレナージ（endoscopic transpapillary gallbladder drainage；ETGBD）

4章
8 胆管癌の“Focus Point”

疾患解説

・肝外胆管の上皮性悪性腫瘍であり，リンパ節転移の有無は問わず，組織学的深達度が粘膜および線維筋層内にとどまるものを早期胆管癌とする。
・癌の占拠部位により肝門部胆管癌（左右肝管癌，肝管合流部癌），肝門部領域胆管癌と遠位胆管癌，広範囲胆管癌に分類される。
・発生部位は総胆管が最も多く，ついで3管合流部（胆嚢胆管合流部）である。
・胆嚢癌と同様にほとんどが腺癌である。
・男女比としてはやや男性に多い。また高齢者に多く，70歳代がピークである。

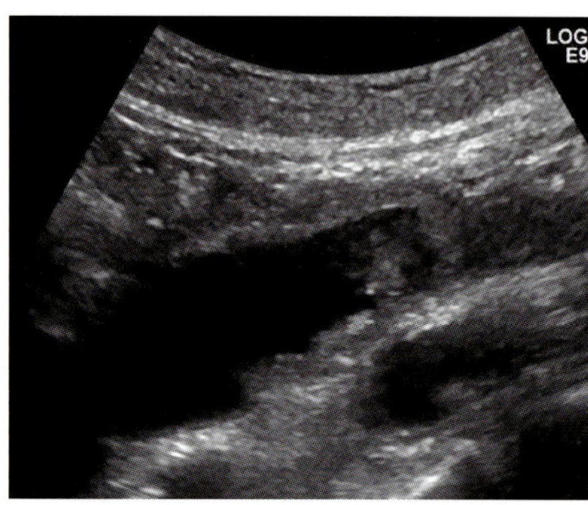

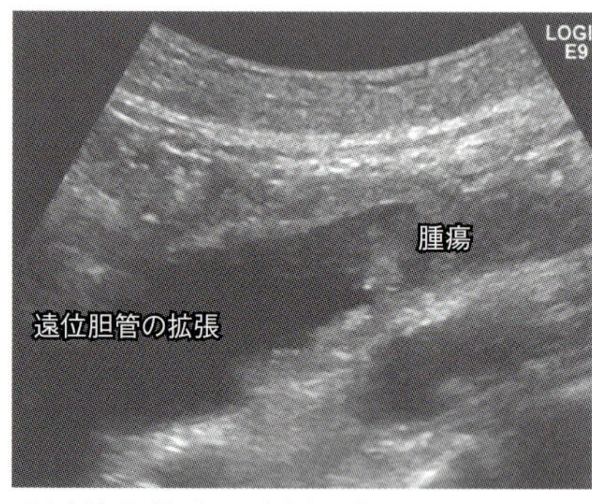

●遠位胆管癌の症例画像

超音波診断に必要な所見

◎B-mode

▶胆管壁の肥厚と低エコー化
▶粘膜面（内腔）の不整像
▶末梢側の拡張胆管

◎ドプラ検査

▶拡張胆管と門脈・動脈の鑑別にドプラ検査が有用
▶肥厚した壁内の動脈血の流入

1 胆管癌の“みかた”

間接所見からの閉塞部位の推測が発見につながる！

- 早期では無症状である。進行して胆汁の流出障害が起きると閉塞性黄疸や胆管炎の症状を呈する。
- 超音波検査では肝外胆管をすべて観察できないが，中枢胆管の拡張，胆嚢の腫大，胆嚢内デブリなどの間接所見から閉塞部位が推測可能となり，重要な発見動機となる。
- 肝外胆道系の区分でファーター乳頭近傍の腫瘍は，膵管由来の腫瘍との鑑別が困難な症例もあり，原発部位が明らかでないものも含めて乳頭部癌として扱う。乳頭部癌は比較的早期から症状が出現するため，胆管癌の中では予後が良い。
- 根治療法は胆嚢癌と同様に手術のみとなる。
- 高齢者や，進行して初めて発見される症例が多く，胆管ドレナージなどの対症療法が必要となる場合が多い。
- 進行症例では壁外に進展した腫瘤像も認める。
- 肝門部ではリンパ節転移も多く，肝門部・胆管周囲の観察を行う。
- 肝内病変においては，転移巣も併せた病変の広がりを把握するのに造影超音波検査が有用である。

2 次の一手

胆道内圧の上昇は重症化の要因！ 減圧目的でドレナージを

- 減圧目的のドレナージについてはp121：コラムをご参照頂きたい。
- 切除不能例では減黄処置のほか，化学療法，放射線療法，温熱療法などの集学的治療が施行されるが，予後は不良である。

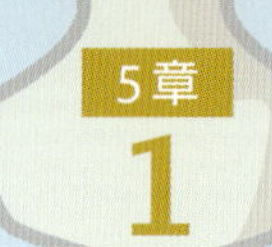

5章 1

総説：膵臓の“みかた”

1 膵臓の解剖学的特徴（図1）

- 膵臓は後腹膜臓器である。腹側には胃，大腸があり，頭部の右側は十二指腸に接している。
- 消化管のガスは超音波検査で膵臓の描出を妨げる原因となる。さらに腹側には腹直筋，皮下脂肪，内臓脂肪があり，これらもまた描出を妨げる原因となっている。
- 膵臓の描出を困難にする理由としては，消化管は常に動くため条件が毎回異なり，解剖学的な位置のイメージがわかないことや，周囲の脂肪組織と膵実質エコー像が似ているため境界が不明瞭となり，映っていても気づかないことなどが挙げられる。
- 膵臓を描出する際には，超音波検査で描出不良となる種々の条件が周囲に多いという解剖学的特徴を理解し，これらの影響を最小限にする工夫やテクニックが必要となる。

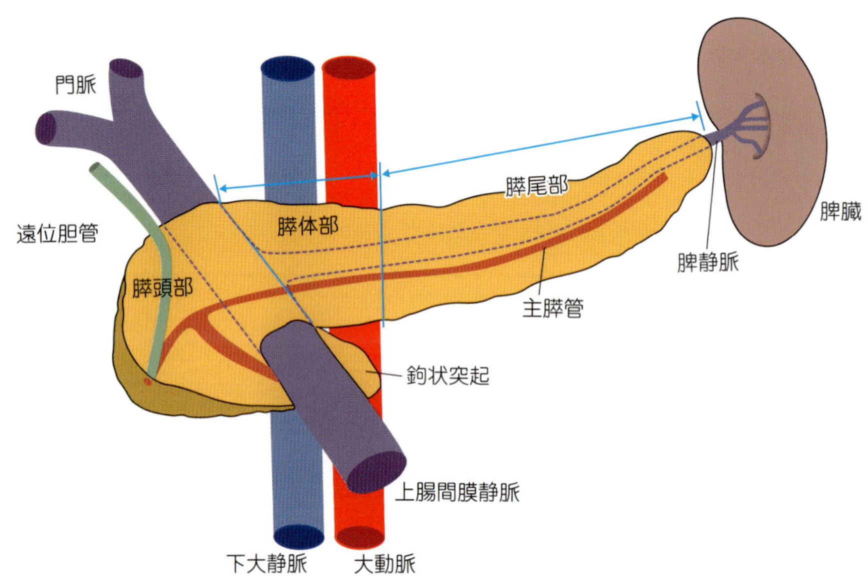

図1　膵臓の解剖図

超音波検査で膵臓の描出率を上げるための手法

- 描出率を上げる手法として，以下の5つが挙げられる。

> **①皮下および内臓脂肪例は圧迫でコントロール**
> 脂肪を圧迫することで標的臓器が近くなり，超音波の透過性も良くなる。
> **②体位と呼吸法を調節し筋肉に力を入れさせない**
> 筋肉（腹直筋）は脂肪より線維質に富むため，超音波の透過性が悪くなる。特に腹直筋に力が入らないように体位と呼吸法の調節を行う。

③消化管のガスをコントロールする

体位変換と圧迫により消化管のガスをコントロールする。頭側から尾側への圧迫と左右の回転をこまめに用いて，消化管ガスを周囲へ圧排する。

④膵臓を移動させる

体位変換や上体ひねりなどにより，膵臓自体を少し動かす。他臓器との位置関係が多少変化しただけでも描出が良くなることがある。

⑤Acoustic windowをつくる

描出の妨げとなる胃内のガスをコントロールする手法。飲水法で胃内に水を貯留させることで背部の膵臓の描出率を上げる。

超音波検査で膵臓の描出率を上げるための体位変換

■やみくもに体位変換を行っても被検者に負担をかけるだけとなるので，おおよその目安が必要となる。以下に有効な体位変換とそれにより描出力が上がる観察部位を記す(☞p129：コラム)。

①**左側臥位**：肝外胆管，膵頭部

②**右側臥位**：膵頭部，膵尾部

③**半坐位(坐位)**：体部中心の膵臓全体

患者自身の手で支えさせる場合は腹直筋に力が入らないよう注意が必要となる。半坐位の姿勢保持が困難な場合には，ベッドの自分側に足を下ろした坐位にする。

④**上半身を右側にひねる**：膵尾部

③の坐位と組み合わせることで，さらに膵尾部の描出率が上昇する。

2 超音波検査における膵臓の"みかた"

■「腹部超音波検診判定マニュアル」に記載されている膵臓のカテゴリーおよび判定区分を次頁に示す(**表1**)[1)]。

■超音波検査で膵臓を評価するポイントは次の4項目となる。

超音波検査での膵臓の"みかた"—4つのpoint

1 形態的変化　2 内部エコーの評価　3 膵管の評価　4 腫瘤性病変の評価

①形態的変化

■大きさと輪郭の評価を行う。輪郭については周囲の脂肪組織との境界が明瞭か否かがポイントとなる。

■最大短軸径：30mm以上で腫大，10mm未満で萎縮となる。

■腫大は主に急性膵炎や自己免疫性膵炎で生じ，萎縮は主に慢性膵炎で生じる。

■限局的に腫大や萎縮を伴う症例もあるので，全体的か限局的かの評価も重要となる。

表1　膵臓のカテゴリーおよび判定区分

超音波画像所見	カテゴリー	超音波所見（結果通知表記載）	判定区分
充実性病変 注1)			
高エコー腫瘤像	2	膵腫瘤	C
低（等）エコー腫瘤像	4	膵腫瘍	D2
主膵管・肝外胆管・膵周囲血管のいずれかの途絶を伴う	5	膵腫瘍	D1
嚢胞性病変	2	膵嚢胞	B
径5mm以上	3	膵嚢胞	D2
充実部分（嚢胞内結節・壁肥厚・隔壁肥厚など）を認める	4	膵嚢胞性腫瘍	D2
石灰化像	2	膵石	C
主膵管拡張（体部にて3mm以上）注2)	3	膵管拡張	D2
主膵管内結節	4	膵腫瘍	D2
下流側の狭窄	4	膵腫瘍	D2
形態異常			
最大短軸径30mm以上	2	膵腫大	D2
最大短軸径10mm未満	2	膵萎縮	D2
限局腫大 注3)	2	変形	B
腫大部分について，エコーレベルの低下・エコーパターン不整・主膵管などの内部構造の不明瞭化のいずれかを伴う	4	膵腫瘍	D2
異常所見なし	1	異常なし	A
描出不能	0	描出不能	D2

注1）混合エコー腫瘤像は適宜充実性ないし嚢胞性病変に含める
注2）拡大画像で，主膵管の前壁エコーの立ち上がりから後壁エコーの立ち上がりまでを計測する
注3）“限局腫大”は膵の輪郭が平滑で厚みが限局的に増加している場合に用いる

（文献1，p13より転載）

②内部エコーの評価

- 内部エコーはエコーレベルとエコーパターンを評価する。
- エコーレベルは健常人の膵臓のエコーレベルと比較し，高エコー，等エコー，低エコーの3段階で評価。
- エコーパターンは均質・不均質の2段階で評価する。

【エコーレベル】

高エコー：脂肪化，加齢変化，線維化

低エコー：自己免疫性膵炎，浸潤性膵管癌，腫瘤形成性慢性膵炎

【エコーパターン】

均質：正常，急性膵炎（軽症），脂肪膵

不均質：急性膵炎（重症），線維化を伴う慢性膵炎，癌，亀甲状エコーパターンを呈する自己免疫性膵炎

③膵管の評価：拡張・蛇行，拡張の部位

- 主膵管の拡張の有無が評価の中心となる。主膵管の閉塞による膵管内圧の上昇を示唆する輪郭が整である拡張か，慢性炎症を示唆する蛇行した拡張であるかを評価する。

- 主膵管の3mm以上（小数点第1位以下を四捨五入）の拡張は膵癌発見のための重要な間接所見であり，その所見のみで要精査となる。
- 拡張の範囲と部位も評価対象となる。膵癌の場合，尾側の急峻な拡張が特徴で，粘液産生腫瘍の場合は，頭部側（末梢側）の拡張が特徴となる。

④腫瘤性病変の評価

- 基本的な腫瘤の評価法はどこの臓器でも同じであるが，膵臓では特に以下の観察を行う。

①腫瘤の存在診断
個数，大きさ，占拠部位を明記
②腫瘤の形態の評価
円（球）形，類円形，不整形，分葉状の評価のほか，輪郭（整・不整），腫瘤境界（明瞭・不明瞭）の評価
③エコーレベルの評価
高エコー・等エコー・低エコー・無エコー
④エコーパターンの評価
充実性・嚢胞性（単房性）・混合性，均質・不均質（嚢胞部分と充実部分の混合パターン，高低エコーの混在パターン）
⑤内部の状態の評価
石灰化，出血・壊死・炎症に伴う変化や嚢胞変性，単房性・多房性（多房性の場合はcyst in cystかcyst by cystかなど）
⑥血流の評価
腫瘤内部および周囲の血流の多寡および種類（動脈・静脈・門脈），圧排・偏位・侵食像の有無
⑦膵管の評価
拡張，狭窄，蛇行，penetrating duct signの有無とその部位・範囲・腫瘤との関係
⑧周囲（非腫瘤部）の評価
膵実質の慢性変化のほか，腹水，リンパ節腫大などの膵外の変化

- 膵臓の腫瘤性病変の特徴として，腫瘍性嚢胞を含む嚢胞性疾患が多いことが挙げられる。超音波検査は嚢胞性病変を描出しやすいことから，嚢胞性病変の有無と前述した形態評価により鑑別診断をすると整理しやすい。
- 膵嚢胞性疾患は，上皮の有無により仮性嚢胞と真性嚢胞に分類される。前者は膵炎や外傷・術後の嚢胞が主であり（急性膵炎後の膵仮性嚢胞：**図2**），後者は単純性嚢胞（**図3**），貯留嚢胞，先天性嚢胞などに代表される非腫瘍性嚢胞と腫瘍性嚢胞に分類される。腫瘍性嚢胞には嚢胞性腫瘍（**表2**）のほか，充実性腫瘍の嚢胞状変化がある。

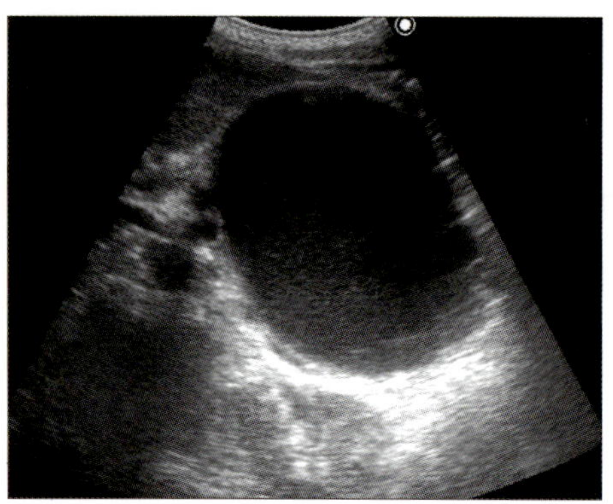

図2　急性膵炎後の膵仮性嚢胞（膵尾部）
正中斜走査

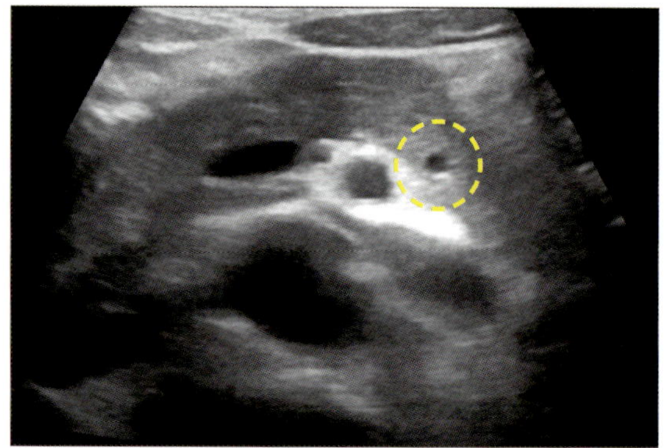

図3　単純性嚢胞（膵尾部の小さな嚢胞）
正中横走査

表2　代表的な膵嚢胞性腫瘍

a. 膵管内乳頭粘液性腫瘍（intraductal papillary mucinous neoplasm；IPMN）
Ⅰ）分枝型　branch duct type（BD-IPMN） Ⅱ）主膵管型　main duct type（MD-IPMN） Ⅲ）混合型　combined type
b. 粘液性嚢胞腫瘍（mucinous cystic neoplasm；MCN）
c. 漿液性嚢胞腫瘍（serous cystic neoplasm；SCN）

3 膵臓疾患の診療の心構え

- 膵臓疾患の診療では，炎症性疾患の有無と腫瘤性病変の有無をチェックする。
- 膵臓の炎症性疾患としては急性膵炎と慢性膵炎のほかに，自己免疫性膵炎という治療により可逆的に改善する特徴的な病態が存在する。
- 腫瘤性病変としては，癌以外にも嚢胞性腫瘍や，膵臓で比較的頻度の高い神経内分泌腫瘍などがある。
- 嚢胞性腫瘍の場合，疾患により癌化の頻度や治療介入のタイミングが異なるため，的確な診断が重要となる。
- 膵臓は後腹膜臓器であり描出しがたい症例も存在するため，間接所見が重要となることを自覚する。
- 飲水法や体位変換などの膵臓の描出率向上に有用な手法を知る（☞ **p129：コラム**）。

文献

1）日本消化器がん検診学会/日本超音波医学会/日本人間ドック学会：腹部超音波検診判定マニュアル．2014.（2019年11月閲覧）
http://www.jsgcs.or.jp/files/uploads/Abdomen_ultrasonic_wave_manual201407.pdf

体位変換により膵臓も動く？

膵臓の観察の際に用いる背臥位の体位変換は，主に坐位（半坐位）と左右側臥位がある。体位変換は，膵臓前面にあり超音波の描出でアーチファクトとなる胃・大腸などをどけることも目的であるが，それにより膵臓自体も動くことはご存知だろうか？

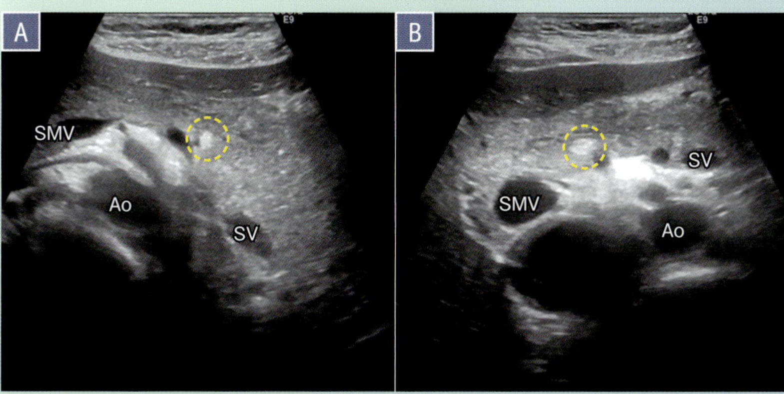

図4　膵尾部の約10mmの高エコー腫瘤
A：背臥位　B：右側臥位

図4解説：Aの背臥位では大動脈の左側にあるが，Bの右側臥位では大動脈の右側に偏移している。膵臓は後腹膜臓器であるが，本症例のように可動するため体位変換が有効となることが多い。

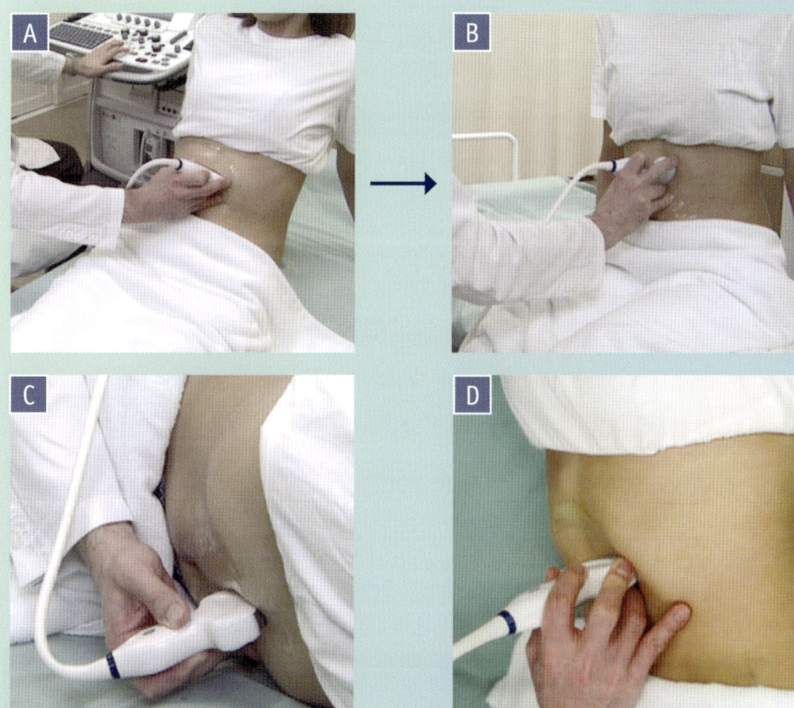

図5　膵臓の観察において有効とされる体位
A：半坐位　B：坐位　C：左側臥位　D：右側臥位

図5解説：坐位では上体をひねることで右側臥位と同等の効果も得られる。

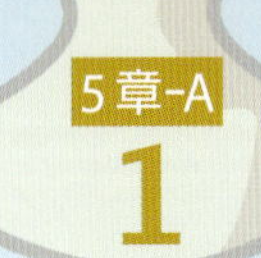

5章-A 1

急性膵炎の“Focus Point”

疾患解説

- 種々の原因により，膵の自己消化あるいは自己融解壊死をきたす病態。
- 膵のごく一部の炎症にとどまり食事制限のみで軽快する軽症例から，膵内に出血壊死を生じ膵外に波及して多臓器不全を起こす重症例まで幅広い。
- 診断と同時に重症度の判定も行う。
- 原因はアルコール，胆石，薬剤，脂質異常症，外傷，膵胆管合流異常，膵癌，手術，経内視鏡的膵管造影をはじめとする検査，特発性などがある。
- 原因としてはアルコールが最多。

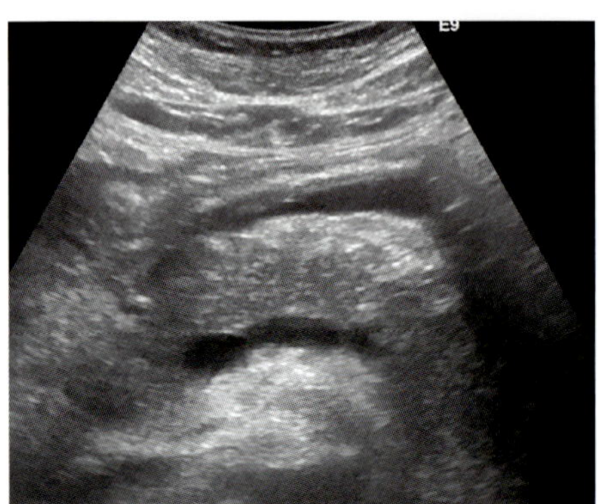

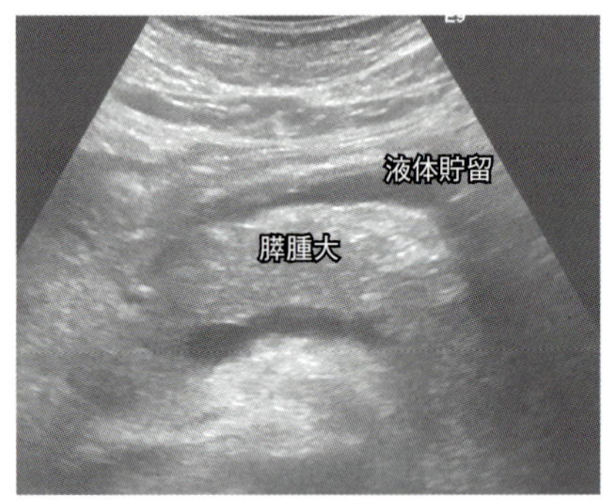

●急性膵炎の症例画像

超音波診断に必要な所見

◎B-mode

- ▶びまん性の膵腫大
- ▶主膵管非拡張
- ▶内部エコーの不均質化
- ▶膵仮性嚢胞の合併

◎ドプラ検査

- ▶脾静脈をはじめとする周囲脈管の評価
- ▶側副血行路の形成
- ▶仮性動脈瘤の有無

1 急性膵炎の“みかた”

症状と検査値から診断！ 重症度判定は腹水で

- 上腹部の急性腹痛発作と圧痛，血中・尿中でのアミラーゼやリパーゼなどの膵酵素上昇，画像検査で診断を行う。
- 急性疾患では腹水の有無と部位（**図1**）を確認することが重症度判定にもつながり重要である。
- 腹水は膵周囲のみならず，膵臓から離れた胸水や腎下極以遠などの部位もチェックする。
- 急性膵炎後に膵仮性囊胞が形成されることがあるため（**図2**），初発時以外にも経過観察を行う。

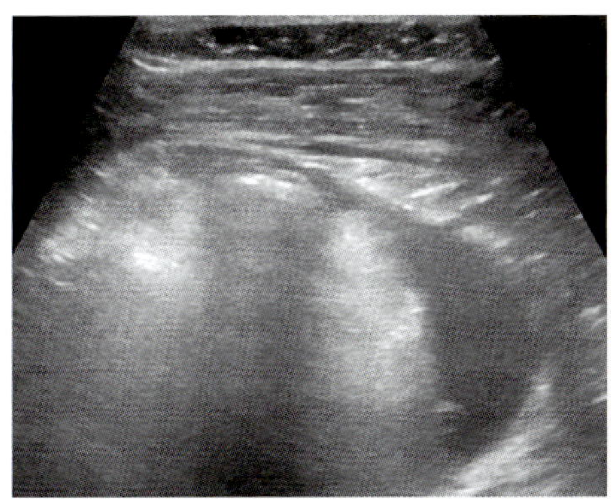

図1　急性膵炎時の腹水（左傍結腸溝）

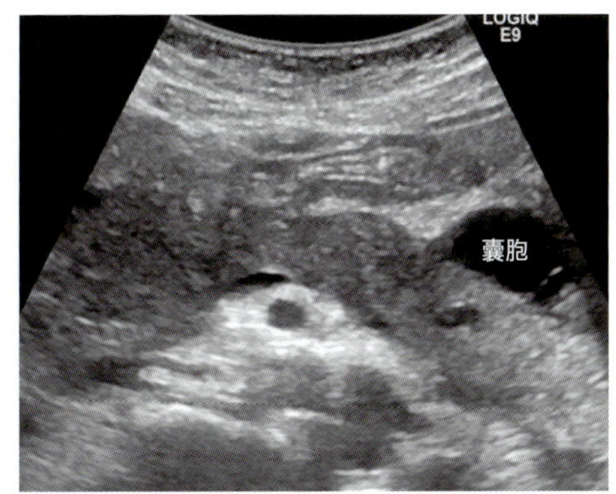

図2　膵仮性囊胞

2 次の一手

- 造影CT検査を施行し，重症度判定を行う（**図3**）。
- 造影超音波検査により膵実質と壊死部の評価が可能（保険適用外のため注意が必要）。
- 超音波検査は初回のみでなく，治療効果判定や重症度判定のため頻回に施行する。
- 重症化を示唆する所見を認めた場合には，早急に高次の医療施設へ移送を考慮する。

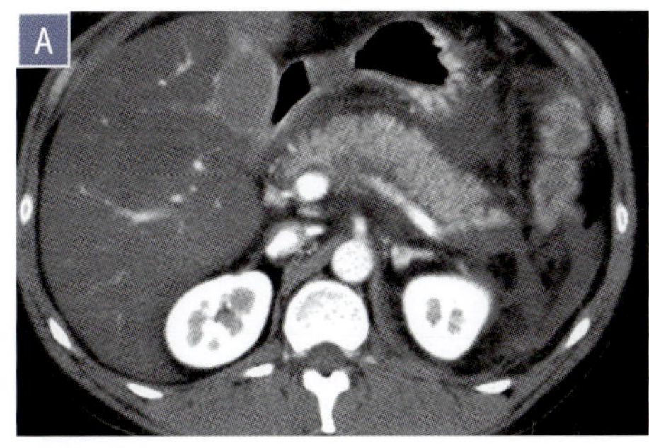

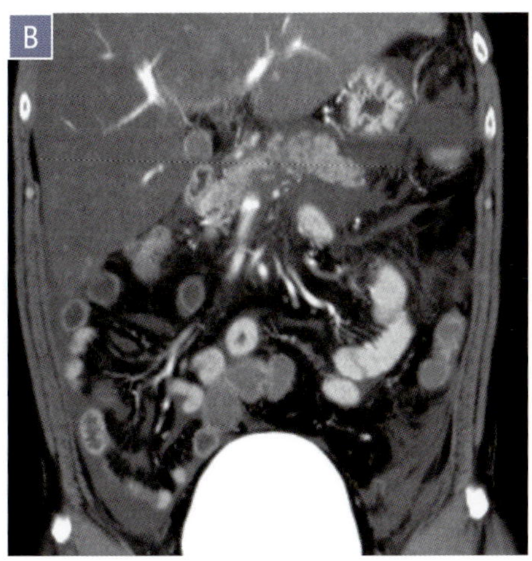

図3　急性膵炎の造影CT画像
A：水平断　B：冠状断

図3解説 膵実質の造影効果は保たれているが，炎症は腎下極以遠まで波及しており，CT grade2で重症膵炎の診断。

5章-A 2

慢性膵炎の“Focus Point”

疾患解説

- 慢性的な炎症により膵実質の線維化が進行する疾患で，多くは非可逆性である。
- 膵内分泌・外分泌の機能障害により，進行とともに消化吸収障害や糖尿病が出現する。
- 原因はアルコールが半数以上を占め，アルコール性と非アルコール性（特発性，家族性，遺伝性）に分類される。
- 病期により代償期，移行期，非代償期に分類される。

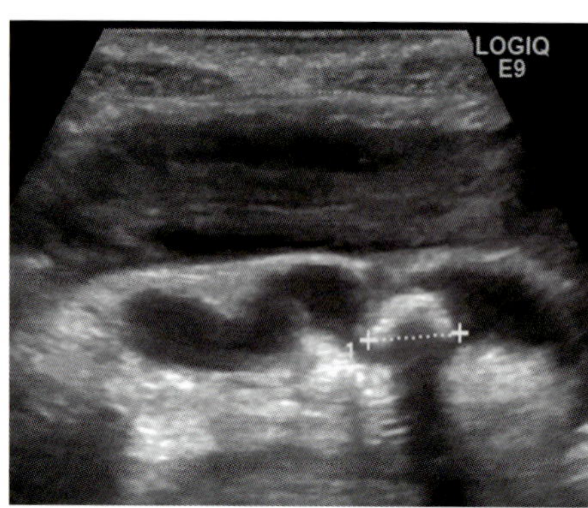

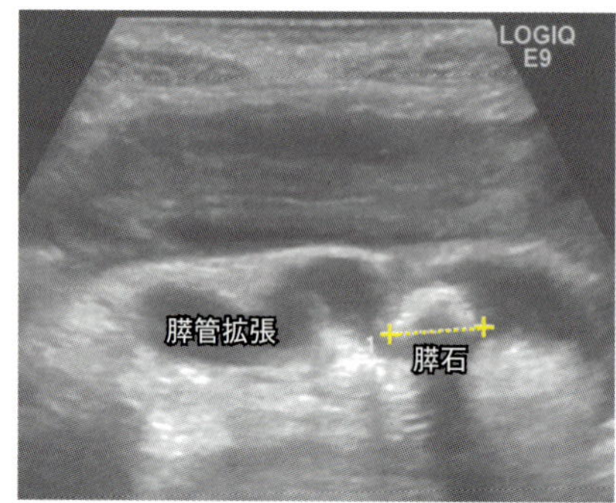

● 慢性膵炎の症例画像

超音波診断に必要な所見

◎ B-mode

- ▶ 実質の高エコー化，萎縮
- ▶ 石灰化を示唆するびまん性の強い高エコー
- ▶ 膵管内の結石像，蛋白栓
- ▶ 膵管の不規則な不整拡張
- ▶ 結石による閉塞後拡張のみならず，乳頭側の主膵管・分枝膵管の不規則な拡張

◎ ドプラ検査

- ▶ 血流シグナルの増強なし
- ▶ 不整な膵管と脈管の鑑別に有用
- ▶ 脈管の変化がないことで膵癌との鑑別を行う
- ▶ 高度の萎縮では実質内の血流シグナルも描出されないことが多い

1 慢性膵炎の“みかた”

画像所見・組織所見をはじめとする6項目の組み合わせで診断！

- 代償期には反復する腹痛が主症状であり，病期の進行とともに腹痛は軽減する。
- 非代償期になると糖尿病（糖質代謝障害）や脂肪便（消化吸収障害）などの膵内外分泌機能障害が出現する。
- 血中膵酵素値の上昇を伴う腹痛，脂肪便・下痢といった消化吸収障害が症状の特徴。
- ①特徴的な画像所見，②特徴的な組織所見，③反復する上腹部痛発作，④血中または尿中膵酵素値の異常，⑤膵外分泌障害，⑥1日80g以上（純エタノール換算）の持続する飲酒歴，の6項目の組み合わせにより確診，準確診とし早期慢性膵炎と診断する。
- 原因および病期を考慮した治療が必要となる。

Point
- 非可逆的な組織変化となる前の早期慢性膵炎（**図1**）の段階から，積極的な禁酒を含めた食事指導を行うことが重要である。

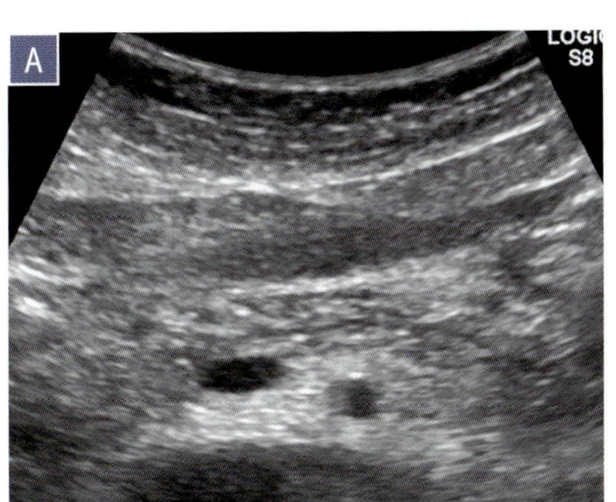

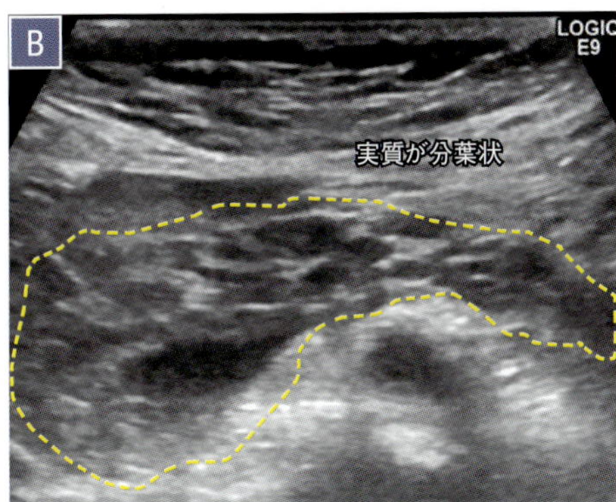

図1 早期慢性膵炎
A：コンベックスプローブ　B：高周波リニアプローブ

図1解説 高周波リニアプローブで観察すると，蜂巣状分葉のエコーが推測可能である。

2 次の一手

- 慢性膵炎の急性増悪は急性膵炎に準じた治療が必要となるため，常に重症化の有無をチェックする。
- 萎縮が著明な場合には，腫大など急性期の形態変化を伴わないので注意が必要となる。
- 臨床症状や生化学的なデータと併せて総合評価を行うことが重要。

自己免疫性膵炎の "Focus Point"

疾患解説

・自己免疫性膵炎は，IgG4関連疾患の膵病変とする1型，好中球病変を中心とする2型に分類される。
・わが国では1型が多く，IgG4陽性細胞，高度のリンパ球・形質細胞の浸潤，線維化が特徴。
・ステロイド治療が著効し，可逆的な変化をとる。
・膵癌との鑑別が重要である。

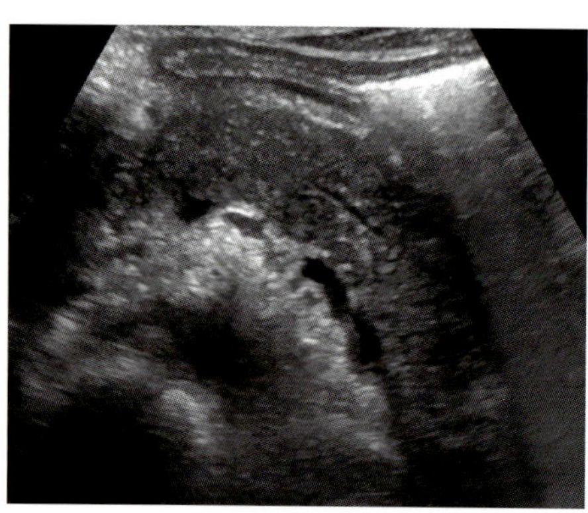

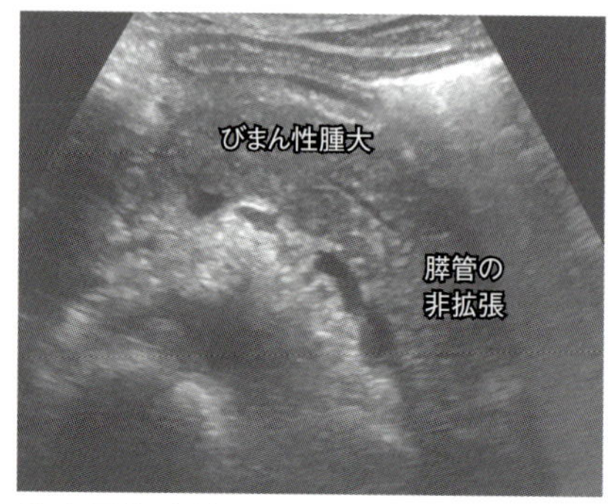

●自己免疫性膵炎の症例画像

超音波診断に必要な所見

◎B-mode

- びまん性膵腫大（ソーセージ様）
- 主膵管の非拡張（狭細型）
- 限局性腫大を呈する症例もあり，膵癌との鑑別が重要
- 膵辺縁の被膜様構造

◎ドプラ検査・造影超音波検査

- 造影超音波検査における後期相にかけての造影効果の増強が特徴とされるが，ドプラ検査で特徴的な変化として現れることは少ない
- 脈管の侵食像がないことで癌との鑑別を行う

1 自己免疫性膵炎の“みかた”

膵臓以外の臓器への病変合併に気をつけよう！

- 膵癌との鑑別が重要（特に自己免疫性膵炎に伴う腫瘤形成性膵炎の場合）。
- IgG4関連疾患（膵臓・胆管以外に涙腺，唾液腺，腎，後腹膜などに腫瘤性病変や肥厚性変化，結節性病変が同時・異時的に形成される全身性慢性疾患）として膵臓以外への病変の合併にも注意する。
- びまん性の胆管壁肥厚，唾液腺の腫脹，後腹膜線維症，腎病変などのように，他臓器に異常を認めることがあるので全身検索を行う。
- プレドニン®を長期に使用する場合は副作用に注意する。
- 再燃も視野に入れて診療を行う。

2 次の一手

- 造影CT，MRI検査などの総合画像診断が必要である（**図1**）。
- 超音波内視鏡による組織生検は確定診断に有用である。
- 内視鏡的逆行性胆管膵管造影では特徴的な主膵管狭細像が認められる。
- 硬化性胆管炎などの胆管病変の合併が多く，胆管の観察も重要となる。

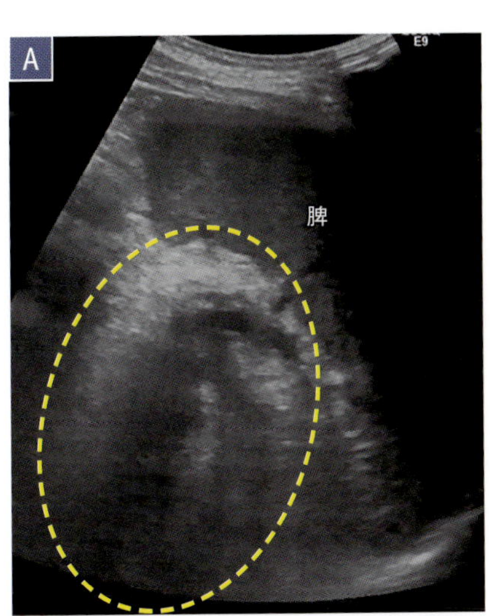

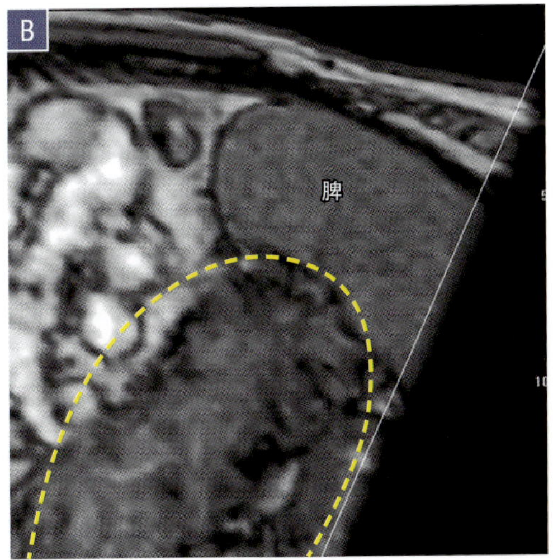

図1　磁気センサーを用いた超音波画像とMRI T2強調画像の統合画像
A：超音波画像　B：MRI画像
リアルタイムでMRI画像を参照しながら超音波検査を行うことも可能となっている

5章-B 1

膵嚢胞性腫瘍の“Focus Point”

膵臓の腫瘤性病変については膵特有の嚢胞性腫瘍と膵癌を代表する充実性腫瘍がある。
本項では嚢胞性腫瘍として膵管内乳頭粘液性腫瘍，粘液性嚢胞腫瘍，漿液性嚢胞腫瘍について解説する。

◉膵管内乳頭粘液性腫瘍（intraductal papillary mucinous neoplasm；IPMN）の“Focus Point”

疾患解説

- 膵管内乳頭粘液性腫瘍（IPMN）は中高年の男性の膵頭部に多く，粘液貯留による膵管拡張を特徴とする膵管上皮系腫瘍。随伴性の膵炎を認めることも多い。
- 主膵管または分枝膵管上皮の粘液産生により膵管が嚢胞状に拡張をきたす疾患で，被膜は有さない。
- IPMNの膵管の増生上皮には過形成から腺癌まで幅広く含まれ，良性から悪性へとしだいに変化するとされる。
- 病変の主座により分枝膵管型，主膵管型，混合型（図1）に分類される。癌の合併率は主膵管型で高く，分枝型では低い。経過観察の際は癌化（図2）に注意が必要で，詳細な形態変化の評価を行う。

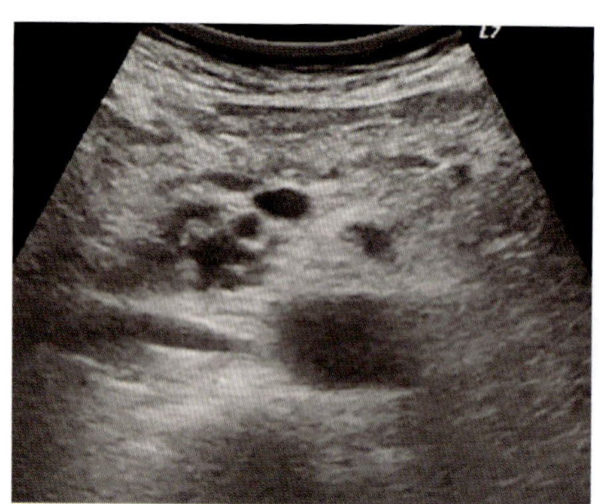

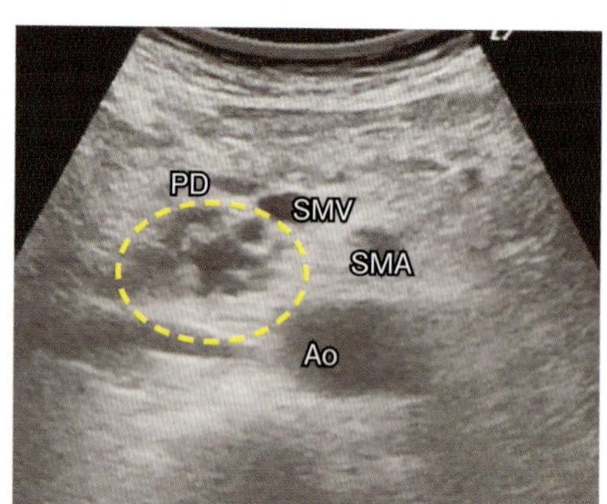

●IPMNの症例画像

超音波診断に必要な所見

◎B-mode

- ▶多房性の分葉状の嚢胞性腫瘤（ブドウの房状）
- ▶主膵管の嚢胞より末梢側の拡張（ファーター乳頭側）
- ▶拡張膵管内の蛋白栓
- ▶多発性も多い

◎ドプラ検査・造影超音波検査

- ▶内部に血流シグナルはない
- ▶隔壁など充実部分に血流シグナルを認める場合には，悪性化を疑い精査が必要

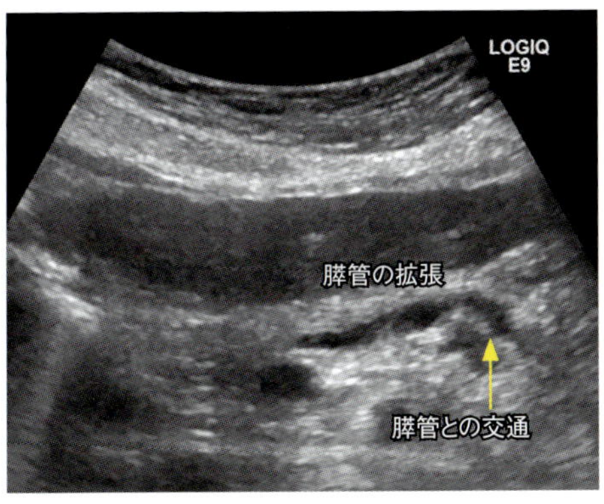

図1　IPMNの混合型

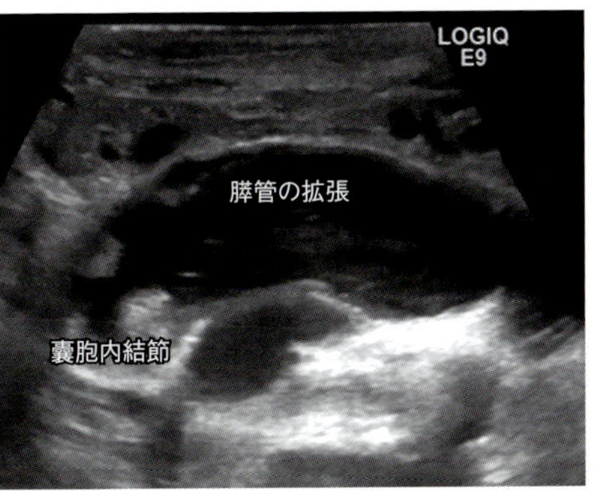

図2　膵管内乳頭粘液性腺癌（IPMC）

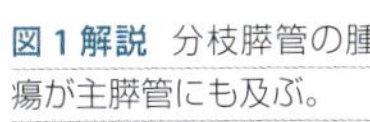
図1解説 分枝膵管の腫瘍が主膵管にも及ぶ。

図2解説 主膵管型IPMNから癌化した症例。拡張膵管内に結節を認める。

1 IPMNの"みかた"

悪性化やその疑いの指標に基づき対応を判断！

- 嚢胞性病変は超音波検査でも指摘しやすく，治療適応の判断にも関係するため，以下のポイントに注意して観察する。

> **観察のポイント**
> ①嚢胞の部位，②大きさ，③形状，④主膵管の状態
> ⑤充実部分の存在と血流の有無（壁肥厚や壁在結石なども含む）

- 直径5mm未満の無症状の膵嚢胞には浸潤癌がほとんどないため，経過観察の必要はあるが精査の適応はないとされる。
- 嚢胞径3cm以内は嚢胞のサイズに応じた頻度での経過観察となる。
- 膵頭部病変での黄疸出現症例，造影される5mm以上の壁在結節，10mm以上の主膵管拡張をhigh risk stigmata（悪性を強く示す所見）とし，手術を第一選択とする。
- 嚢胞径3cm以上，5mm以下の造影される壁在結節，造影される肥厚した嚢胞壁，主膵管径5～9mm，上流膵の萎縮を伴う主膵管狭窄，リンパ節腫大，CA19-9高値，2年間に5mm以上の嚢胞径増大を画像上で認めるものをworrisome features（悪性の疑いを示す所見）として，この中の1つでも示せば超音波内視鏡で精査の対象としている。

経過観察中のポイント——他臓器のスクリーニング検査も念頭に

- 経過観察では増大の有無のほか，隔壁や充実部分の有無，主膵管拡張の有無を丁寧に観察する。
- 胃癌・大腸癌など他の悪性疾患の合併も多いため，経過観察症例では膵臓以外のスクリーニング検査の必要性を考慮する。

2 次の一手

- MR胆管膵管撮影(MRCP)により，膵全体に占める嚢胞性病変の部位・数・大きさを確認する。
- 超音波内視鏡による精査を行う。超音波内視鏡下針穿刺による細胞診や遺伝子検査で，IPMNには*GNAS*遺伝子変異が多くみられることが判明し，鑑別点とされている。
- 充実部分が疑われる場合，造影CT・造影MRI検査により腫瘍部分や隔壁・壁在病変の確認を行う(造影超音波検査は保険適用外)。
- 要精密検査と経過観察の症例を鑑別することが重要。
- 高齢患者も多いため，腎障害を含む合併症の有無を考慮した検査計画が必要となる。

◉粘液性嚢胞腫瘍(mucinous cystic neoplasm；MCN)の“Focus Point”

疾患解説

- 粘液性嚢胞腫瘍(MCN)は円柱状粘液産生性上皮より形成された腫瘍。
- ほとんどが無症状で，中年女性の膵尾部に好発する。
- 厚い線維性被膜を持つ巨大球形の多房性腫瘍。
- 卵巣様間質(ovarian-type stroma；OS)が特徴。
- 膵外浸潤する症例もあり，前癌病変と扱われるため外科切除の対象となる。
- 主膵管との交通はなく，随伴性膵炎は認めない。

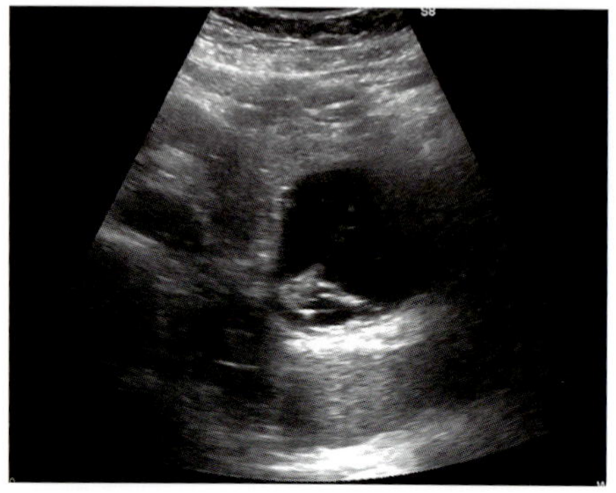

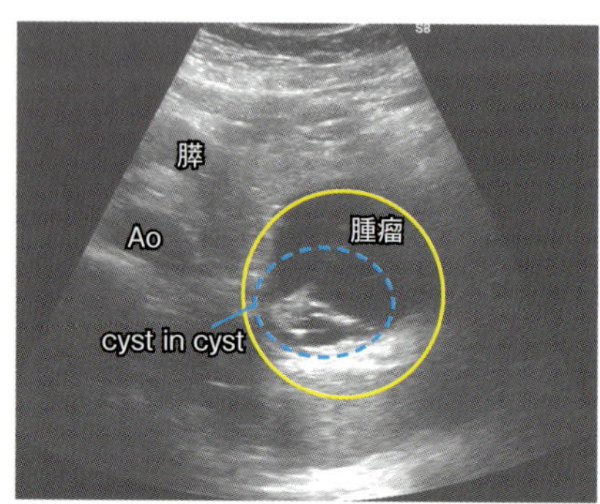

●MCNの症例画像

超音波診断に必要な所見

◎B-mode

- ▶内部に点状エコーを伴う類円形の嚢胞性病変(夏みかん型)
- ▶単発
- ▶嚢胞内嚢胞の存在(cyst in cyst)
- ▶主膵管の非拡張(腫瘤の大きさにより偏位はあり)

◎ドプラ検査・造影超音波検査

- ▶腫瘤内の血流シグナルは認めない
- ▶腫瘤内の充実部分の存在や壁に血流を認める場合は癌の合併を強く疑う

1 MCNの"みかた"

- ■自覚症状に乏しく検診などで偶発的に発見される。
- ■膵体尾部に好発する類円形の嚢胞性腫瘤が特徴。
- ■治療は手術が第一選択となる。

2 次の一手

- ■超音波内視鏡で精査を行う。
- ■造影CT・造影MRI検査（造影超音波検査は保険適用外）で充実部分や壁の血流の確認を行い，悪性化の有無をチェックする。

◉漿液性嚢胞腫瘍（serous cystic neoplasm；SCN）の"Focus Point"

疾患解説

- ・漿液性嚢胞腫瘍（SCN）は中年女性の膵体尾部に好発する，被膜の薄い凹凸した類球形腫瘍。
- ・小嚢胞からなる多房性腫瘍（microcystic type）と大きな嚢胞が主体のもの（macrocystic type）がある。
- ・ほとんどが腺腫（serous cystadenoma）で，腺癌（serous cystadenocarcinoma）は稀。

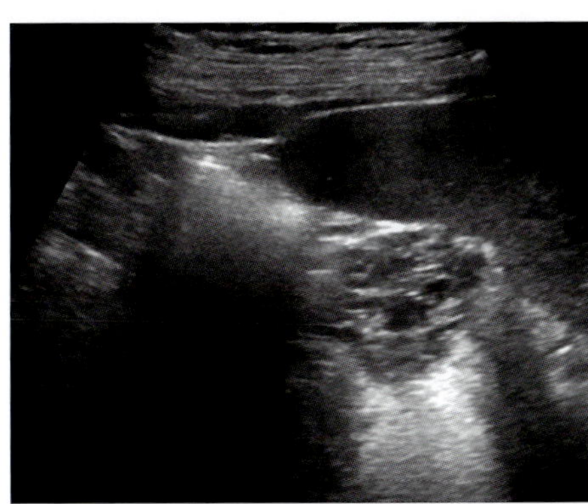

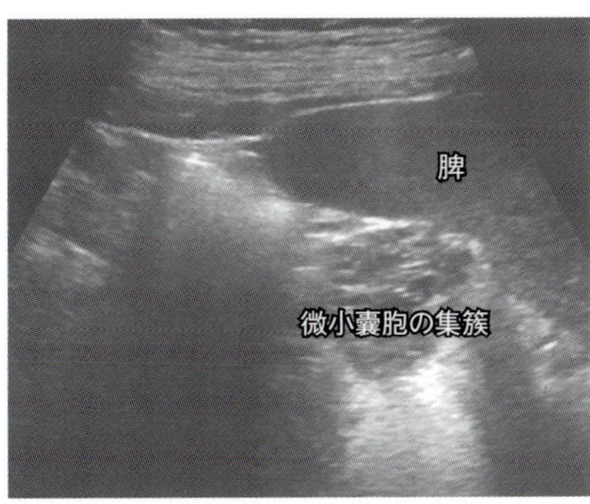

●SCNの症例画像

超音波診断に必要な所見

◎B-mode

- ▶小さな腫瘍は高エコーの充実性腫瘤として描出されることがあるので注意が必要
- ▶膵体尾部に好発する
- ▶分葉状の嚢胞性腫瘤
- ▶内部に石灰化を有する場合がある
- ▶主膵管は正常（腫瘤の大きさにより偏位はあり）

◎ドプラ検査

- ▶比較的血流が多いため，内部に血流シグナルを認める

1 SCNの“みかた”

超音波検査での見え方の特徴を知っておこう！

- ■内容は水様透明な液体であり，膵管との交通はない。
- ■microcystic typeは顕微鏡的な微小嚢胞が主体であり，肉眼的には蜂巣状を呈し，超音波検査では多重反射により高エコー腫瘤として観察されるため，充実性の腫瘍と間違えないよう注意が必要。
- ■macrocystic typeにおいても，内部にmicrocysticの部分が存在することがあり，この部分は高エコーとして描出される。
- ■内部には線維化や石灰化を認める。

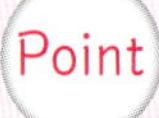

- 基本的には無症状であり，悪性化も稀なため的確に診断ができれば経過観察となる。増大傾向を認める場合には手術が施行される。

2 次の一手

- ■超音波内視鏡が二次検査となるが，造影CT・造影MRI検査も施行する。
- ■造影検査では多血性の腫瘍として描出されるのが特徴となる。

5章-B
2 膵充実性腫瘍の“Focus Point”

本項では充実性腫瘍として代表的な神経内分泌腫瘍，膵癌，solid-pseudopapillary neoplasmについて解説する。

◉神経内分泌腫瘍（neuroendocrine tumor；NET）の“Focus Point”

疾患解説

- 神経内分泌腫瘍（NET，neuroendocrine neoplasm；NEN）は，高分化型で比較的悪性度の低いNETと低分化型で悪性度の高いNEC（neuroendocrine carcinoma）にわけられる。
- 症状の有無により，機能性NETと非機能性NETに分類される。
- 機能性NETは，産生するホルモンによりインスリノーマ，ガストリノーマ，VIPoma，グルカゴノーマ，セロトニン産生腫瘍（カルチノイド症候群），ソマトスタチノーマに分類される。
- 病理組織学的分類（WHO分類）において，Ki-67の割合と核分裂像の割合により高分化型のPanNET G1，G2，G3と低分化型のPanNEC（G3）に分類された。

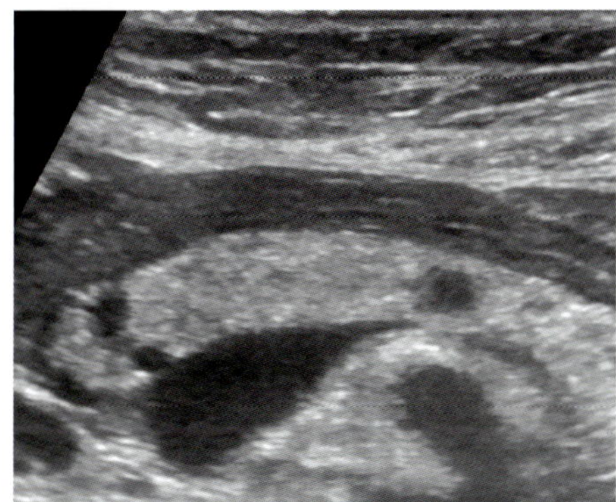

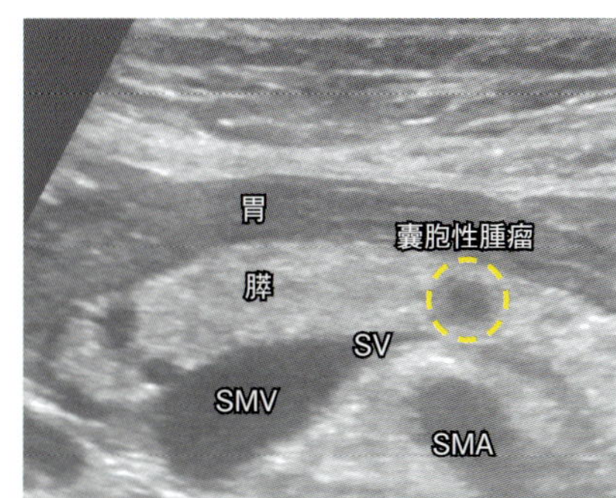

●NETの症例画像

超音波診断に必要な所見

◎B-mode

- ▶境界明瞭で内部エコーの均一な低エコー腫瘤として描出される
- ▶浸潤性膵管癌と比較して輪郭が平滑で明瞭。外側陰影（lateral shadow）を伴うこともある
- ▶小腫瘍（10mm以下）では輪郭が不明瞭な場合もある
- ▶大きな腫瘍では内部に出血・壊死が生じ，無エコー域や高エコー域が出現し，石灰化エコーを伴う場合もある
- ▶原則，主膵管の拡張を伴わない
- ▶大きな腫瘍では圧排所見と末梢側の平滑な拡張を認める
- ▶悪性例では尾側膵管の不整な拡張を認める

◎超音波内視鏡検査（EUS）

▶ 基本的に超音波所見に類似するが，腫瘍内の変性・壊死・出血による無エコー域や高エコー域が明瞭となる

◎ドプラ検査・造影超音波検査

▶ 多血性腫瘍であることが多く，充実部分に血流シグナルを認める

▶ カラードプラで腫瘤内の動脈血流が確認される（図1）

▶ 造影超音波検査で腫瘍濃染像（保険適用外）

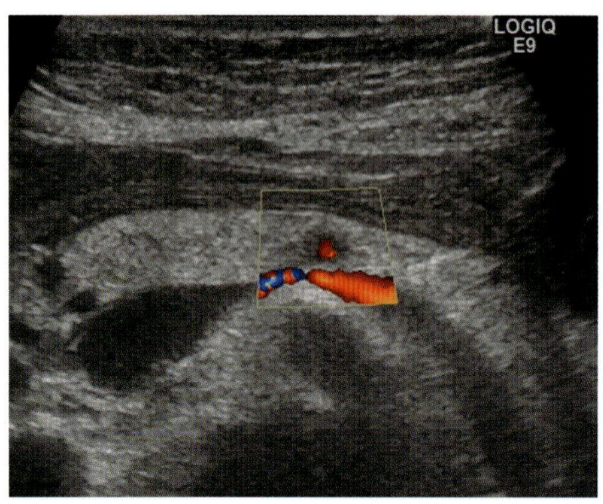

図1　カラードプラで観察されたNET

図1解説　体部における10mmの腫瘤であるが，内部に血流シグナルを認める。

1　NETの“みかた”

■ 比較的内部が均質な低エコー腫瘤が多く，小さな腫瘍においては膵嚢胞と間違わないようにする。

■ 非機能性NETの場合は発見動機がなく，ドックや健診の超音波検査などで発見される。

■ 腫瘍の大きさと出現する症状に相関はない。

■ 数mm大の腫瘍でも強い症状を有することがある。

2　次の一手

■ B-modeで腫瘤が指摘されたら，ドプラ検査で腫瘤内部の動脈血をとらえることがポイントである。

■ 多血性腫瘍の代表でもあるため，CTやMRI検査でも本疾患を疑う場合には造影検査が有効となる。

◉膵癌の"Focus Point"

疾患解説

- 上皮性悪性腫瘍として90%以上を浸潤性膵管癌が占めるが，腺房細胞癌，神経内分泌癌（NEC），粘液性嚢胞腺癌（mucinous cystadenocarcinoma；MCC），膵管内乳頭粘液性腺癌（intraductal papillary mucinous carcinoma；IPMC）などがある。
- 浸潤性膵管癌は，病理組織学的には乳頭腺癌，管状腺癌（高分化型・中分化型），低分化腺癌，腺扁平上皮癌，粘液癌，退形成癌，その他に分類される。
- 膵癌のリスクファクターとして，家族性膵癌（2人以上の膵癌患者），遺伝性膵炎，糖尿病，肥満，喫煙，アルコール，慢性膵炎，膵管内乳頭粘液性腺腫，膵管拡張などがある。

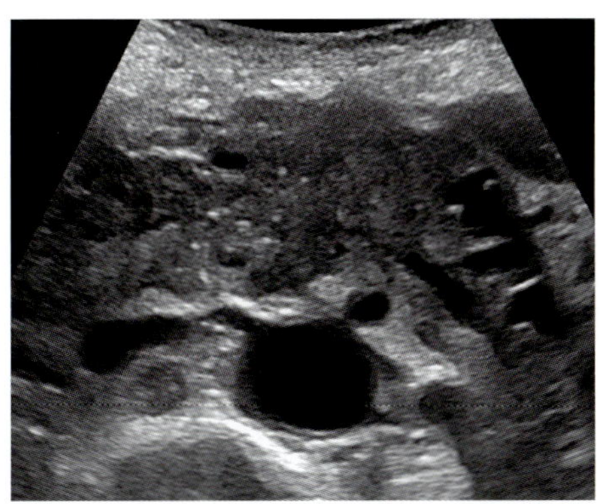

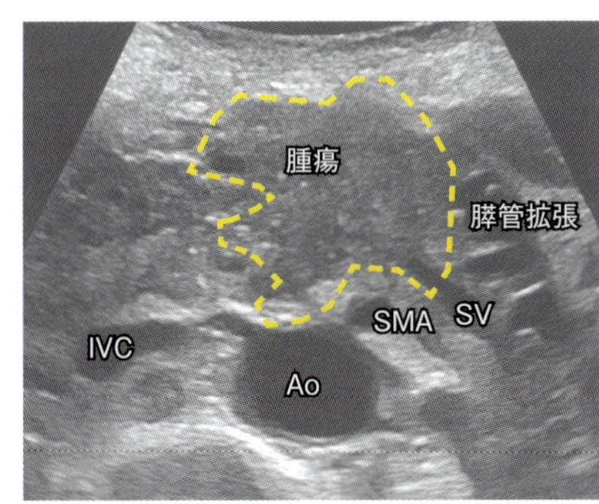

●膵癌の症例画像

超音波診断に必要な所見

◎B-mode

- ▶腫瘍輪郭は明瞭～やや不明瞭
- ▶腫瘍の輪郭は不整
- ▶超音波内視鏡では，体外式と比較し輪郭の描出が良好となるが，炎症性変化に伴い尾側がやや不明瞭となることがある
- ▶内部エコーは均質～やや不均質な低エコー
- ▶大きな腫瘍では中心部に高エコー領域が出現する
- ▶腫瘤の尾側主膵管の高度拡張例が多い。腫瘤の尾側からの急峻な拡張が特徴で，拡張形態は平滑～数珠状となる
- ▶膵外の変化としては，早期癌では認めないものの，進行症例の膵頭部の腫瘍で上流側胆管の拡張を認めるほか，門脈，静脈，動脈などへの浸潤所見とそれに伴う側副血行路の発達，リンパ節腫大，脈管・膵管内の腫瘍塞栓を認める

◎ドプラ検査・造影超音波検査

- ▶癌の浸潤により，腫瘤内部は非腫瘍部と比較し乏血性となるため，内部に強い血流シグナルを認める割合は低い
- ▶膵管と脈管との鑑別にドプラ検査が有用
- ▶高感度ドプラは脈管の浸潤所見（壁の不整・狭窄・圧排）や側副血行路の確認に有用

1 膵癌の“みかた”

まず大切なのは存在診断！ 手術適応は周囲脈管の評価で決定！

- ■膵臓は後腹膜臓器であり深部に存在するため，前面の内臓脂肪や消化管ガス，皮下脂肪などの影響を受けて体外式超音波検査で全体が描出しがたい臓器である。したがって，膵癌のハイリスクグループとなる間接所見（主膵管径3mm以上，5mm以上の膵嚢胞の存在）を確実に拾い上げ，MR胆管膵管撮影（MRCP）などの二次検査に進めることも重要である。
- ■浸潤性に発育し，周囲に随伴性膵炎を伴うことも多いため，腫瘤輪郭が不整となることが多い。
- ■膵臓の脂肪化が部分的に消失している場合には注意が必要となる。
- ■存在が指摘可能な場合には，腫瘤の範囲と周囲への浸潤について判定する。

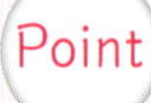

- ●膵癌は浸潤性に発育するため，脈管浸潤の有無により手術適応が決まる。したがって，周囲脈管の評価を的確に行うことが重要であり，陰性所見もしっかりと明記することが大切となる。

2 次の一手

- ■手術適応を決める上でも，周囲脈管・リンパ節への浸潤の有無について的確な評価が重要である。
- ■造影CT・造影MRI検査が有効である。小さな肝内転移巣の発見には，造影超音波検査やEOB・プリモビスト造影MRI検査も有効となる。
- ■遠隔転移巣の評価にはFDG-PET，CT検査が有効である。

●Solid pseudopapillary neoplasm（SPN）の"Focus Point"

疾患解説

・分化方向の不明な上皮性腫瘍。

・若い女性の膵尾部に好発する。

・厚い線維性被膜に覆われる球形腫瘍。

・内部は充実部分と出血壊死性の嚢胞部分が共存する。

・低悪性度病変である。

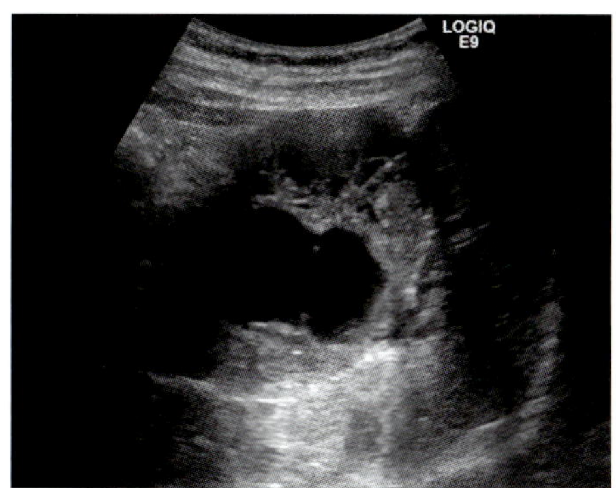

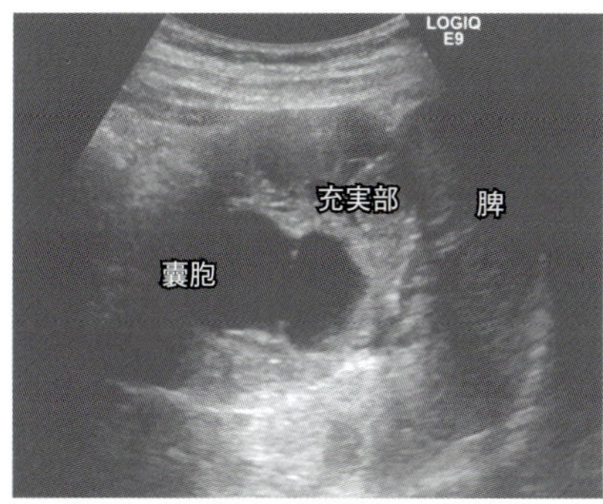

●SPNの症例画像

超音波診断に必要な所見

◎B-mode

▶ 輪郭は明瞭で整

▶ 10mm以下の小腫瘍では輪郭が不明瞭な場合があり，内部エコーは等エコーや高エコーを呈する

▶ 腫瘍の増大に伴い，内部に無エコー域あるいは低エコー域が出現

▶ 嚢胞部分と充実部分が混在する混合エコーを呈する症例が多く，石灰化エコーを伴う場合もある

▶ 尾側主膵管の拡張は通常はなく，大きな腫瘍で圧排所見を認める程度

▶ 悪性化症例で平滑～数珠状の拡張を認める

1 SPNの"みかた"

■自覚症状はなく，偶発的に発見されることが多い。

■比較的若年に発生する。

■画像診断での特徴として，嚢胞部分と充実部分を持ち，時に石灰化も伴う腫瘍性病変である。

■造影超音波検査では，実質部分の淡い緩徐な造影効果を認めるのが特徴となる。

2 次の一手

- 神経内分泌腫瘍（NET），腺房細胞癌などとの鑑別は画像診断のみでは困難なことが多い。
- 確定診断には超音波内視鏡下穿刺吸引法（endoscopic ultrasound-guided fine needle aspiration；EUS-FNA）が有用。
- 4cm未満で壁在結節を認めない高齢者は経過観察でもよいとされているが，疾患全体としては低悪性度腫瘍に位置づけられ，脈管浸潤や神経浸潤，周囲組織への浸潤を認める場合には悪性度も高く，治療は切除が第一選択となる。
- 手術以外の治療としては，放射線治療や化学療法が挙げられる。

主膵管拡張を伴わない膵癌に注意！

①膵尾部に発生した約15mmの膵癌症例

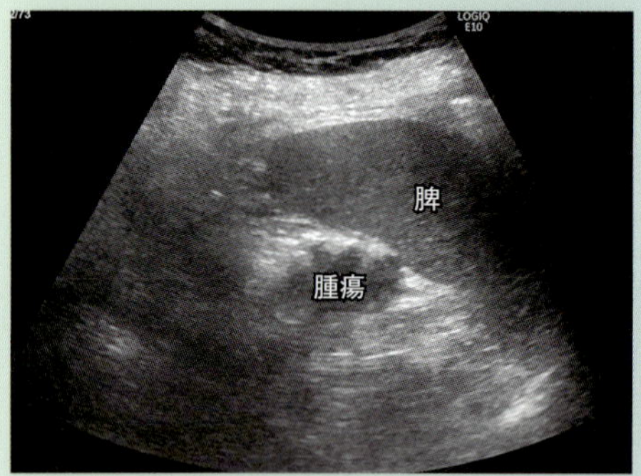

図2　膵尾部癌（脾臓越し）の超音波画像

膵癌を発見する上で，主膵管の拡張は重要な所見である。しかし癌の発生部位によっては，たとえ進行癌でも主膵管の拡張を伴わない癌もあるので注意が必要。膵頭部，膵尾部に発生した腫瘍では，末梢側の膵管拡張が指摘されない。

体位変換については前述したが，膵臓は後腹膜臓器であるため尾部は深部になる。したがって膵尾部では，左肋間走査からの脾臓経由の観察，膵頭部では縦走査を有効に行うことで見落としを減らすことができる。

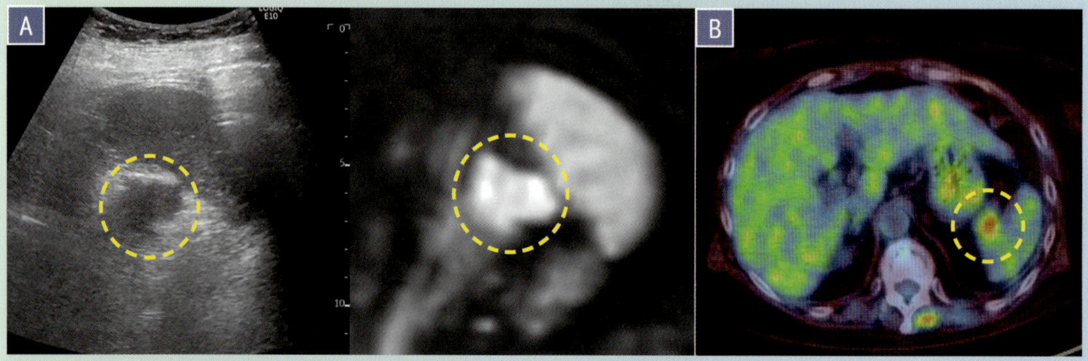

図3　膵尾部癌の検査画像
A：MRI拡散強調画像との統合画像　B：PET-CT

症例解説（図2・3）：脾門部に約15mmの境界不明瞭の低エコー腫瘤を認める。膵尾部末端のため中枢側の膵管拡張は認めない。MRIとの統合画像でもわかるが，腹臥位から描出はできないものの，背臥位での脾臓越しの肋間走査では容易に描出可能である。

②膵頭部の進行膵癌症例

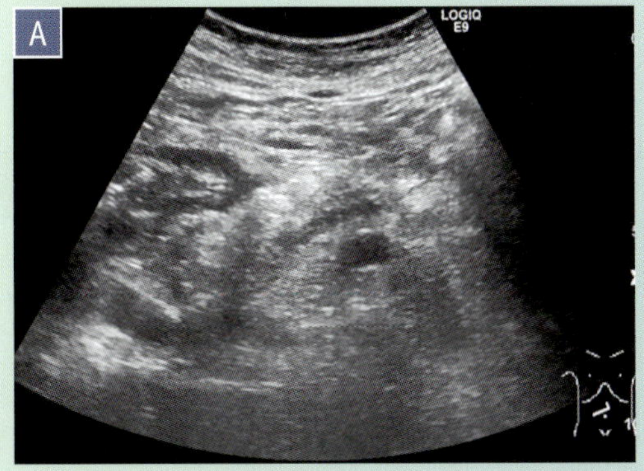

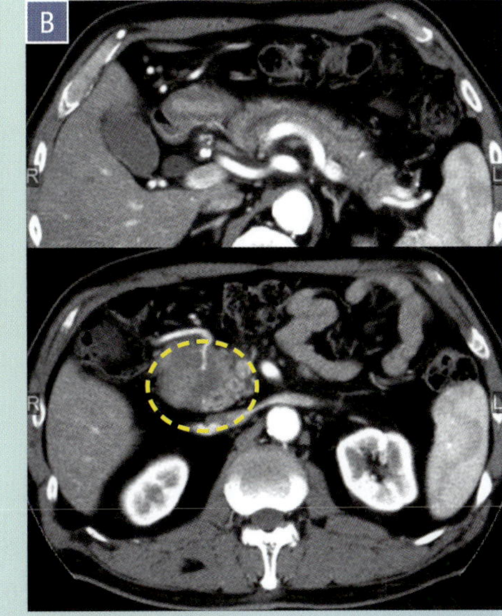

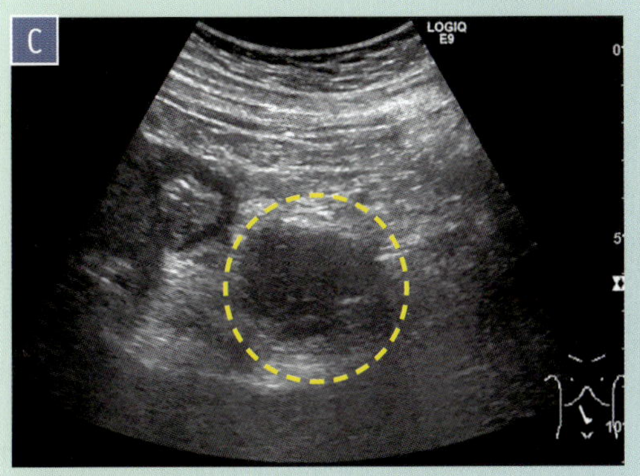

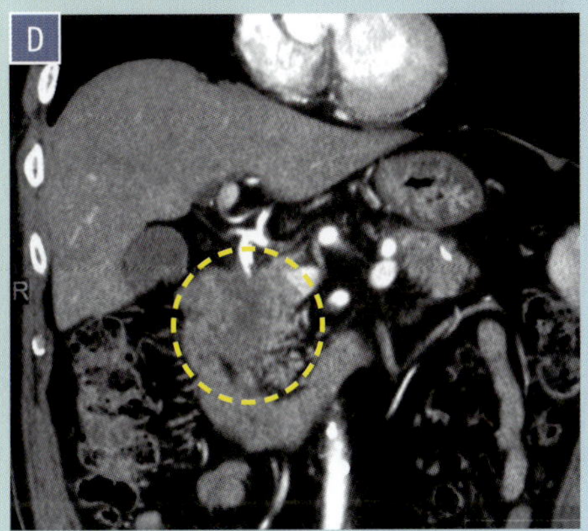

図4　膵頭部の進行膵癌の検査画像

A：B-mode（正中横走査）
主膵管の拡張は認めるが，腫瘤の全景は描出できていない

B：造影（動脈優位相）
CTも水平断であると下端の腫瘤は指摘しがたい

C：B-mode（正中縦走査）
縦走査であれば，腫瘤の全景が容易に描出可能

D：造影（前額面）
CTも前額面にして初めて腫瘤の全景が把握できる

症例解説（図4）：腫瘍が外側に突出していると腫瘤性病変として認識しがたいことがある。CT検査で前額面断層像などの表示で認識可能となるように，超音波検査でも縦走査で描出すれば腫瘤性病変に気づきやすい。膵頭部は頭尾側方向に長く，縦走査が有効であることを認識する。

索 引

欧 文

和文

次号予告

jmedmook 66

2020年2月25日発行!

肝炎—どう診る? どう治す?

編者　平松 直樹（大阪労災病院副院長／消化器内科部長）

CONTENTS

jmedmook

偶数月25日発行 B5判／約170頁

定価（本体3,500円+税）　送料実費

〔前金制年間（6冊）直送購読料金〕

21,000円+税　送料小社負担

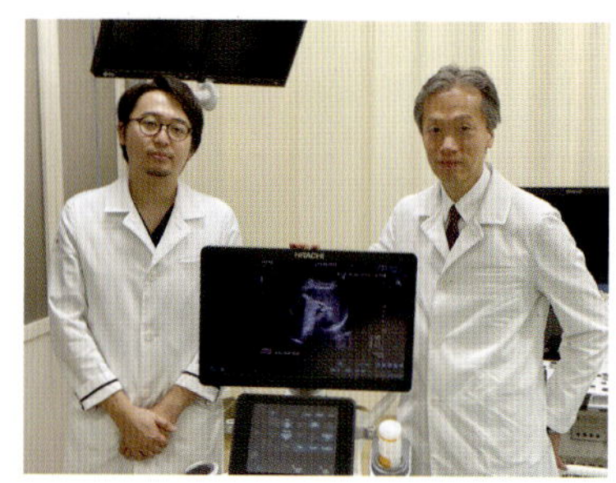

著者 小川眞広（おがわ・まさひろ）〈写真右〉
日本大学病院消化器内科／超音波室長

【プロフィール】
1988年日本大学医学部卒業。日本大学第3内科などを経て1998年駿河台日本大学病院超音波室長に就任。2008年日本大学医学部診療准教授，2014年10月より現職。現在，日本超音波医学会理事，日本消化器がん検診学会理事，日本がん検診・診断学会理事として活躍。著書：『初心者のための腹部エコーの撮り方と読み方』（新興医学出版社），『腹部エコーを視て・診る』（永井書店），『走査のポイントと測定・評価のコツ 腹部超音波検査の あっ！？あれ何だっけ？』（メディカ出版），『カテゴリーが劇的にわかる腹部超音波スクリーニング』（メディカ出版），『はじめての超音波検査 第2版』（文光堂，編集：森秀明／平井都始子），『用語・現象の原理を知って，検査にいかす！ 腹部超音波検査の へぇ～！！ これそうなんだ！』（メディカ出版），『一冊でわかる肝疾患』（文光堂）

日本内科学会認定医・研修指導医，日本消化器病学会専門医，日本消化器内視鏡学会専門医，日本肝臓学会専門医，日本超音波医学会理事・認定専門医・指導医・幹事，日本消化器がん検診学会理事・認定医・指導医，日本がん検診・診断学会理事・認定医委員長，日本がん治療認定医

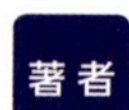

金子真大（かねこ・まさひろ）〈写真左〉
日本大学病院消化器内科

【プロフィール】
2012年日本大学医学部卒業。2017年より現職。現在は日本大学病院超音波検査室を中心に活動中。

日本内科学会認定医，日本消化器病学会専門医，日本超音波医学会認定専門医

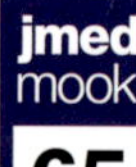

あなたも名医！
“見かた”と“診かた”のコツを伝授
腹部エコーの“みかた”

ISBN978-4-7849-6665-3 C3047 ¥3500E
本体3,500円＋税

2019年12月25日発行　通巻第65号

編集発行人　梅澤俊彦
発行所　日本医事新報社　www.jmedj.co.jp
〒101-8718　東京都千代田区神田駿河台2-9
電話（販売）03-3292-1555　（編集）03-3292-1557
振替口座　00100-3-25171
印　刷　ラン印刷社

電子版のご利用方法

巻末の袋とじに記載されたシリアルナンバーで，本書の電子版を利用することができます。

手順①：日本医事新報社 Web サイトにて会員登録（無料）をお願い致します。
（既に会員登録をしている方は手順②へ）

日本医事新報社 Web サイトの「Web 医事新報かんたん登録ガイド」でより詳細な手順をご覧頂けます。
www.jmedj.co.jp/files/news/20180702_guide.pdf

手順②：登録後「マイページ」に移動してください。
www.jmedj.co.jp/mypage/

「マイページ」

▼

マイページ中段の「電子コンテンツ」より
電子版を利用したい書籍を選び，
右にある「SN 登録・確認」ボタン（赤いボタン）をクリック

－ 電子コンテンツ

SN登録・確認　このボタンを押すと「会員情報変更」ページの「電子コンテンツ」欄が表示されます。お手元のシリアルナンバーを登録することで，該当する電子書籍，電子コンテンツが閲覧できます。

閲覧　各コンテンツタイトルのトップページが表示されます。

コンテンツ		
私の治療［2017-18年度版］	閲覧する	
私の治療［2019−20年度版］	閲覧する	
明日から使える排尿障害診療ガイド	閲覧する	SN登録・確認
胃管の挿入と管理のコツ～Dr.畑の臨床メモ	閲覧する	SN登録・確認
医師のためのアンガーマネジメント	閲覧する	SN登録・確認
医師のための節税読本	閲覧する	SN登録・確認

▼

表示された「電子コンテンツ」欄の該当する書名の
右枠にシリアルナンバーを入力

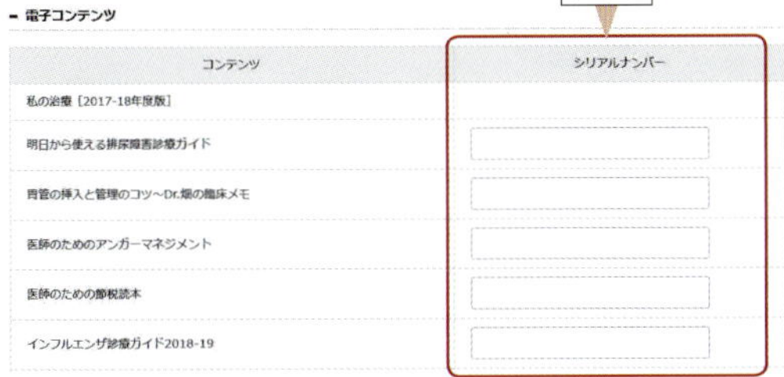

下部の「確認画面へ」をクリック

▼

「変更する」をクリック

会員登録（無料）の手順

❶ 日本医事新報社 Web サイト（www.jmedj.co.jp）右上の「会員登録」をクリックしてください。

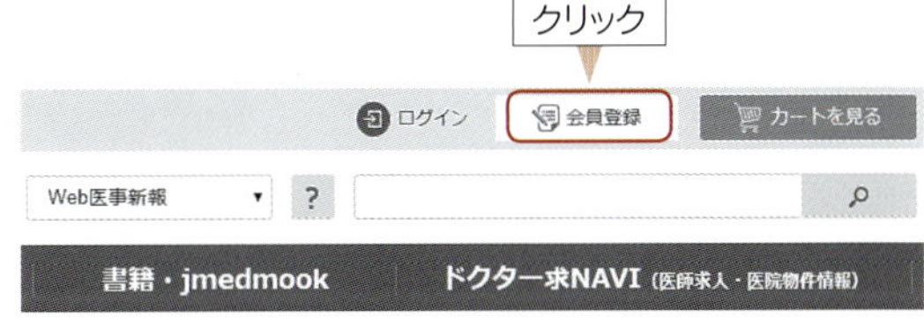

❷ サイト利用規約をご確認の上（1）「同意する」にチェックを入れ，（2）「会員登録する」をクリックしてください。

❸（1）ご登録用のメールアドレスを入力し，（2）「送信」をクリックしてください。登録したメールアドレスに確認メールが届きます。

❹ 確認メールに示された URL（Web サイトのアドレス）をクリックしてください。

❺ 会員本登録の画面が開きますので，新規の方は一番下の「会員登録」をクリックしてください。

トップ ＞ サービス紹介 ＞ 会員本登録

会員本登録

冊子版の定期購読をご契約中の方は，冊子をお届けする際の封筒のラベルを参考に会員登録をお願いいたします。
②「法人名・病院名」③「契約者名」についてはどちらか一方をスペースなしでご入力ください。
会員番号がご不明な場合は，お問い合わせフォームよりご連絡をお願いいたします。

入力内容について(ラベル見本)
会員種別について

－ 直接契約会員（日本医事新報社と前金制定期購読をご契約中で，雑誌送付宛名ラベルに会員番号が記載されている方）

郵便番号（半角数字） 必須	-
法人名・病院名	
契約者名	姓　名
会員番号（半角数字） 必須	- -

会員登録

－ 書店契約会員（書店様と直接，前金制定期購読をご契約中で，雑誌送付宛名ラベルに会員番号が記載されている方）

郵便番号（半角数字） 必須	-
法人名・病院名	
契約者名	姓　名
会員番号（半角数字） 必須	-

会員登録

－ 新規のご登録はこちら（定期購読していない方）

会員登録　新規の方はこちらをクリック

❻ 会員情報入力の画面が開きますので，（1）必要事項を入力し（2）「（サイト利用規約に）同意する」にチェックを入れ，（3）「確認画面へ」をクリックしてください。

❼ 会員情報確認の画面で入力した情報に誤りがないかご確認の上，「登録する」をクリックしてください。